김수경박사의
쉽고 재미있는 **당뇨이야기**

머리말

당뇨는 "이렇게 살면 위험하다"고 미리 알려주는 고마운 표지판, 즉 '축복' 입니다

건강하게 살려면 7가지 원칙을 지켜야 한다.

첫째 좋은 공기를 마셔야 한다. 5분 동안만 숨을 못 쉬면 죽는다. 좋은 공기가 몸에 들어오면 세포는 즐겁게 춤을 추고 반대의 경우는 몹시 힘들어 한다. 둘째 좋은 물을 마셔야 한다. 대략 70% 전후로 몸은 물로 되어 있으며 물을 안 마시고는 일주일 이상 생명활동을 지속하기는 거의 불가능하다. 셋째 음식을 제대로 먹어야 한다. 몸은 음식을 원료로 하여 만들어지고 움직이고 조절되기 때문에 원료가 나쁘면 제품이 나쁘게 만들어 짐은 물론 에너지를 제대로 못만들고 조절도 못하고 만다.

넷째 적당한 운동을 생활화해야 한다. 걷기와 스트레칭을 제2의 심장이라 하는데 전신으로 피를 잘 보내주고 체온을 잘 유지하려면 걷기와 스트레칭이 필수적이다. 다섯째 긍정적 낙천적으로 살아야 한다. 분노, 좌절감, 스트레스가 만병의 주범이라는 사실은 이미 과학적으로 증명이 되었다. 여섯째 과로를 피하고 살아야 한다. 육체적 과로뿐 아니라 정신적 과로를 피해야 한다.

일곱째 몸을 항상 따뜻하게 만들어야 한다. 암 환자의 평균체온이 섭씨 35도 정도로 낮다고 의학적으로 규명되었다.

얼른 생각하면 지극히 상식적이라서 누가 그것을 모르느냐고 반문하고 싶은 내용들이다. 그러나 너무 간단하고 상식적이긴 하지만 지키고 실행하며 살기가 쉽지 않다는데 문제가 있다.

7가지 내용은 다름아닌 삶인데 오늘날의 질병을 생활습관병이라 명명했듯이 삶의 결과여하에 따라 건강인으로 사는가 하면 반 건강인 아니면 환자로 살기도 한다. 체질, 유전 성별들이 영향을 미치기도 하지만 더 중요한 것은 사는 방법 즉 생활습관이 건강하면 건강인으로 아니면 환자로 갈라진다. 30년 넘게 건강연구를 해보니까 위와 같은 결론에 도달하였다.

　　당뇨라는 증상도 따지고 보면 삶의 결과로 나타나는데 삶을 고치면 증상도 없어질텐데 삶을 약으로 고치겠다고 하니 당뇨는 평생 못고치는 병이라는 불명예를 안게된 것이다. 이땅의 당뇨인들에게 감히 제안하고픈 말은 "당뇨는 본인의 삶을 통해 얻어진 결과산물이라는 사실을 인식하고 삶을 바꾸면 당뇨라는 증상은 없어진다"는 것이다. 현대인들의 삶속에 파고든 모든 조건이 당뇨를 만들수 밖에 없는 현실이 너무 안타깝고 익숙해진 삶을 고친다는 것이 그리 쉽지않지만 그래도 알리지 않으면 불고지죄를 짓는 것 같은 심정으로 만인이 쉽게 들쳐보면서 이해하기 쉽게 하려고 "그러나 당뇨는 축복이다"를 만화로 재 구성하였다.

　　만화로 만들다보니 내용을 줄여 촌철살인의 기지를 발휘해야 하는데 그것이 그리 쉽지 않은 작업이라 독자들께 어떻게 다가갈지 걱정이 없는 바가 아니나 그래도 읽혀져야 하기에 감히 시도를 해 보았다. 독자들의 채찍을 기꺼이 받을 각오로 임하면서 만화를 그려준 김충경화백과 출판을 맡아 수고를 아끼지 않은 노문사 임직원들에게 깊은 감사를 드린다.

　　원하기는 국민병인 당뇨를 물리치는데 이 책이 조그만 역할이라도 해 주기를 바랄 따름이다.

　　독자 여러분의 가정에 건강과 평화가 깃들기를 바랍니다.

김 수 경
한국대체의학연구소 소장, 대체의학박사, 생식 최초 개발자

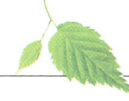

C.O.N.T.E.N.T.S

- 서 론

| 제1장 | 다 아는 체하지만 누구도 잘 모르는 당뇨 / 9

| 제2장 | 당뇨는 무엇인가 / 45

| 제3장 | 당뇨, 먹는 것부터 조절하라 / 81

| 제4장 | 그럼 무엇을 먹어야 하나 / 99

| 제5장 | 당뇨를 이기려면 생식이 살 길이다 / 125

| 제6장 | 당뇨, 이렇게 하면 반드시 낫는다 / 149

- 맺는말

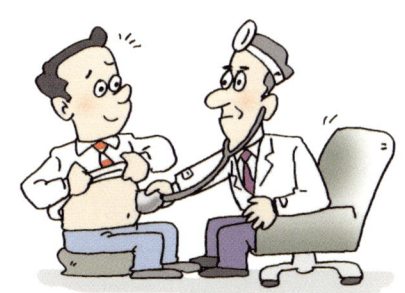

▶ 서 론

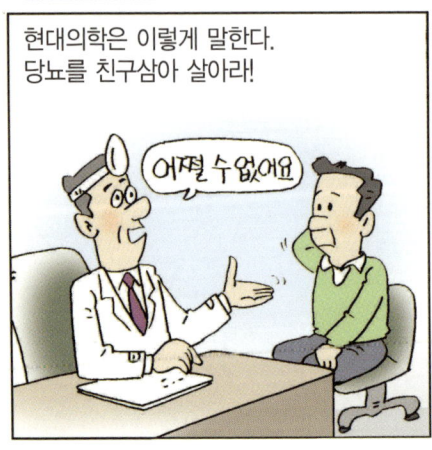

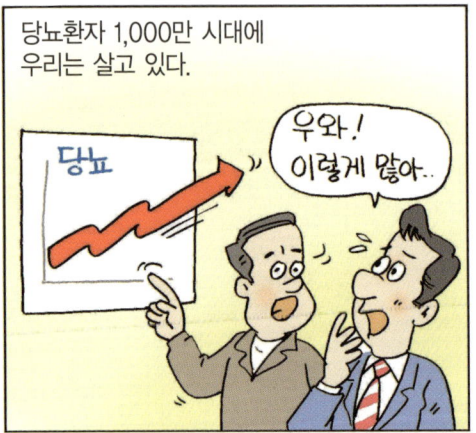

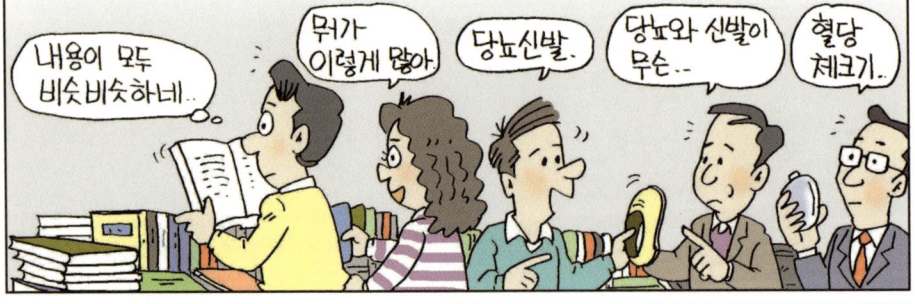

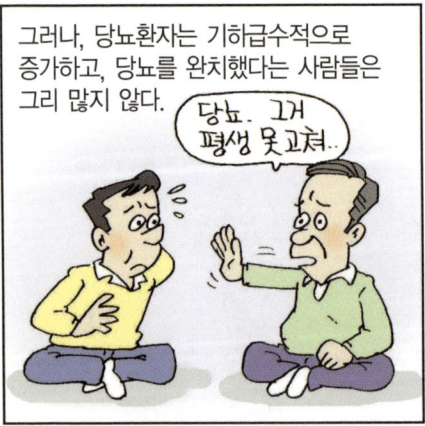

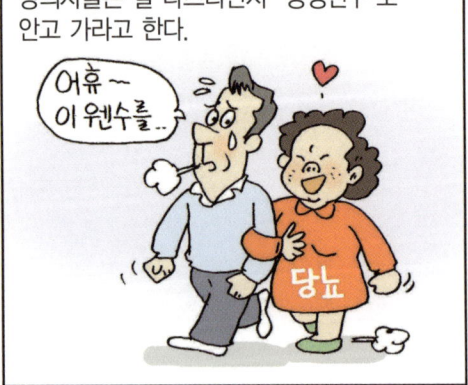

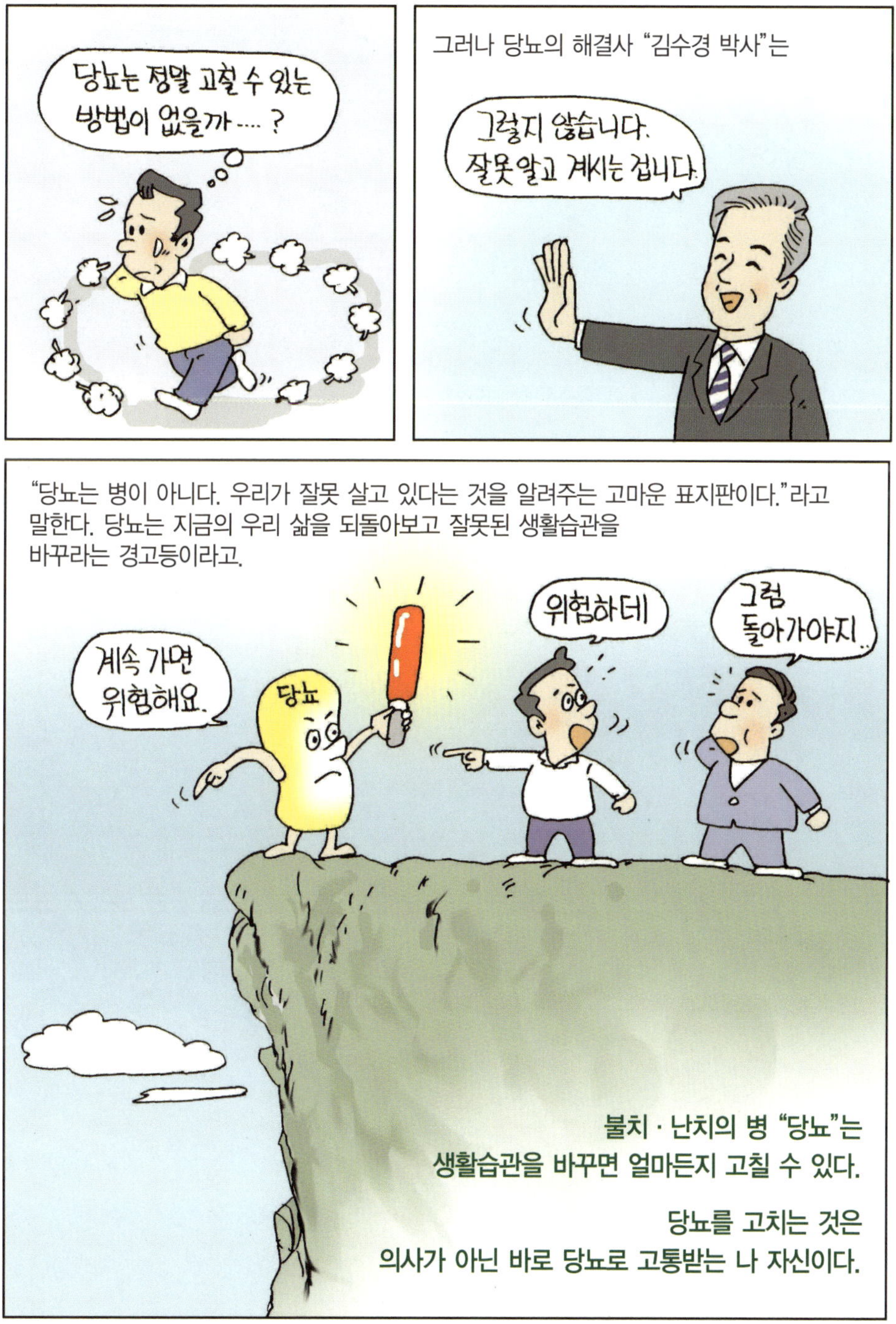

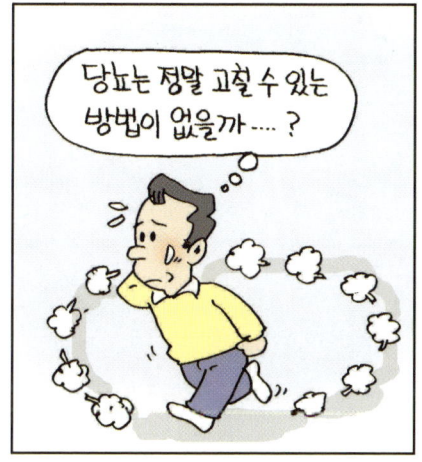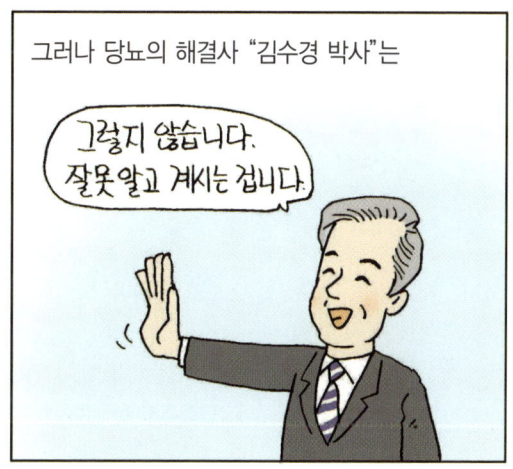

| 제1장 |

다 아는 체하지만 누구도 잘 모르는 당뇨

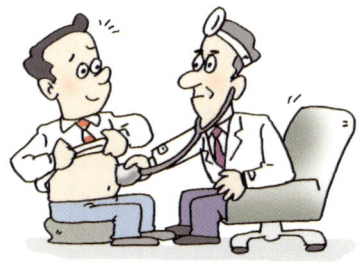

1. 당뇨로 죽지는 않는다
2. 당뇨는 혈당조절로 낫지 않는다
3. 당뇨는 당뇨 식단으로 낫지 않는다
4. 운동요법으로 당뇨가 낫지 않는다
5. 드디어 혈당강하제와 인슐린을 만나다
6. 아무리 애를 써도 당뇨는 낫지 않는다
7. 당뇨의 정확한 정의

01 당뇨로 죽지는 않는다

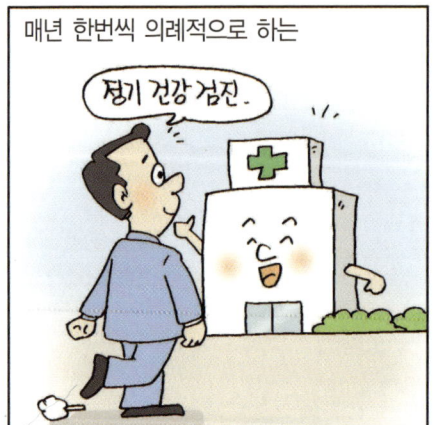
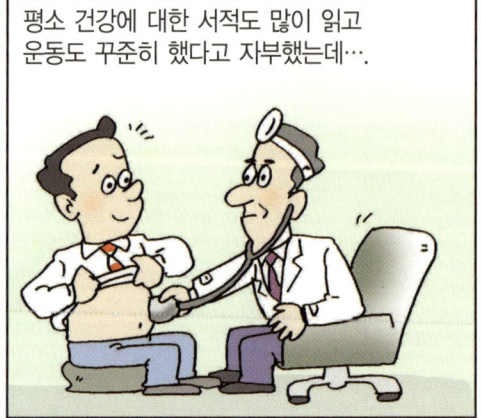
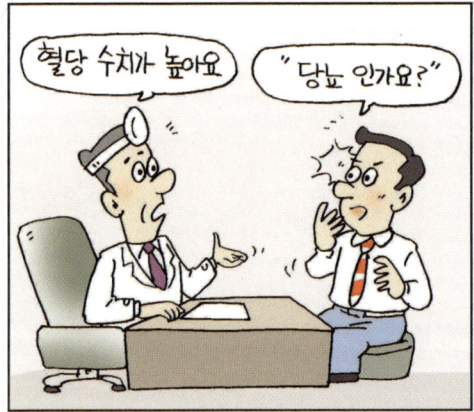
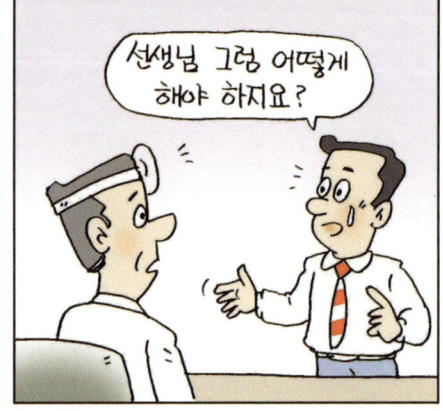
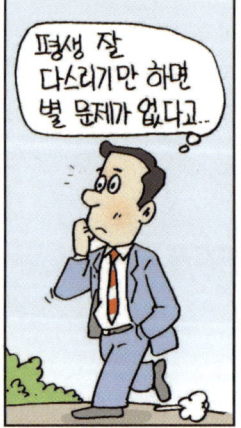
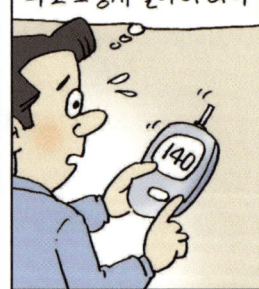

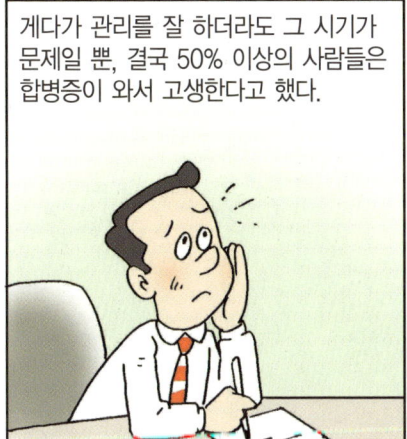
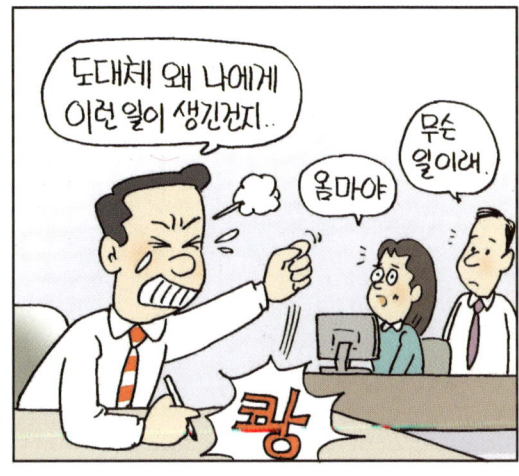
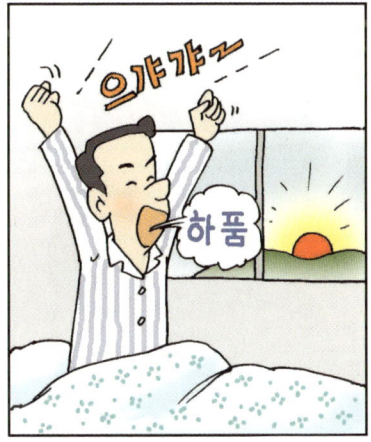
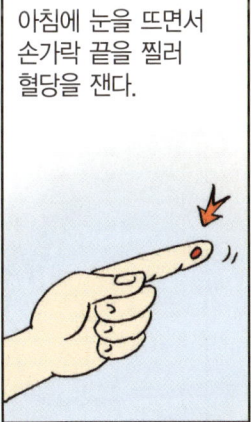
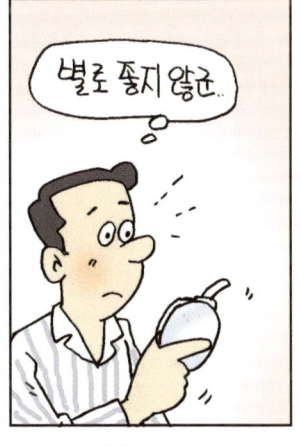
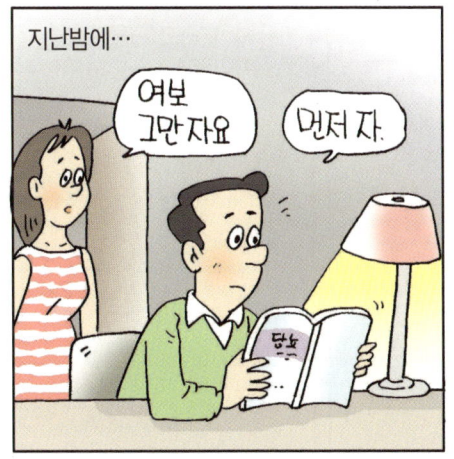
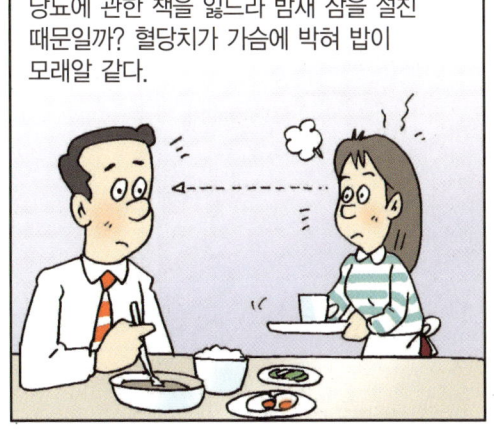

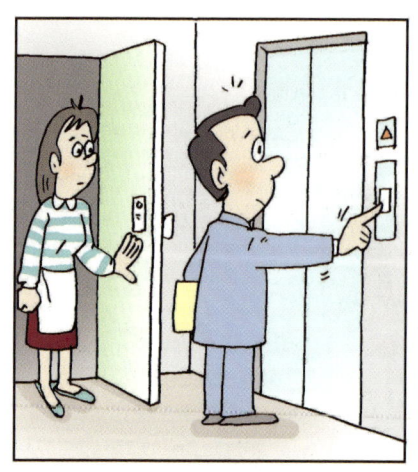
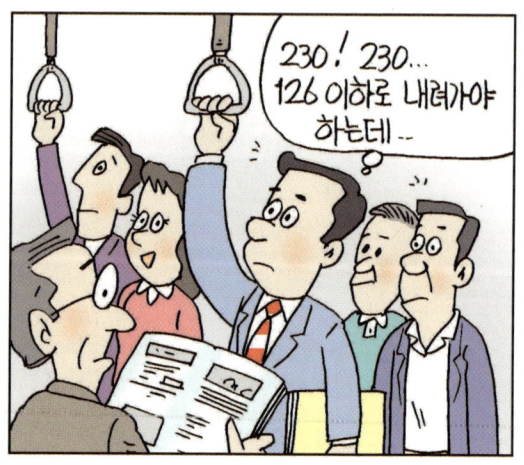
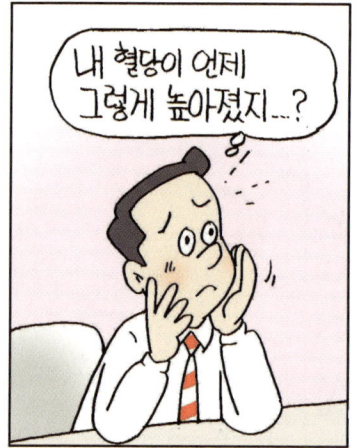
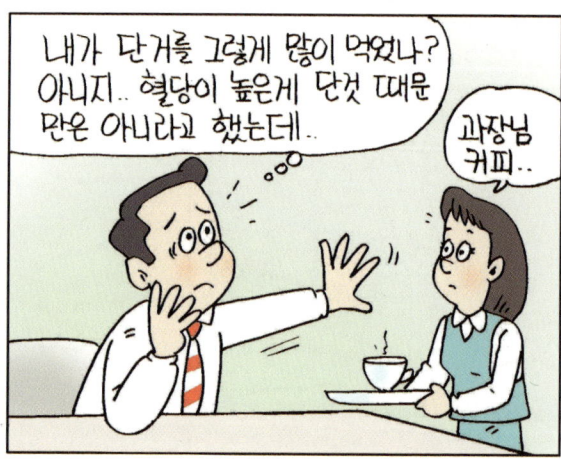
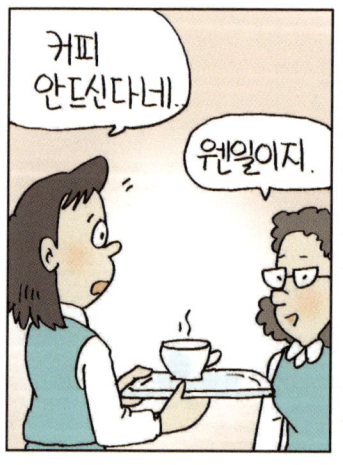
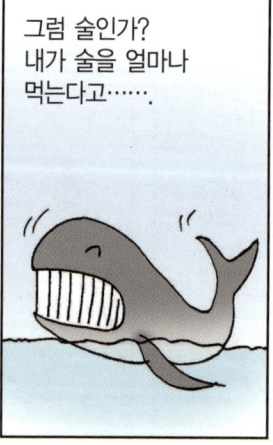
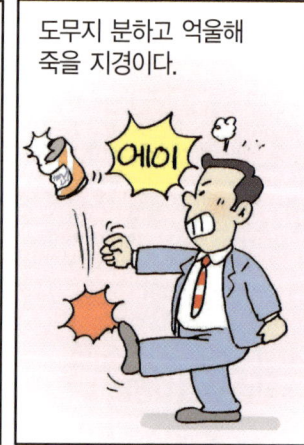

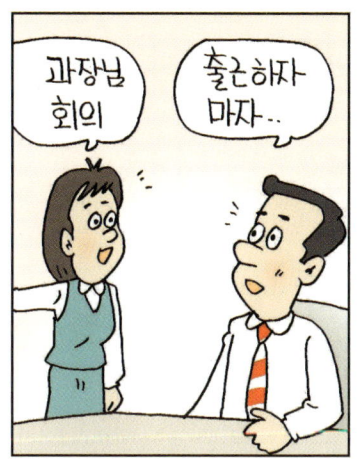
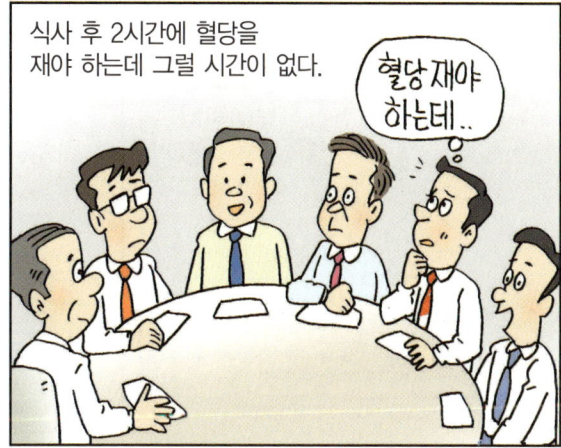
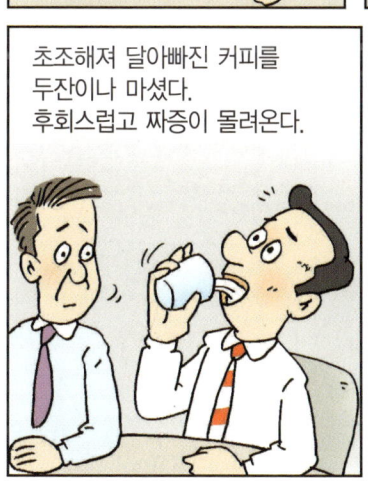
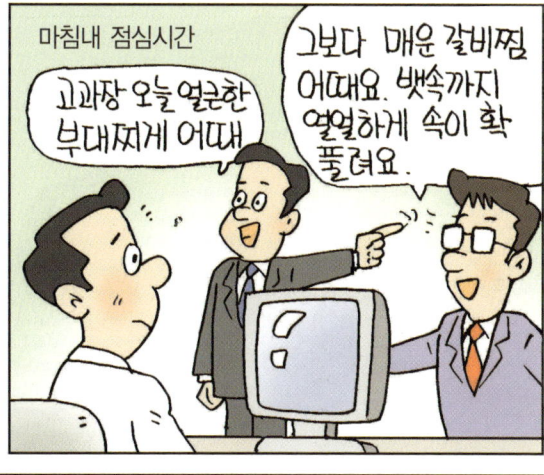
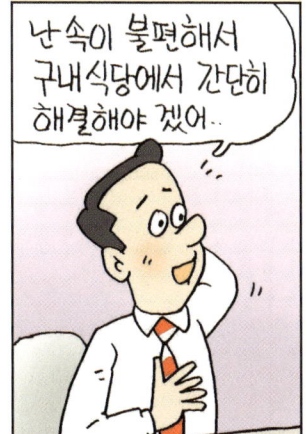
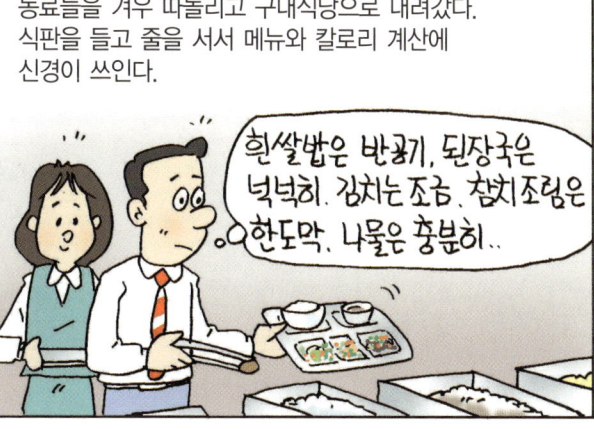

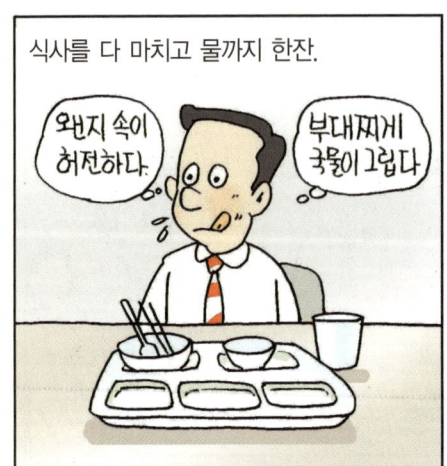
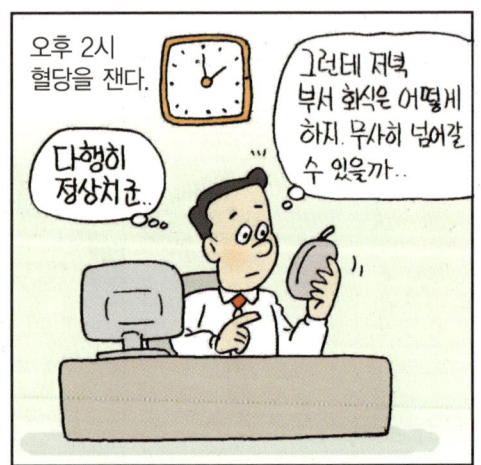
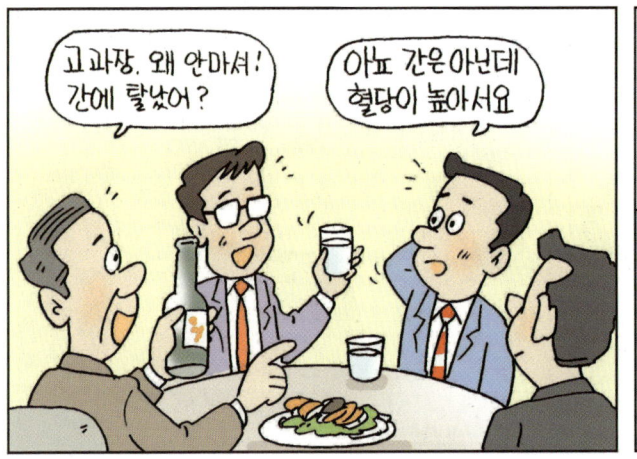
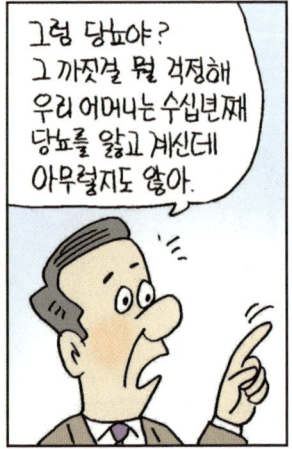
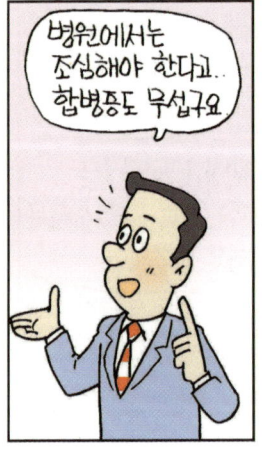
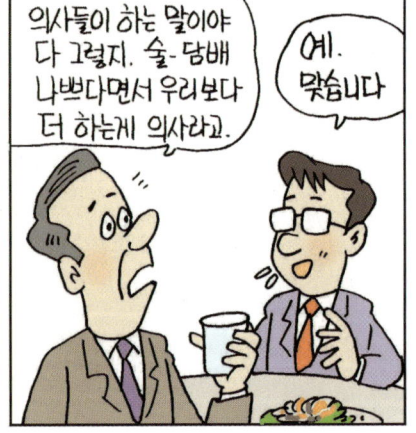
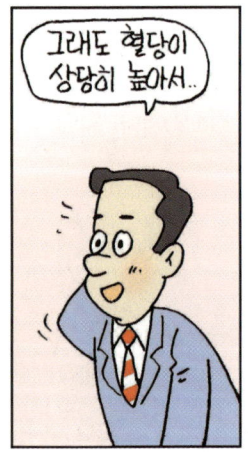

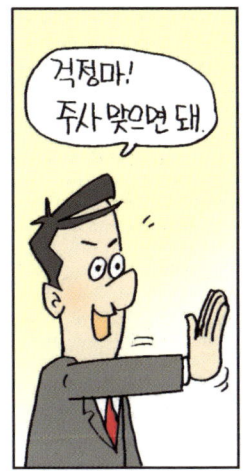
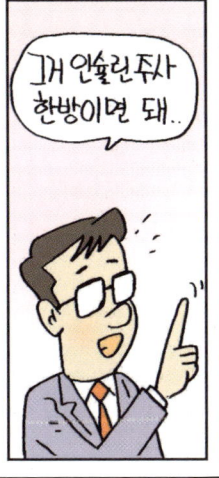
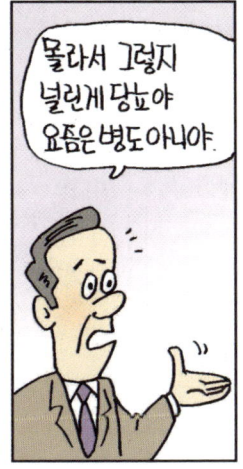
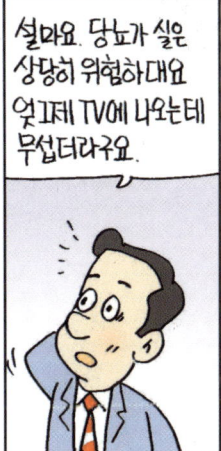
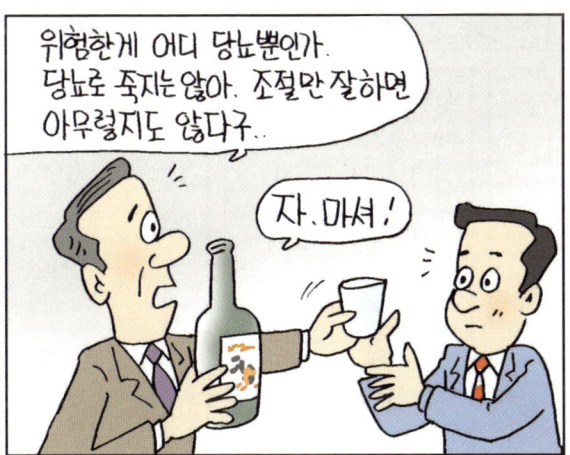
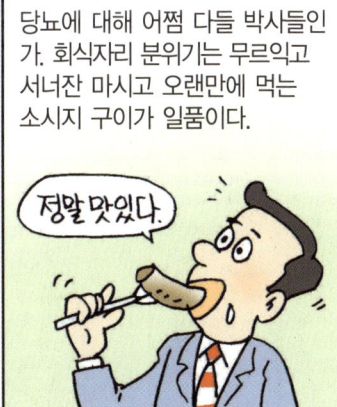
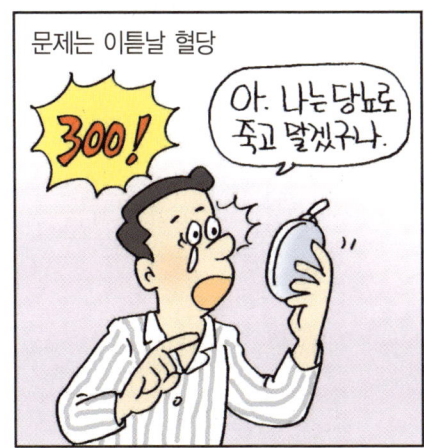
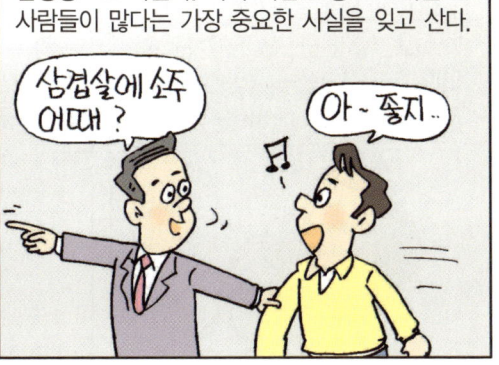

02 당뇨는 혈당조절로 낫지 않는다

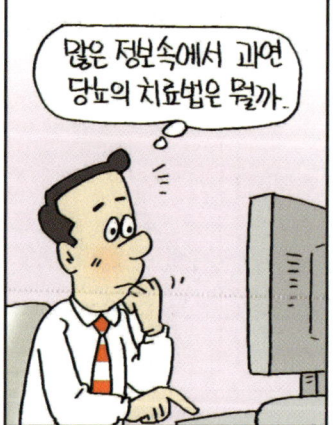
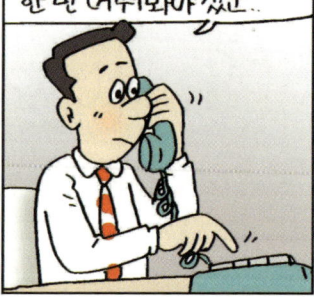
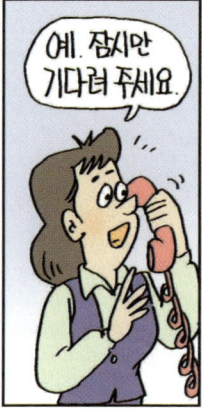
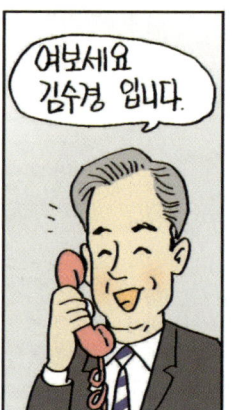
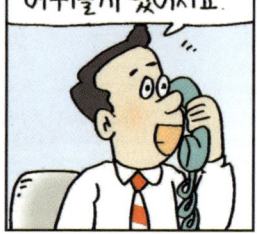
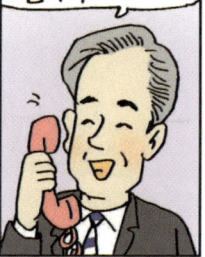
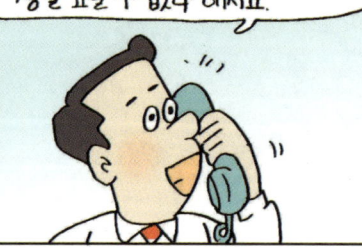
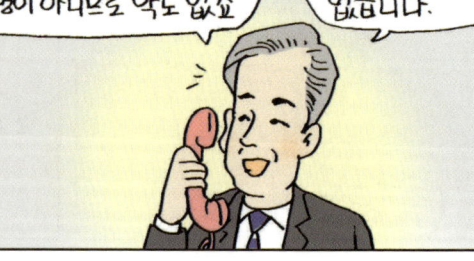

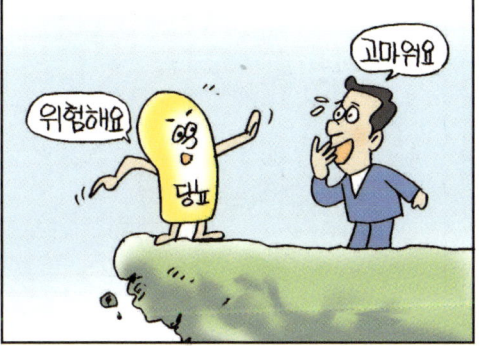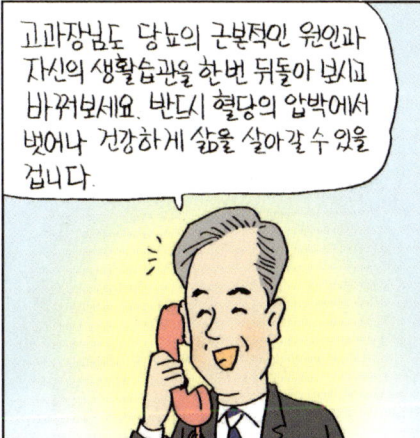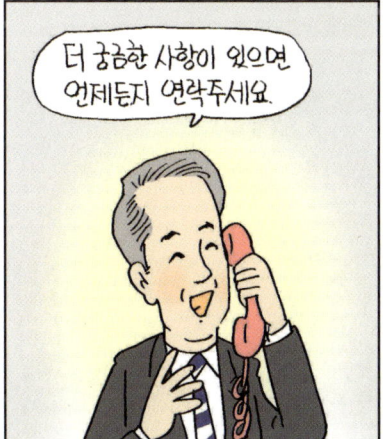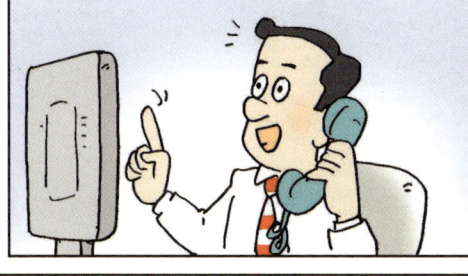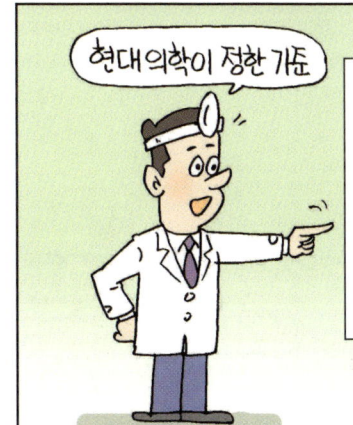

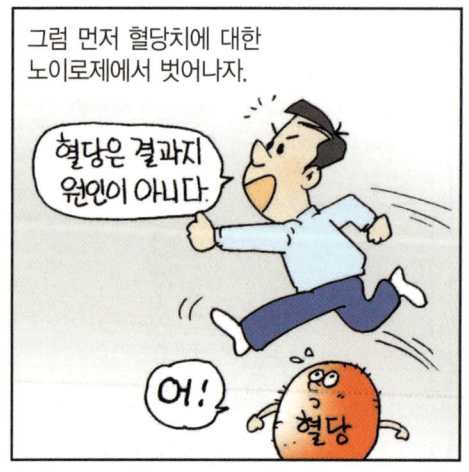
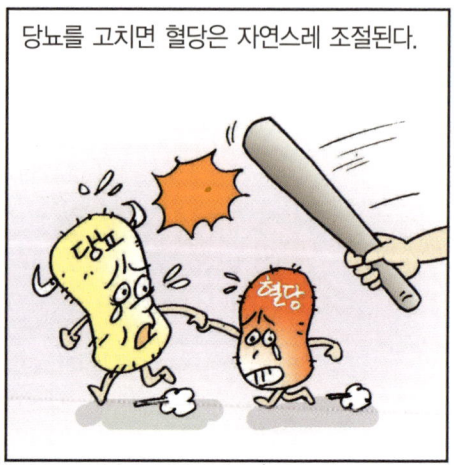
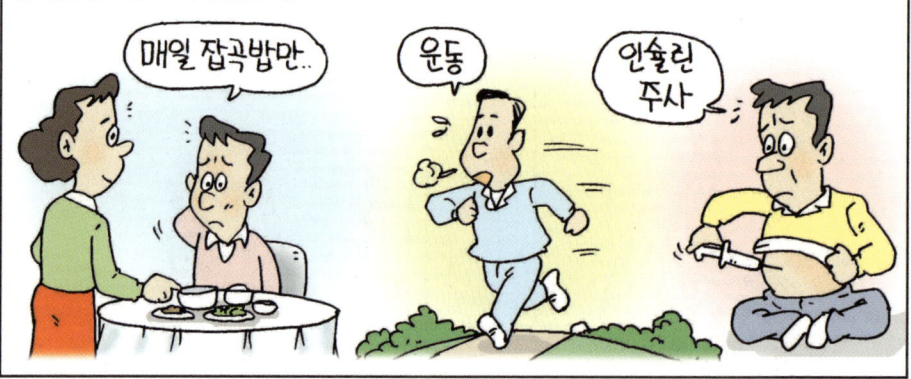
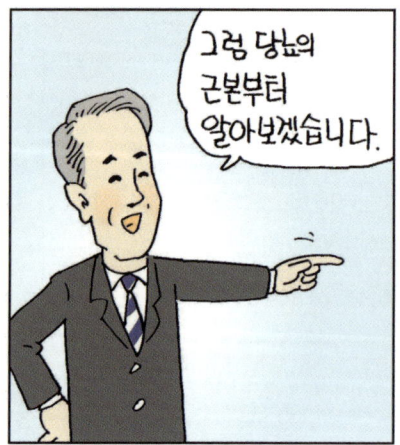

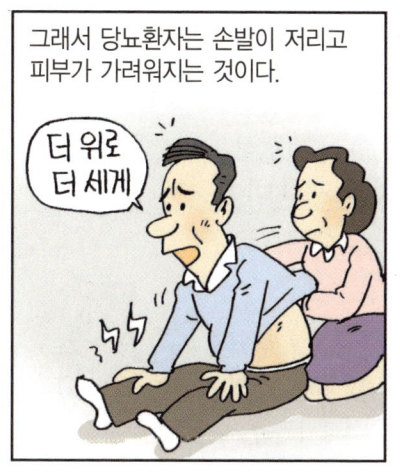
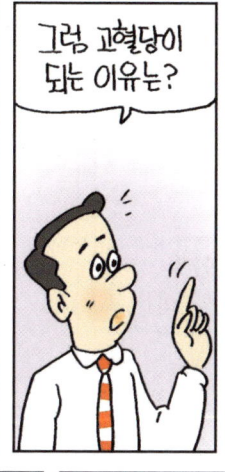
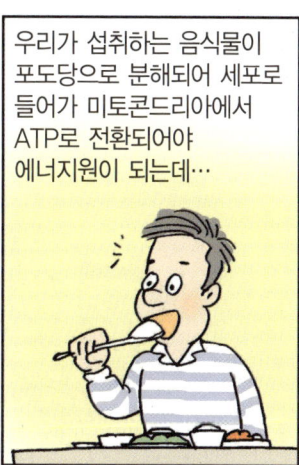
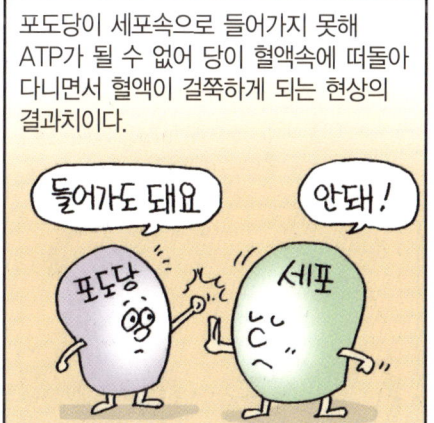
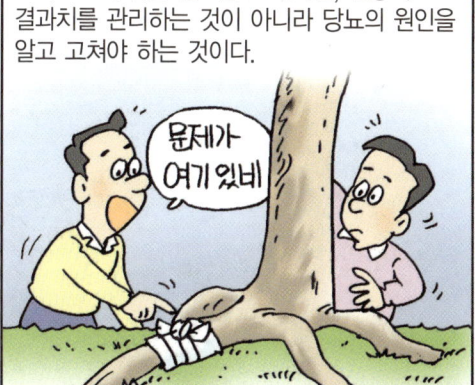
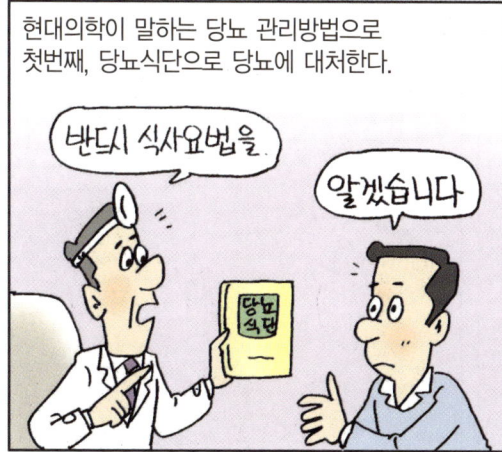
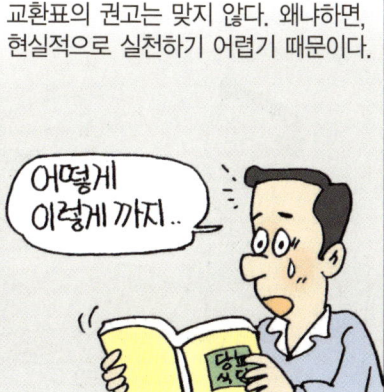

03 당뇨는 당뇨 식단으로 낫지 않는다

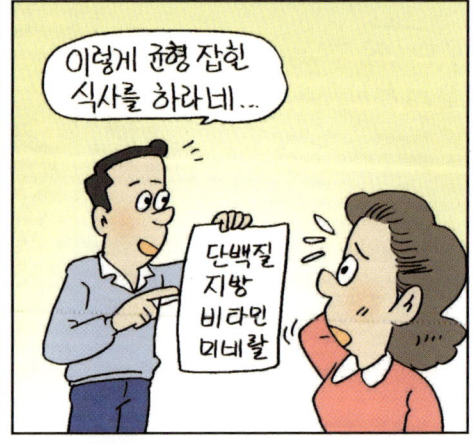

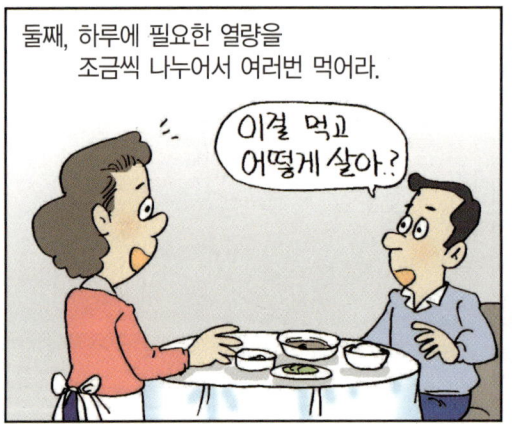

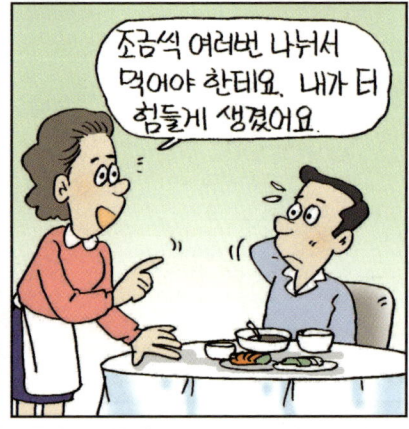

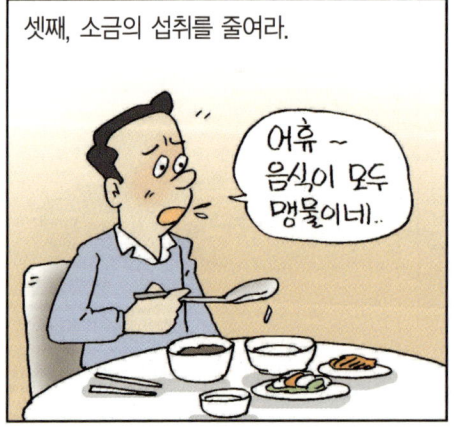

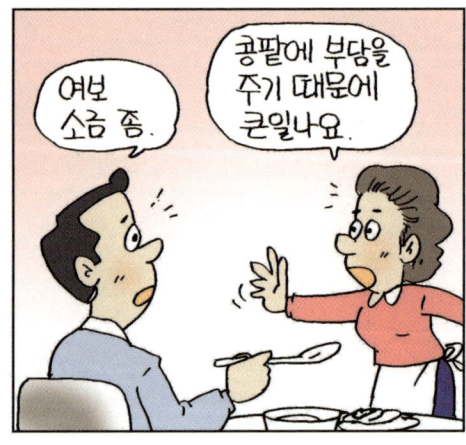

사람은 누구나 먹어야 산다.
먹어야만 피가 돌고 기운이 난다.
먹는것이 삶의 원동력이다.

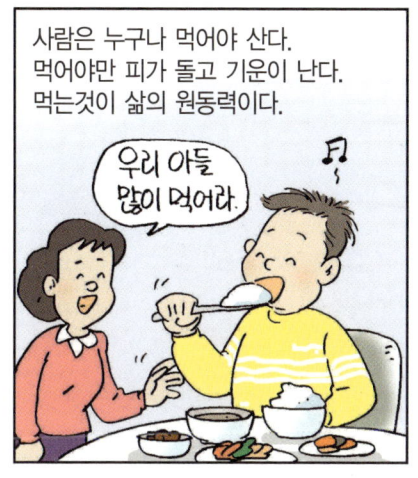

그것은 자동차에 연료를 넣어야 자동차가 달릴 수 있는 것과 같은 원리이다. 그런데 왜 먹는것이 문제가 되는가?

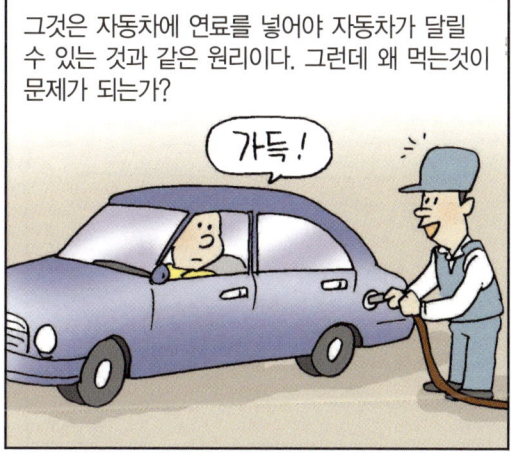

우리 몸은 우리가 먹는 것들을 소화하고 흡수해서 에너지를 내고 남는것은 저장한다.

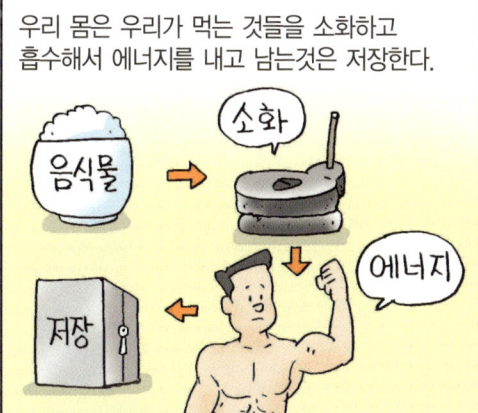

우리가 먹는 음식은 제일 먼저 입 속에서 침과 만난다. 침 속에는 "아밀라아제"라는 소화효소가 들어 있어 탄수화물을 분해시킨다.

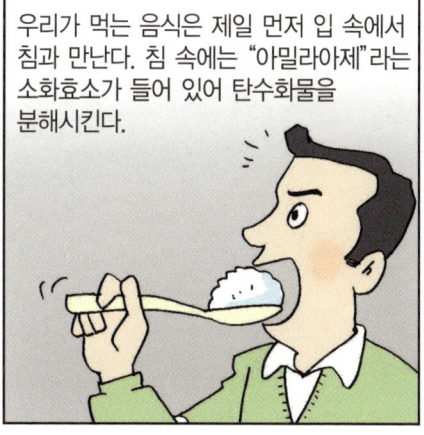

탄수화물은 입속에서 위장을 지나는 동안에 잘게 부서져서 작은 포도당이 된다. 단백질과 지방은 위장을 지나서 십이지장에 이르러서야 비로서 분해되기 시작한다.

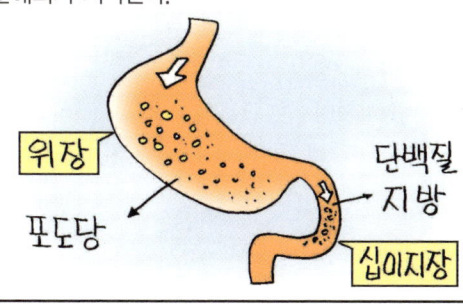

단백질이나 지방이 십이지장을 지나는 동안 췌장에서는 단백질 분해 효소가 나오고 쓸개에서는 지방질 분해효소가 나와서 단백질과 지방을 분해한다.

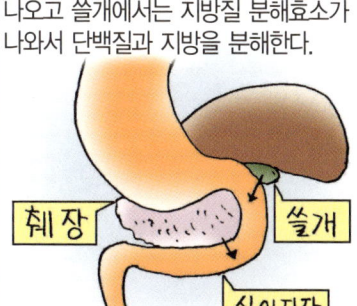

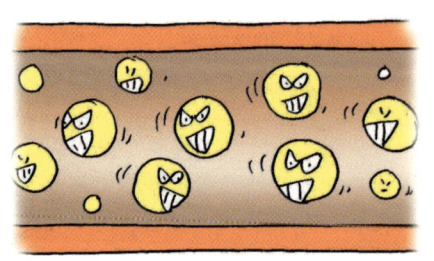

이외 소화되지 못한 물질들은 창자속에서 부패하여 독소를 내 뿜는다.
이것이 피 속으로 흘러 들어가서 피를 더럽힌다.

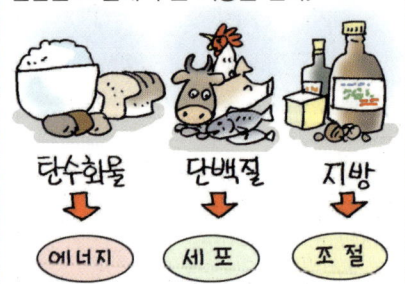

우리가 먹는 음식은 쓰임새가 각기 다르다. 탄수화물은 우리 몸에서 에너지를 만들고 단백질은 세포를 만들며, 지방은 이런 결합을 조절해 주는 기능을 한다.

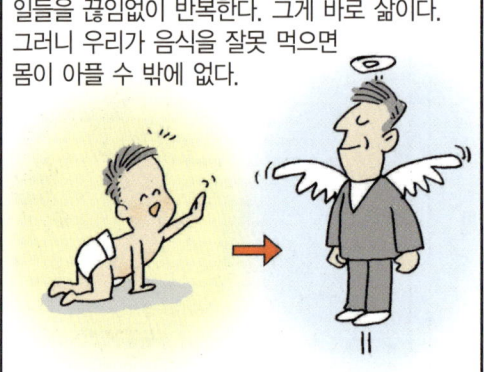

이렇게 우리 몸은 태어나서 죽을 때까지 이러한 일들을 끊임없이 반복한다. 그게 바로 삶이다. 그러니 우리가 음식을 잘못 먹으면 몸이 아플 수 밖에 없다.

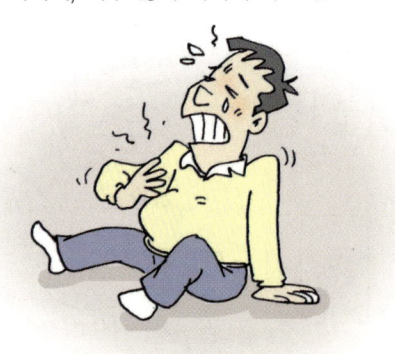

우리는 지금 잘못 먹어서, 맛만 찾아 먹어서, 너무 많이 먹어서 아프다.

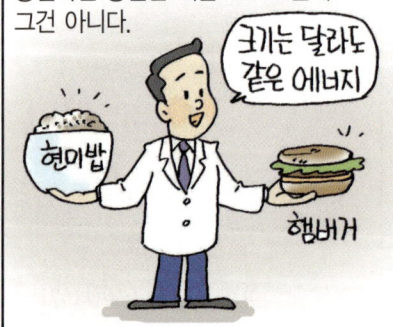

현대 계량 영양학은 햄버거와 현미밥이 에너지면에서 동일하면 동일한 식품으로 보는데 그건 아니다.

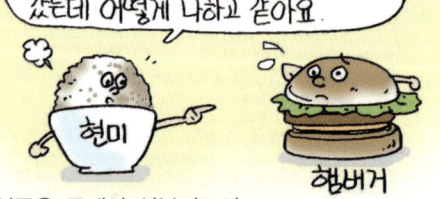

식품은 무게와 성분비로만 분석하는 영양학 등은 제대로된 식사요법을 만들 수 없다. 그러므로 당뇨치료를 위해서는 바른 먹거리의 혁명부터 이루어져야 한다.

04 운동요법으로 당뇨가 낫지 않는다

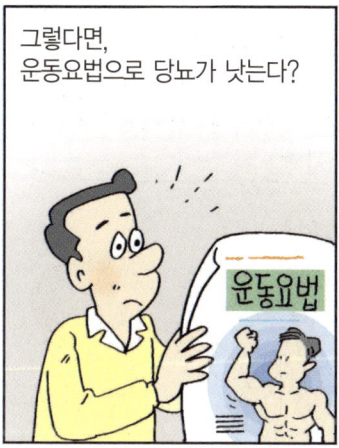

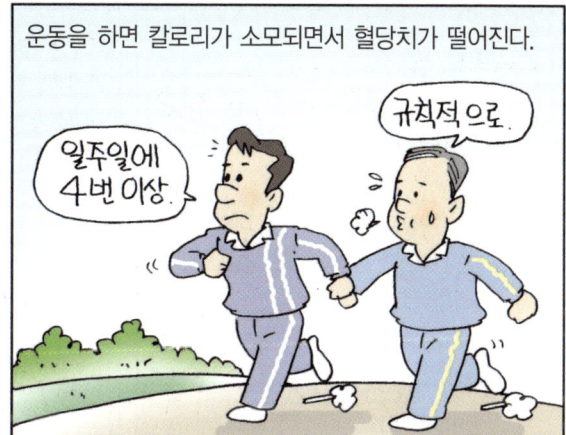

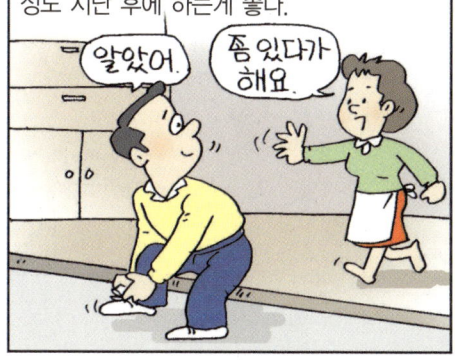

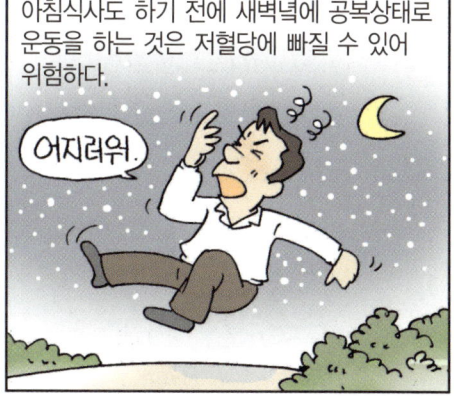

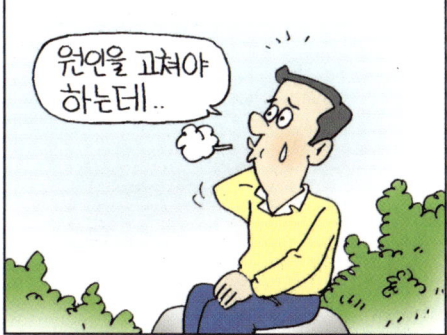

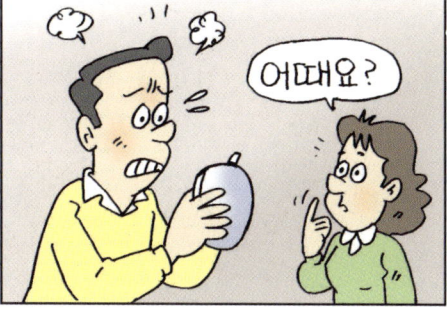

05 드디어 혈당강하제와 인슐린을 만나다

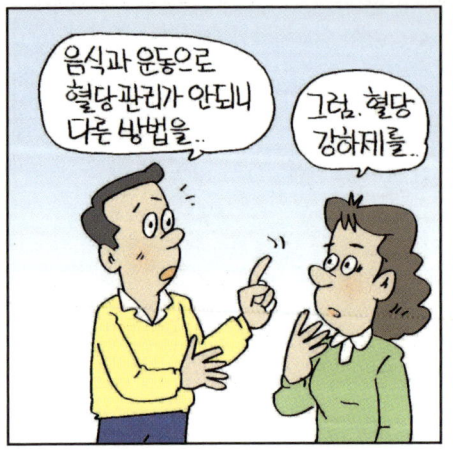
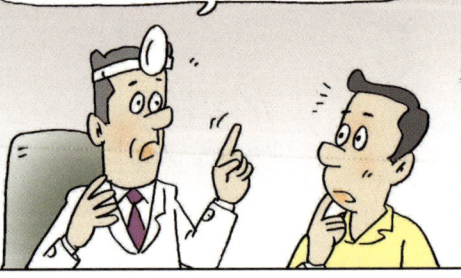
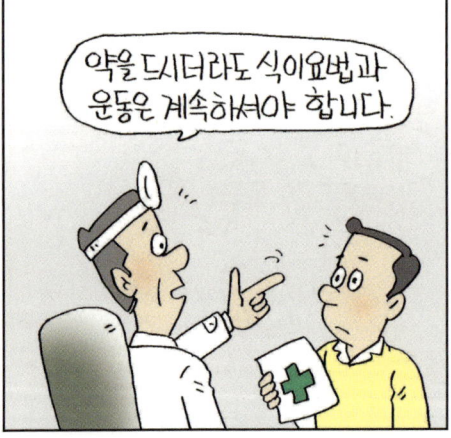
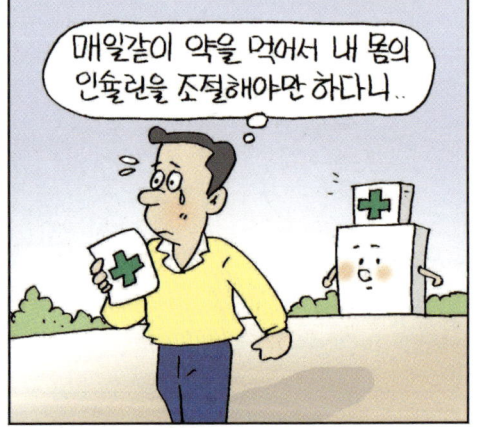
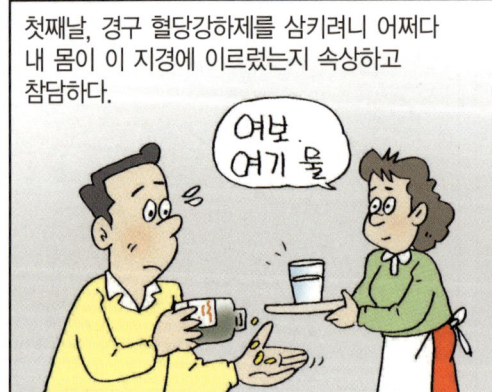
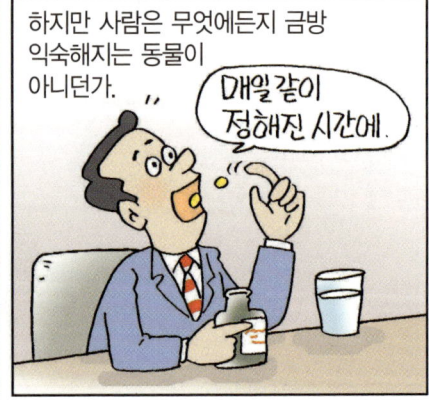

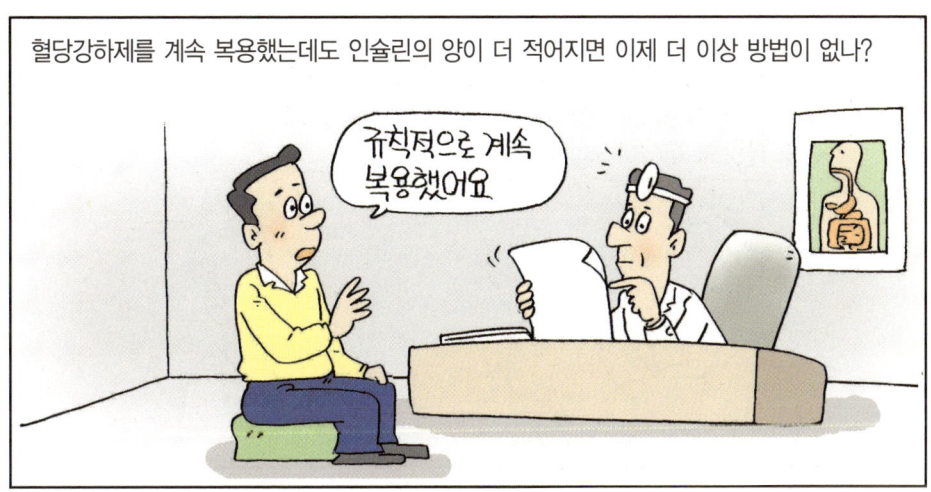
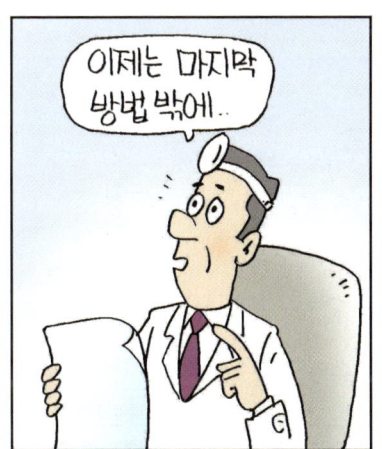
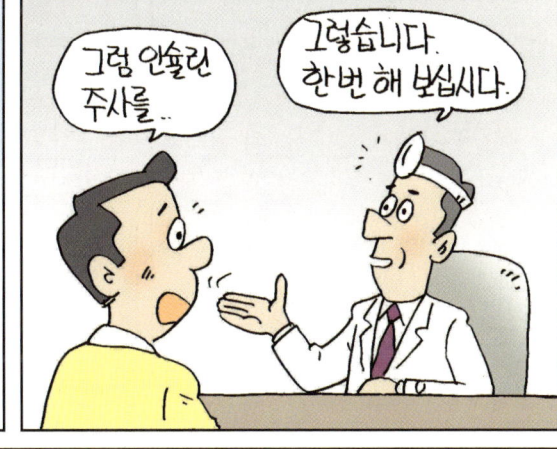
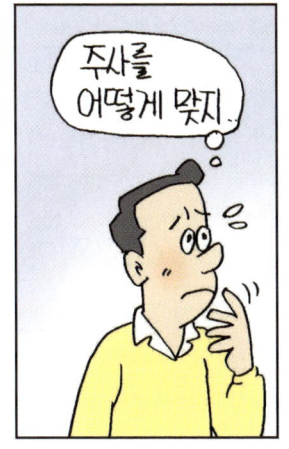
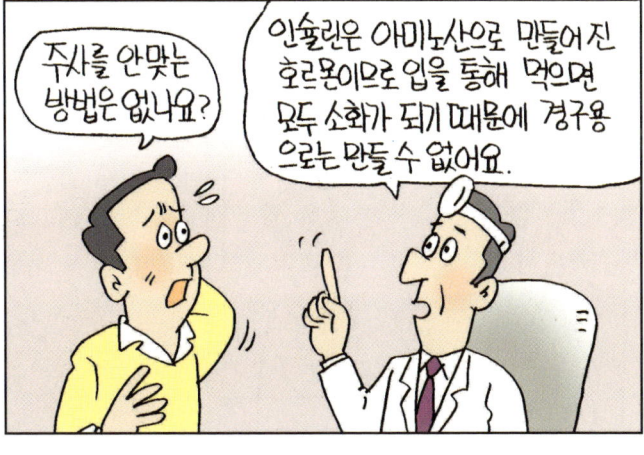

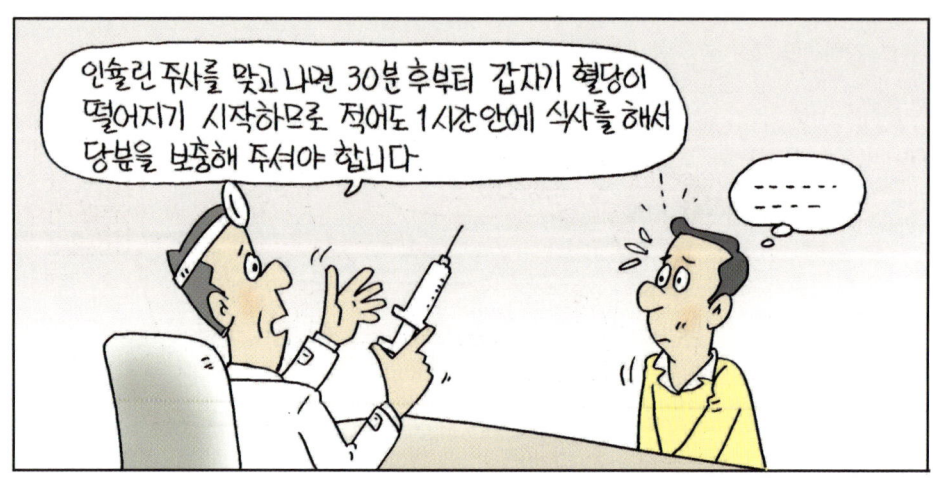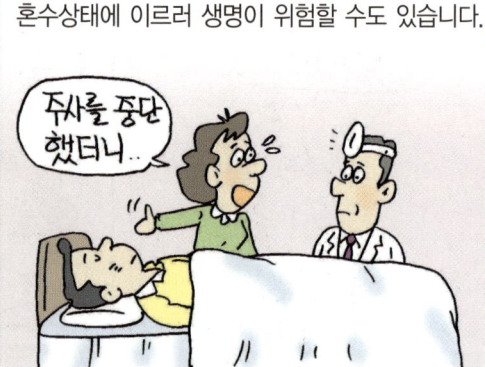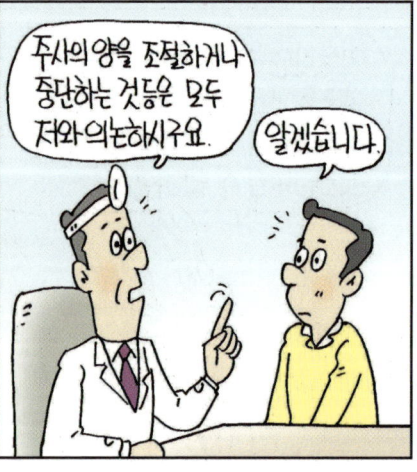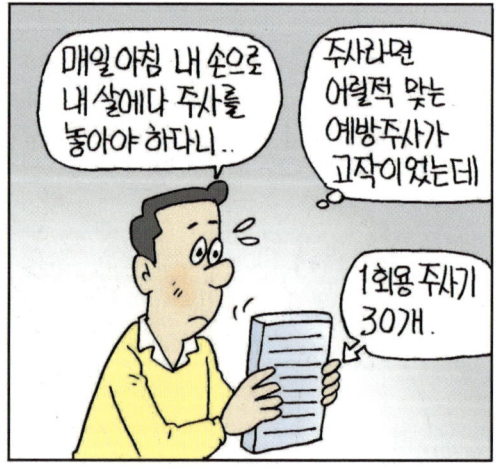

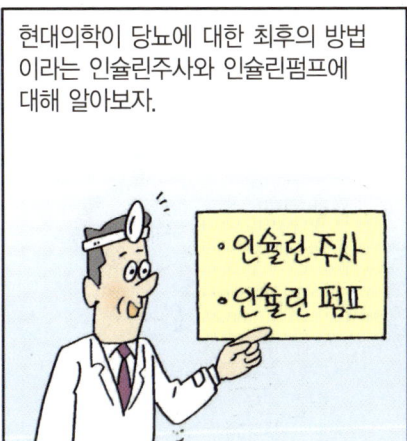
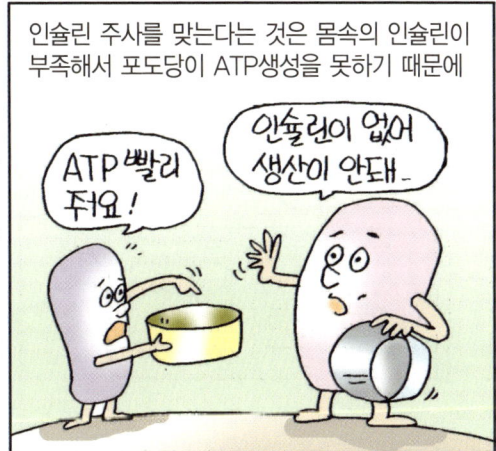
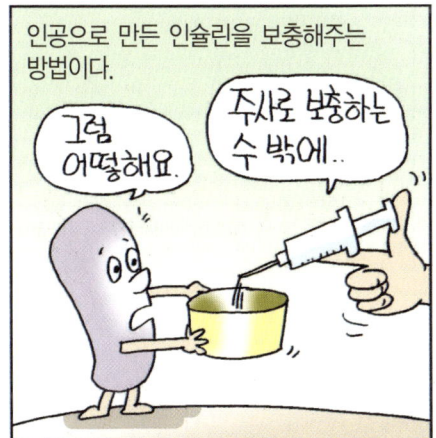
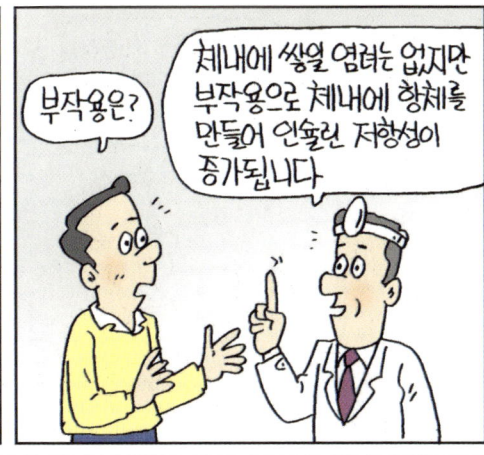
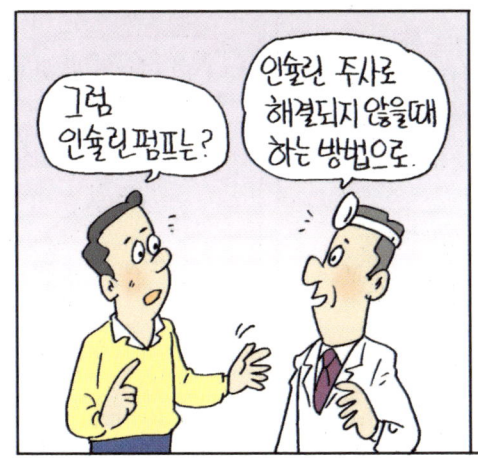
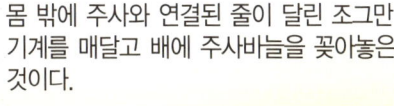
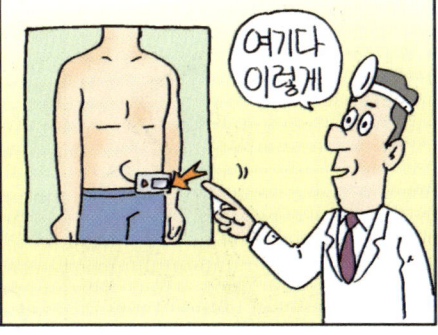

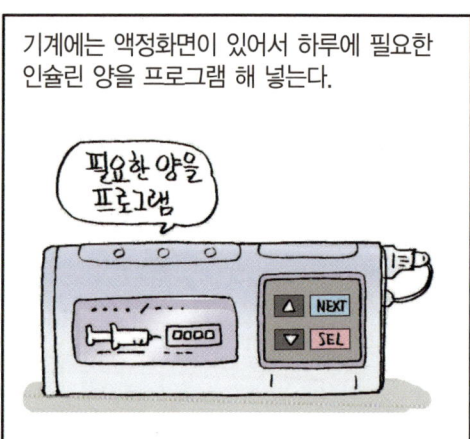
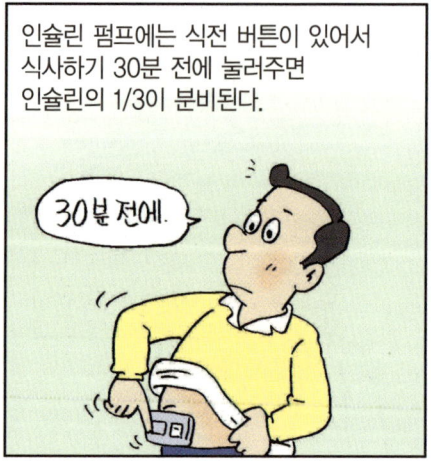
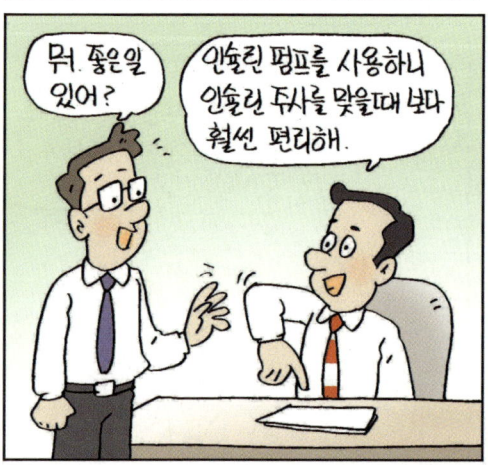
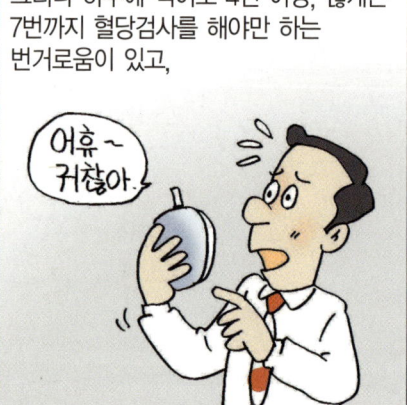
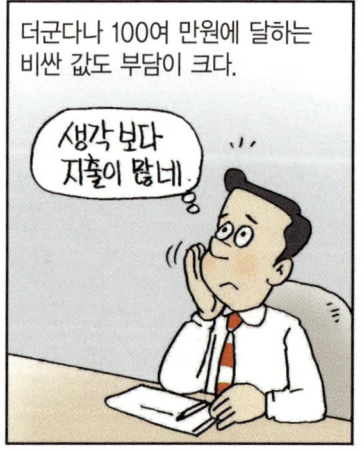
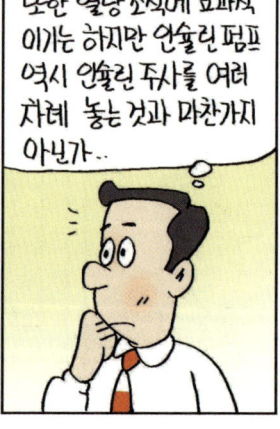
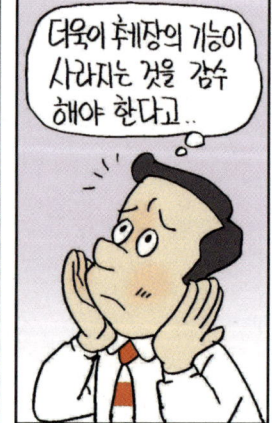

06 아무리 애를 써도 당뇨는 낫지 않는다

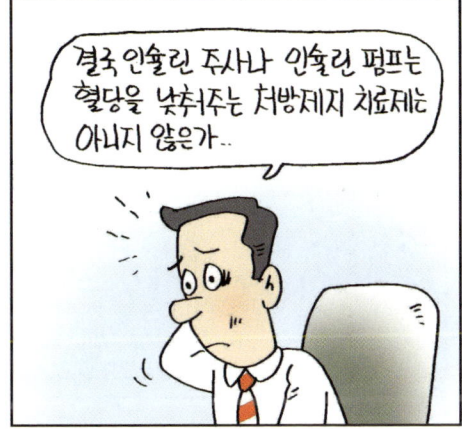
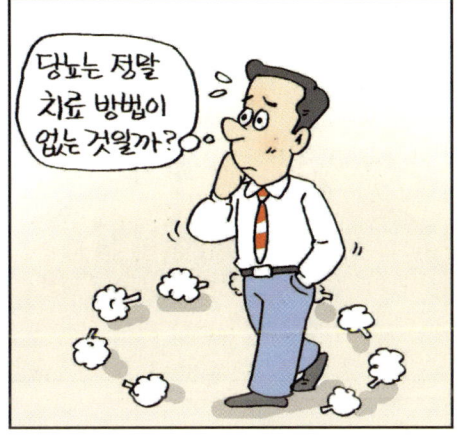
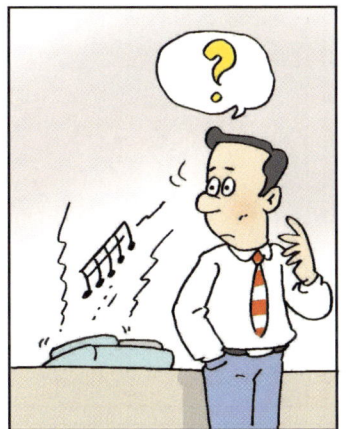
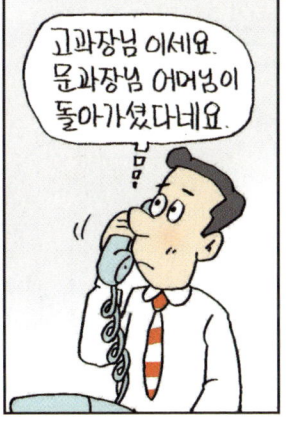
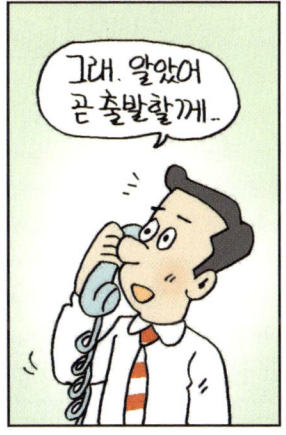
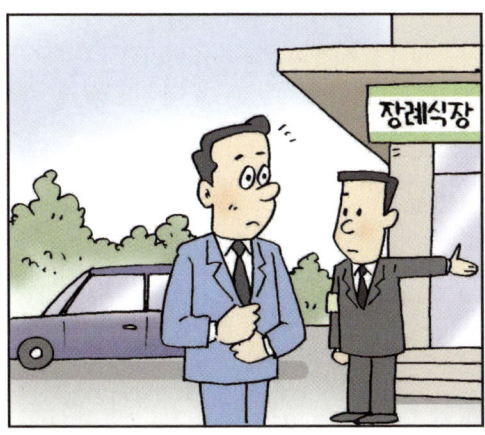
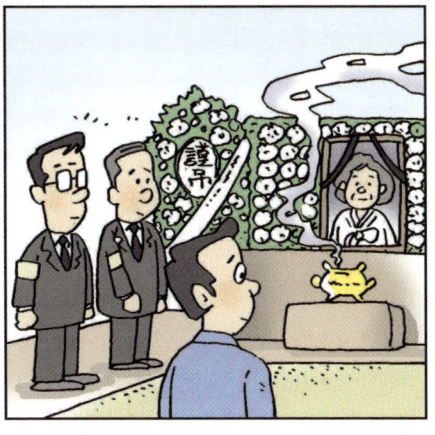

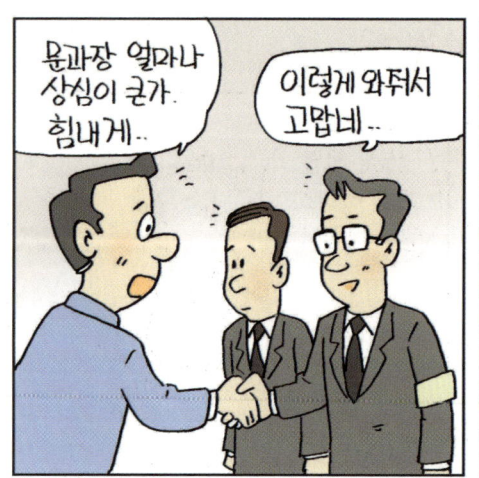
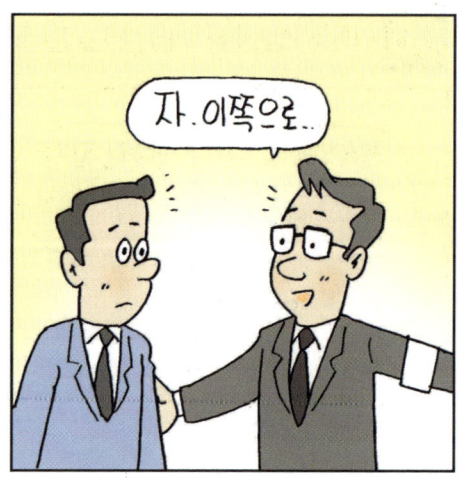
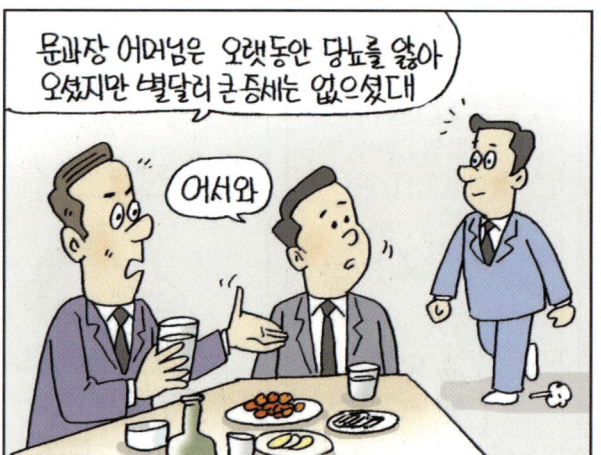
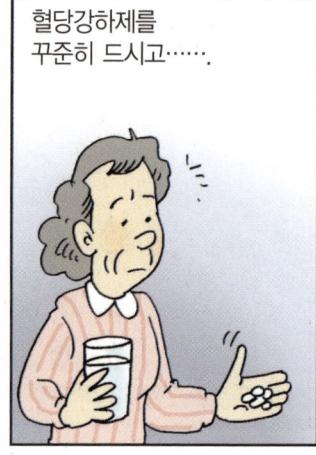
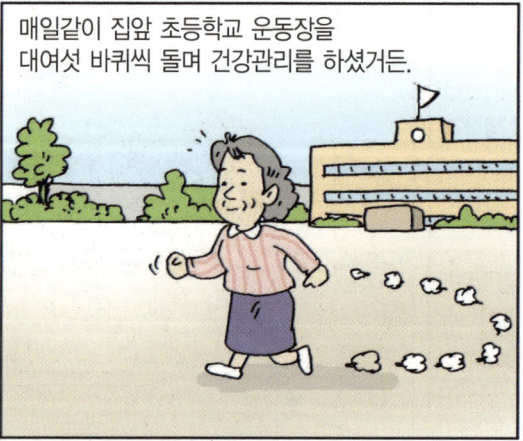
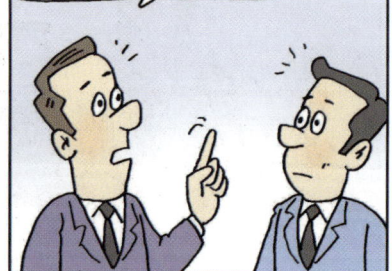

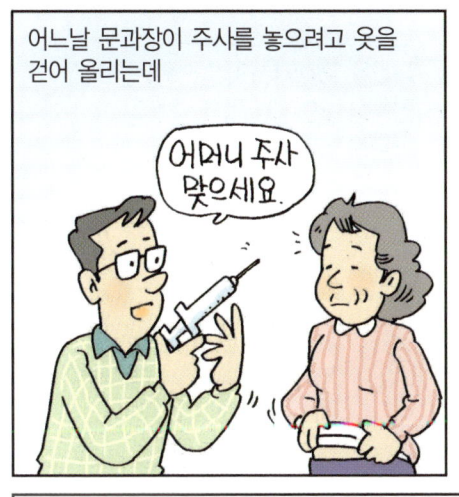
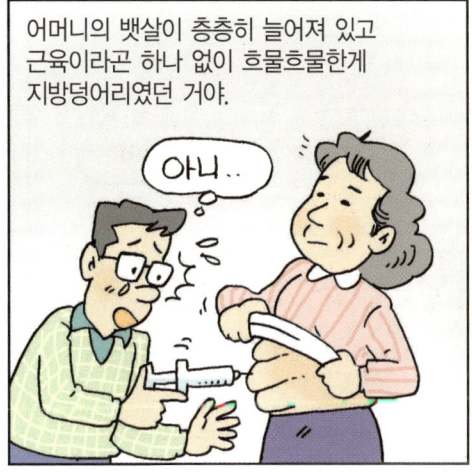
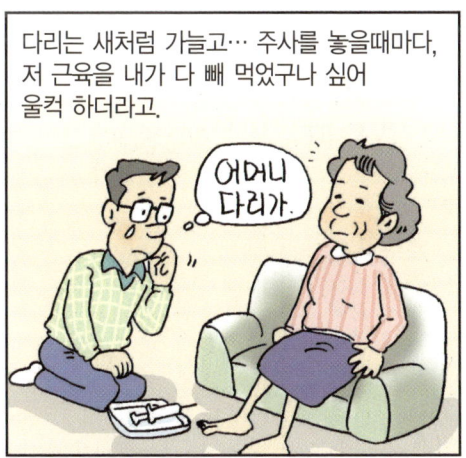
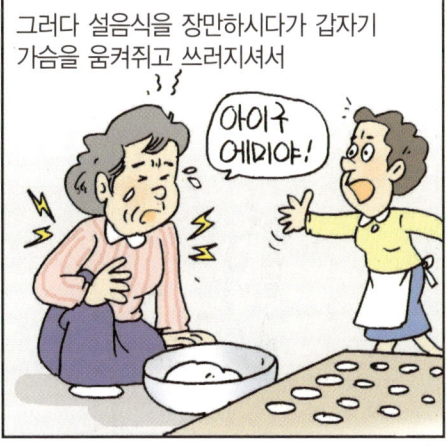
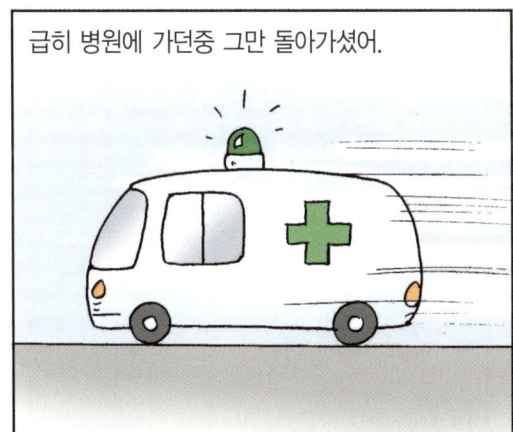
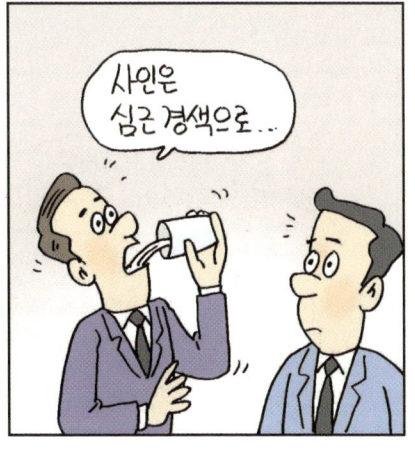

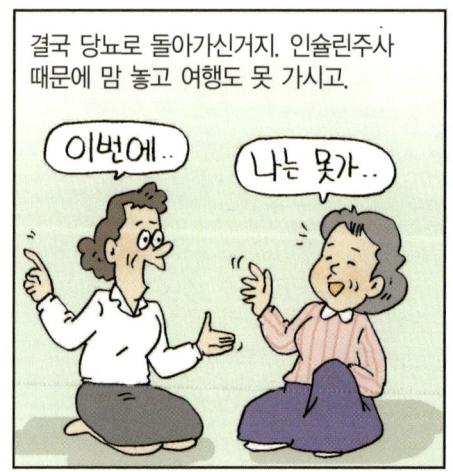
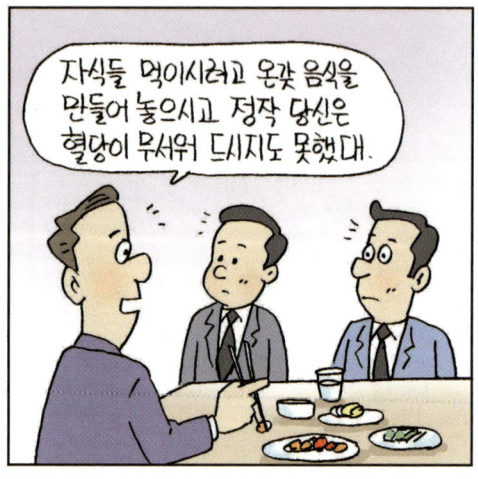
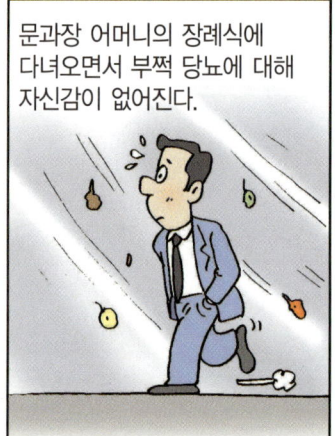
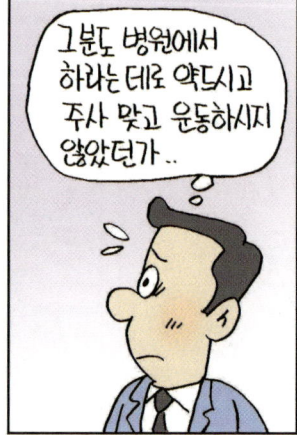
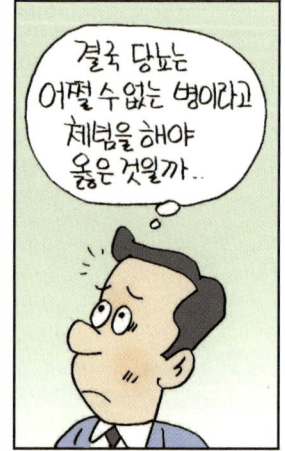
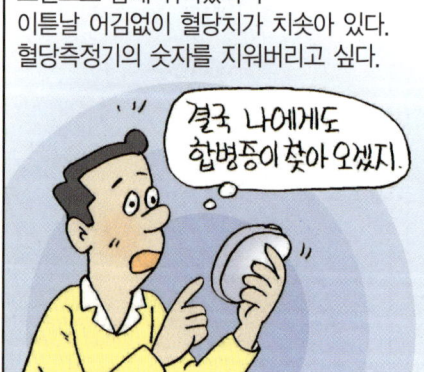
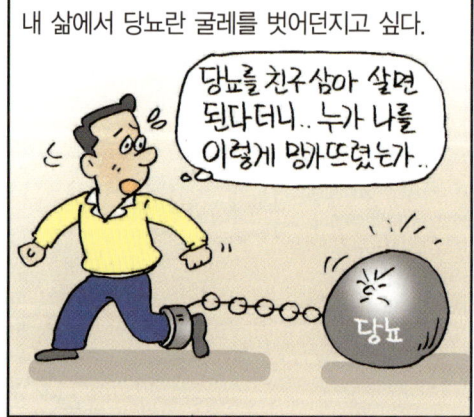

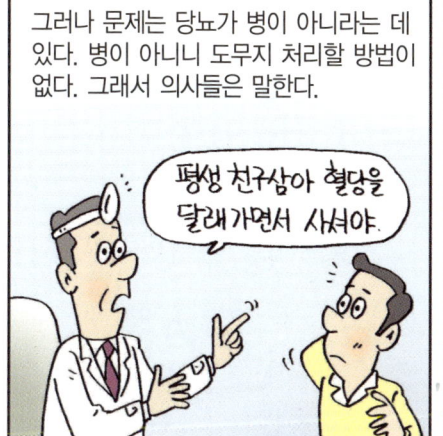

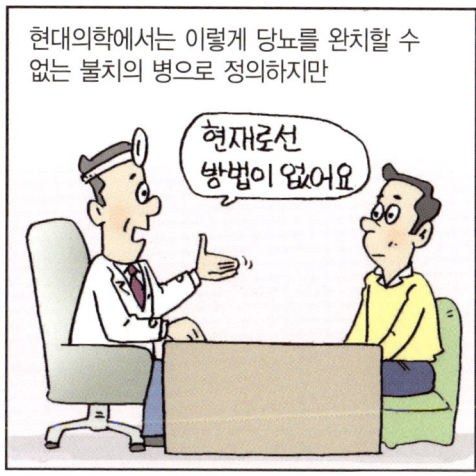

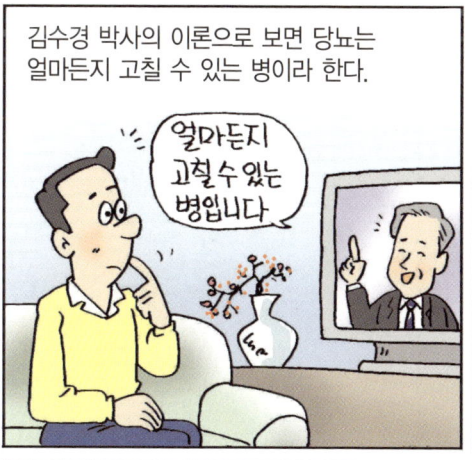

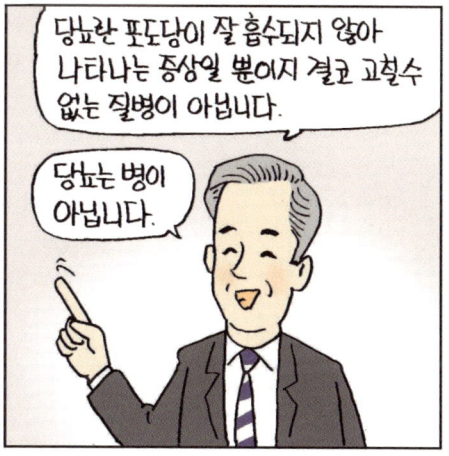

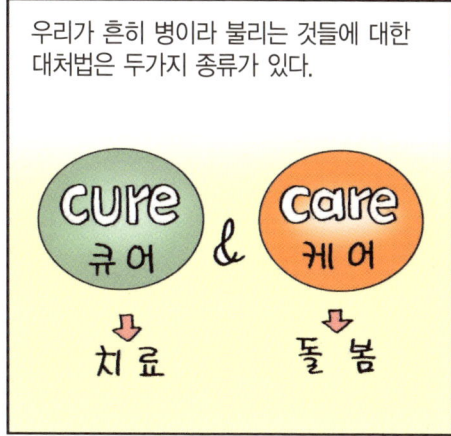

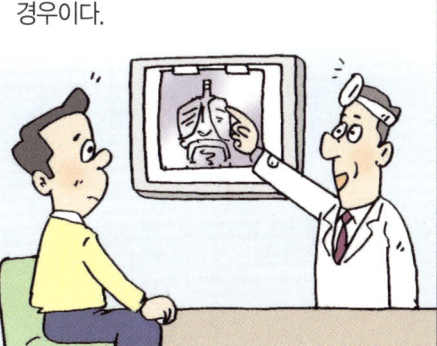

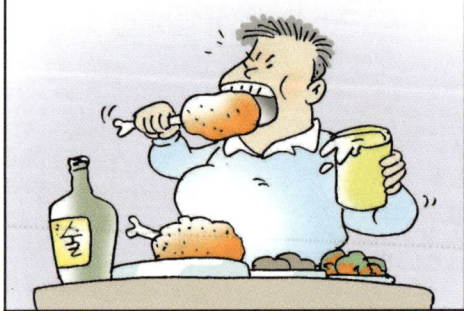

하지만 케어는 병의 원인이 제 몸안에 있는 병아닌 병이다. 다시말해 제 몸을 제가 잘 돌보지 못해서 생긴 병. 섭생을 잘못해서 생긴 병이다.

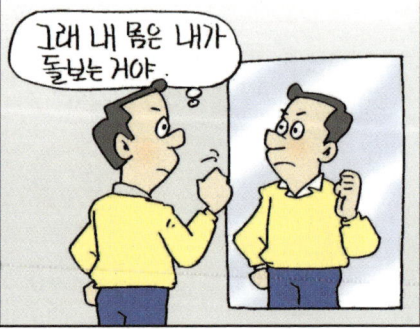

이 병에는 의사가 필요치 않다. 제 몸을 제대로 돌보지 못한 사람이 자신의 몸을 돌보면 병이 낫기 때문이다.

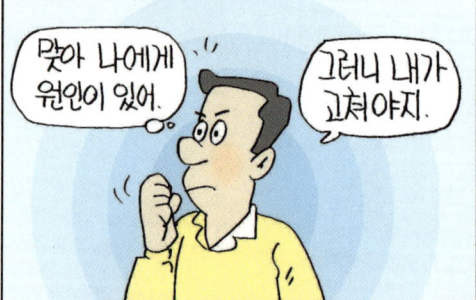

당뇨 1,000만 시대를 열어가는 당뇨 환자들도 바로 섭생의 중요성을 깨닫지 못해 스스로 병을 불러들이는 케어의 개념을 알지 못하는 답답한 사람들인 것이다.

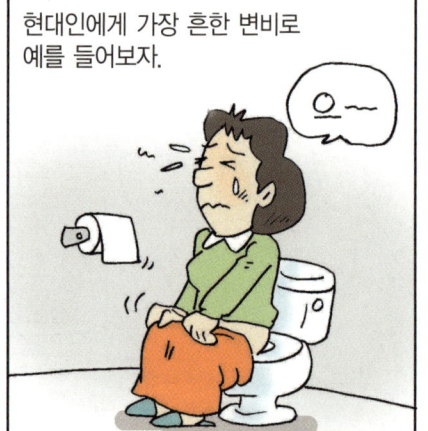

현대인에게 가장 흔한 변비로 예를 들어보자.

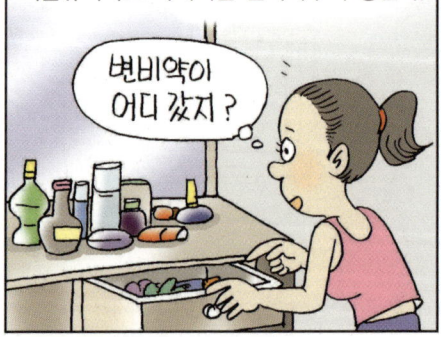

변비로 고생하는 사람들은 모두 저마다 잘 듣는 변비약을 갖고 있다. 젊은 여성들은 여름휴가라도 가게되면 변비약부터 챙긴다.

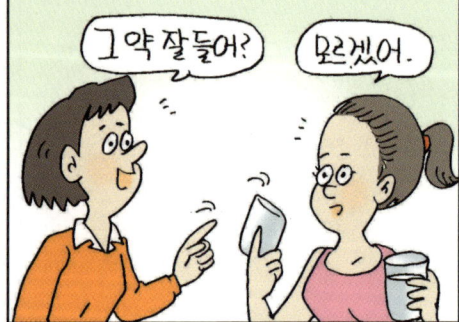

하지만 정작 변비가 왜 생겼는지에는 관심이 없다. 그저 새로나온 어떤 약이 효과적일까만 궁금해 한다.

하지만 변비야말로 제 몸을 제 스스로 망쳐놓는 대표적인 "케어의 병"이다.

변비의 원인은 식사 중에 섬유질이 모자라기 때문이다. 햄버거나 피자 같은 식품에는 섬유질이 거의 없다. 라면 같은 가공식품도 그렇다.

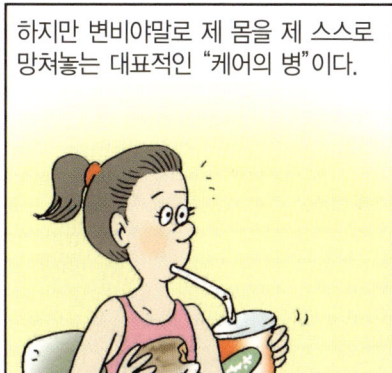

젊은 여성들이 주로 먹는 식품들이 대개 섬유질이 없는 것들이므로 변비에 걸리는 것은 당연한 일이다.

게다가 스트레스까지 심하면 영락없다. 세상이 다 스트레스인데 어찌 스트레스를 피해 가랴.

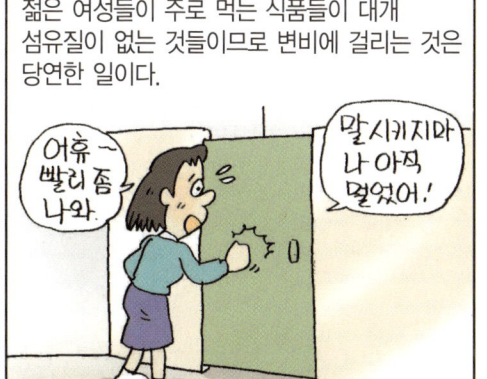

변비를 낫게 하려면 자신을 반성하고 식생활을 고치면 된다.

햄버거 대신 잡곡밥에 콩나물무침과 시래기국을 먹고 물만 많이 마셔주면 변비는 저절로 없어진다.

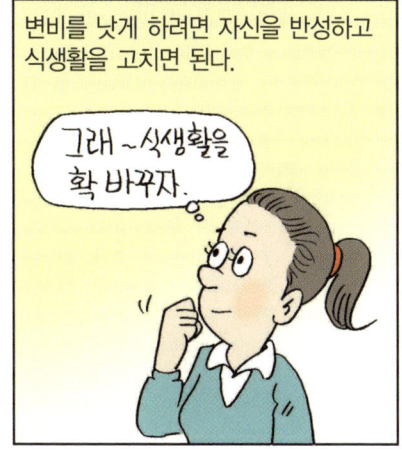
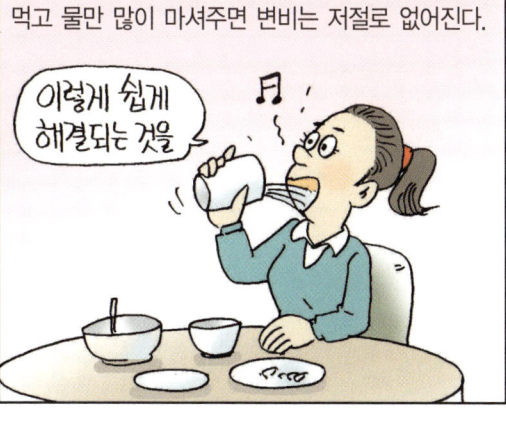

간 질환을 예로 들어보자.
우리나라 남자들이 피해갈 수 없는
질병가운데 하나가 바로 간질환이다.

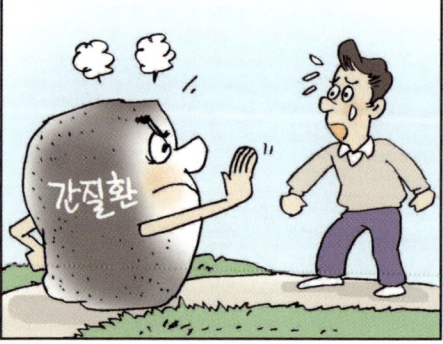

간이 붓고 굳는 간질환의 시작은
어이없게도 지방간이다.

지방간은 간으로 들어오는 지방질을
미처 다 분해하지 못해서 생기는 병이다.

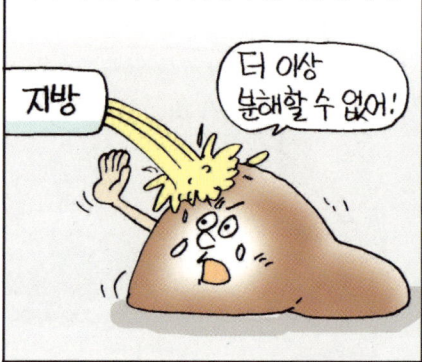

그런데 우리나라 남자들의 지방간 중 대부분은
알코올성이다. 이것은 알코올 때문에 지방질을
채 분해하지 못하여 이제 술을 그만 마시라는
경고이다.

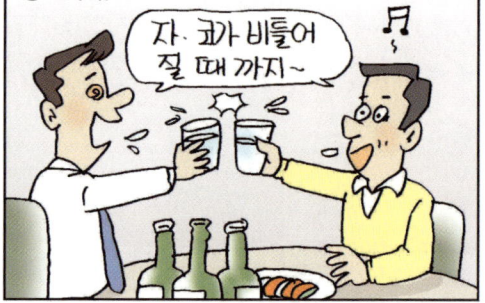

지방간이라는 진단을 받으면 사람들은
너나 할것 없이 지방간에 좋은 약을 찾는다.

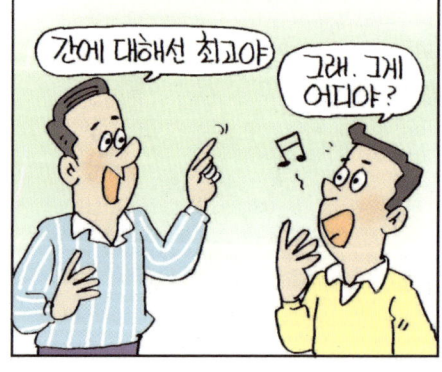

하지만 간에 가장 좋은 약은 간을 쉬게 해주는
것이다. 술을 끊고 그 외의 먹을거리도 적절히
줄여서 간을 푹쉬게 해주면 간은 저절로 낫는다.

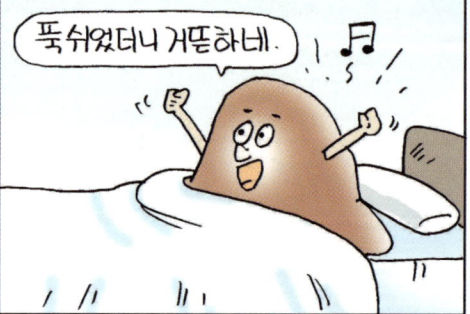

당뇨 합병증의 1인자인 고혈압의 경우도 피가 더러워져서 생기는 병이다.

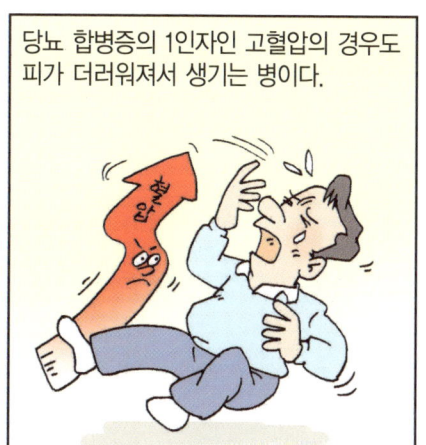

깨끗해야 할 피에 각종 찌꺼기가 끼어 혈관을 상하게 하고, 혈관에 노폐물을 쌓다가 제 스스로 끈적거리는 핏덩어리가 되어 좁아진 혈관을 지나가지 못해 생기는 병이다.

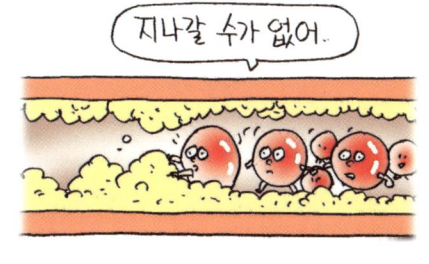

그러므로, 피를 공급하는 원료인 음식이 깨끗하면 피는 당연히 깨끗해진다.

결론적으로 당뇨는 피가 더러워져서 생기는 병으로 피를 깨끗하게 만들어주면 낫는다.

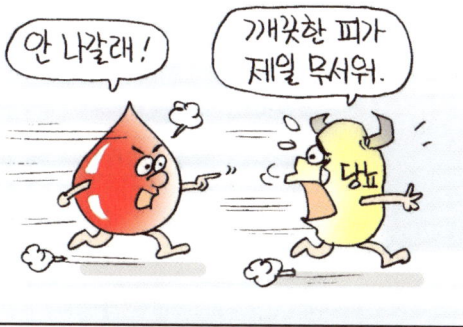

즉 케어의 병은 약으로 고치지 못한다. 지금까지 살아온 삶의 방식을 완전히 바꿔서 새 삶의 주인으로 거듭나야만 고칠 수 있다. 필요한 것은 진시황의 불로초가 아니라 잘못 살아온 삶을 고치겠다는 확고한 의지다.

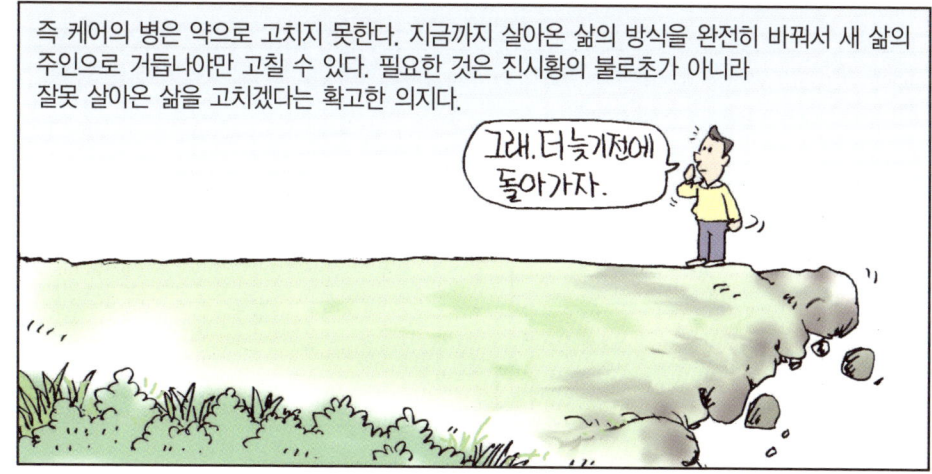

07 당뇨의 정확한 정의

그럼, 당뇨의 정확한 정의를 알아보자.

당뇨란 우리 몸으로 들어간 탄수화물이 에너지를 만들지 못하는 증상이다.

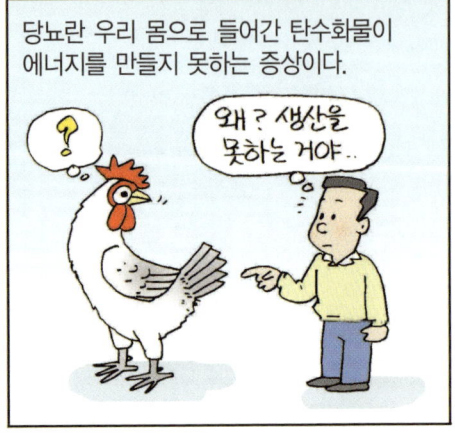

위장을 통과하면서 포도당으로 변한 탄수화물은 세포로 들어가 미토콘드리아에서 ATP로 전환되어야 에너지원이 된다.

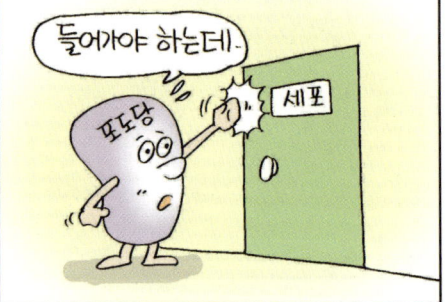

그런데 포도당이 세포속으로 들어가지 못해 ATP가 될 수 없으니 탄수화물을 아무리 먹어도 힘을 내지 못하는 것이다.

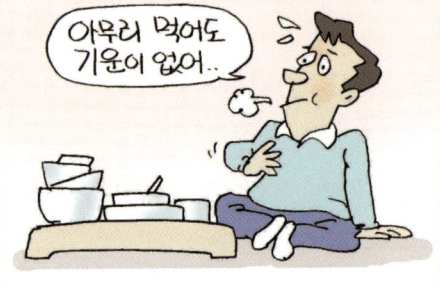

왜 똑같은 포도당인데 세포속으로 들어갈 수 없는가? 자동차를 예로 들어보자.

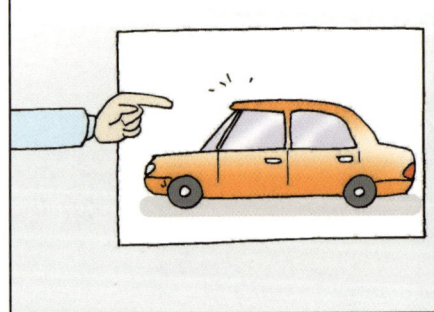

자동차를 움직이려면 반드시 휘발유를 넣어야 한다. 휘발유는 노즐을 타고 엔진으로 가서 카브레터를 통해 기름을 분사시켜 준다.

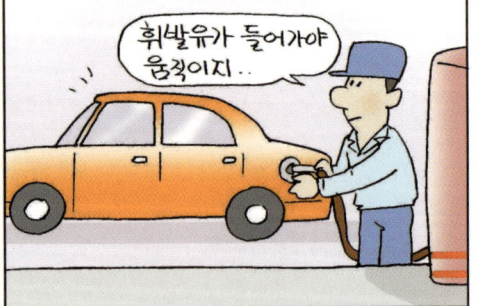

우리가 자동차에 키를 꽂고 액셀레이터를 밟으면 점화플러그에서 불꽃이 일고 카브레터가 기름을 분사시키면 비로소 차가 움직이기 시작한다.

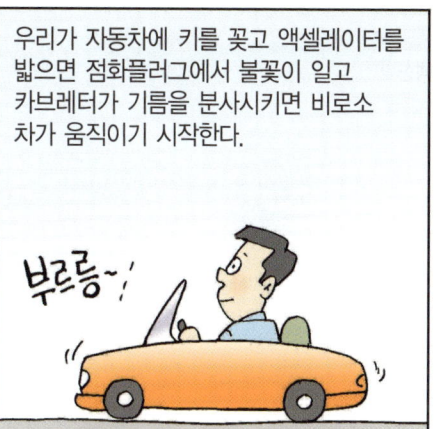

이제 휘발유는 계속 타면서 열에너지를 만들어내고 그 에너지가 피스톤을 움직여 바퀴를 돌리면 차는 속도를 내며 굴러간다.

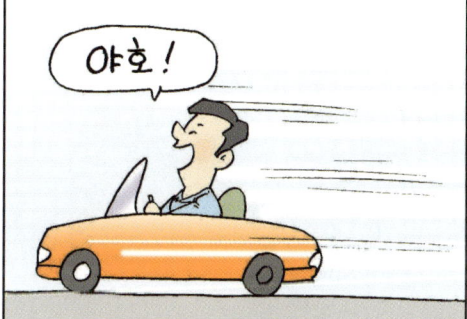

그런데 점화플러그가 망가졌다면, 아무리 휘발유를 흘려보내도 열이 나지 않는다. 불꽃이 일어 휘발유를 태워줘야만 열에너지로 전환되는 것이다.

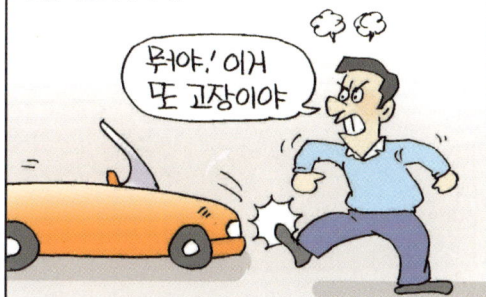

마찬가지로 우리 몸 속에서는 포도당이 세포속의 미토콘드리아로 들어가 ATP로 되려면 인슐린이라는 점화플러그가 필요하다.

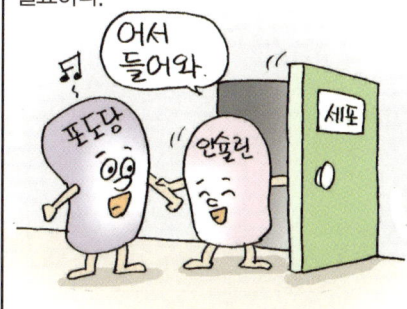

때문에 수 많은 환자들이 인슐린 주사를 맞으며 당뇨와 싸우고 있다. 그러나 인슐린주사로 다 해결되는 것은 아니다.

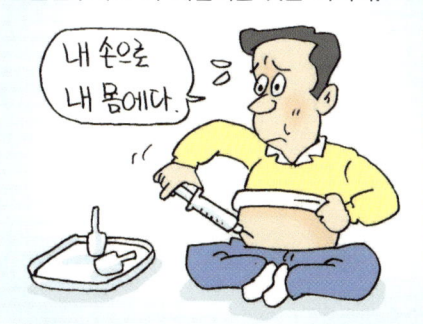

포도당이 ATP로 전환되려면 인슐린 뿐만 아니라 효소와 비타민, 미네랄이 더 필요하다. 여기에 맑은 물과 맑은 공기도 필수적이다.

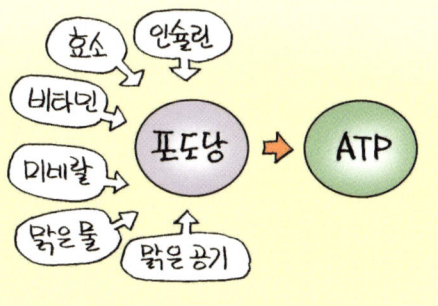

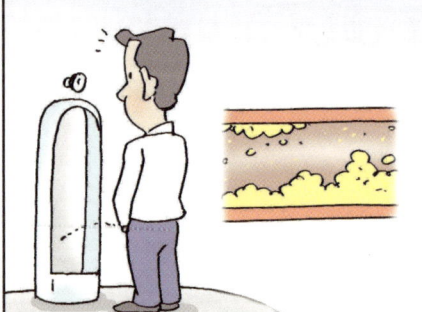
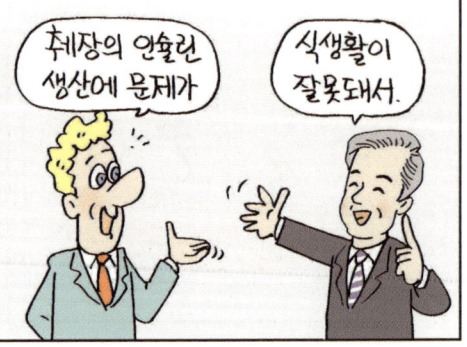
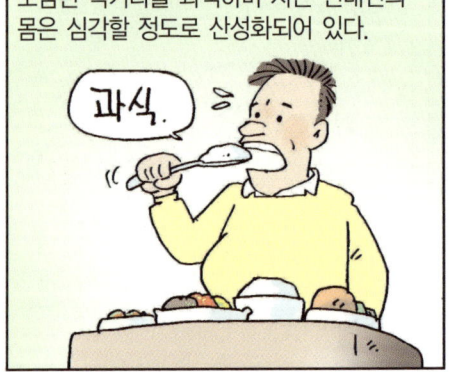
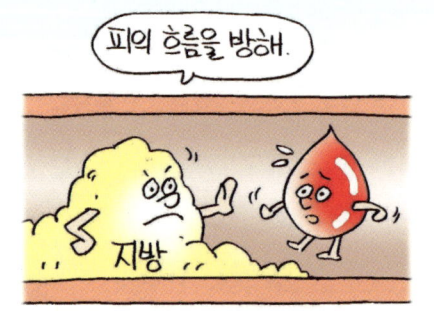
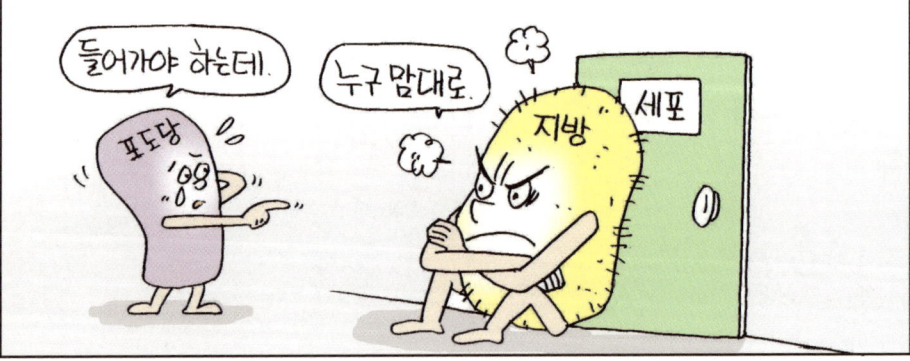

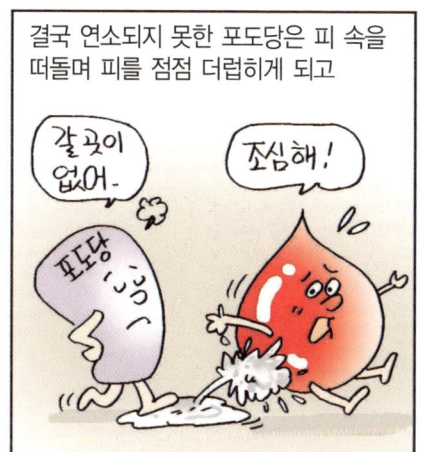
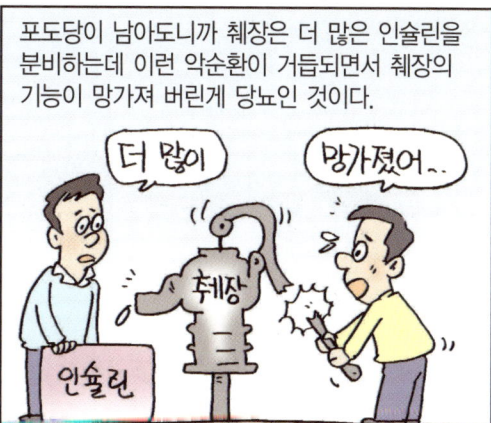
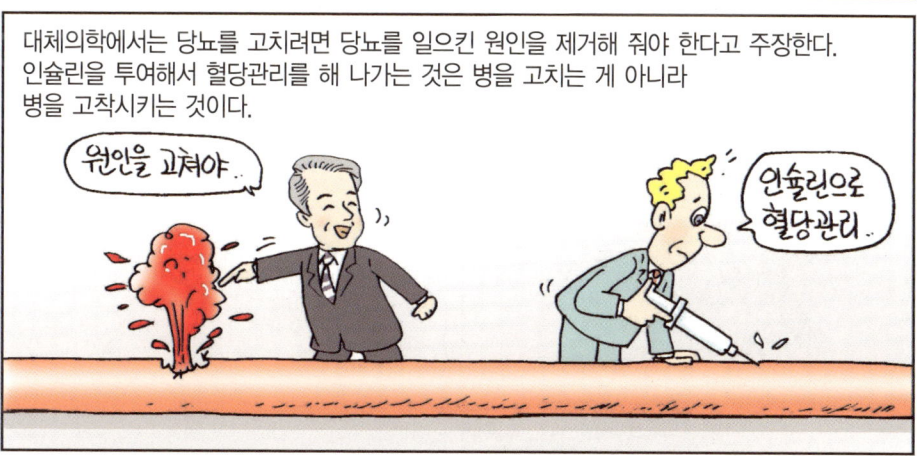
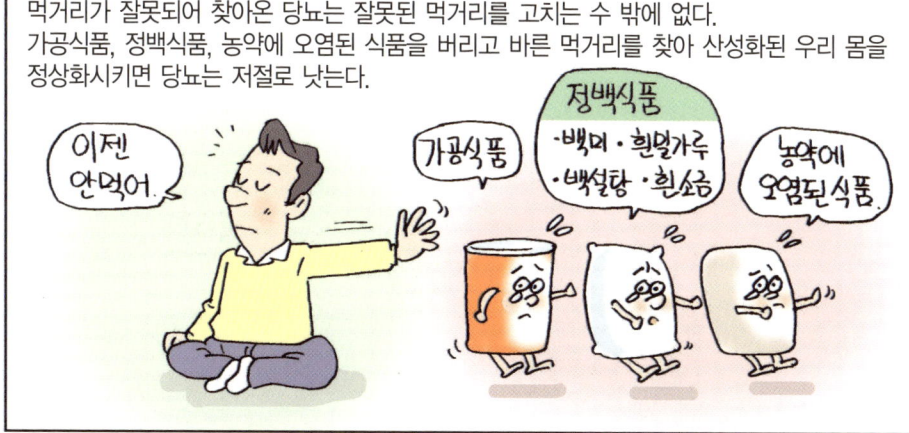

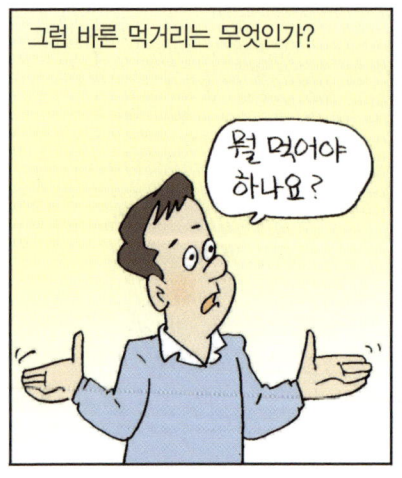

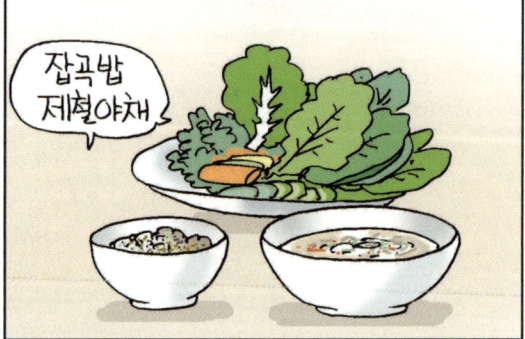

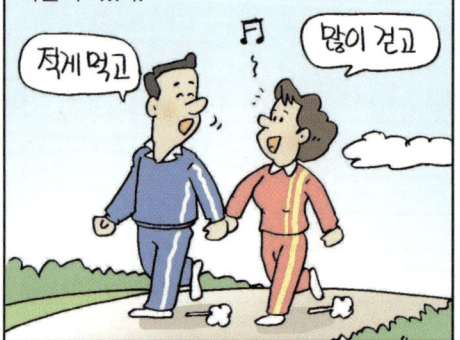

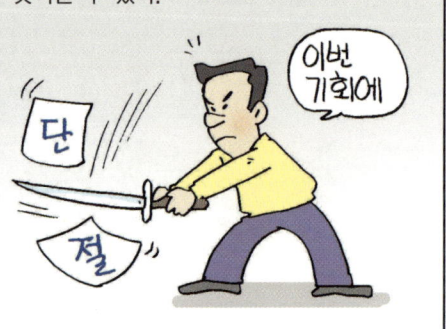

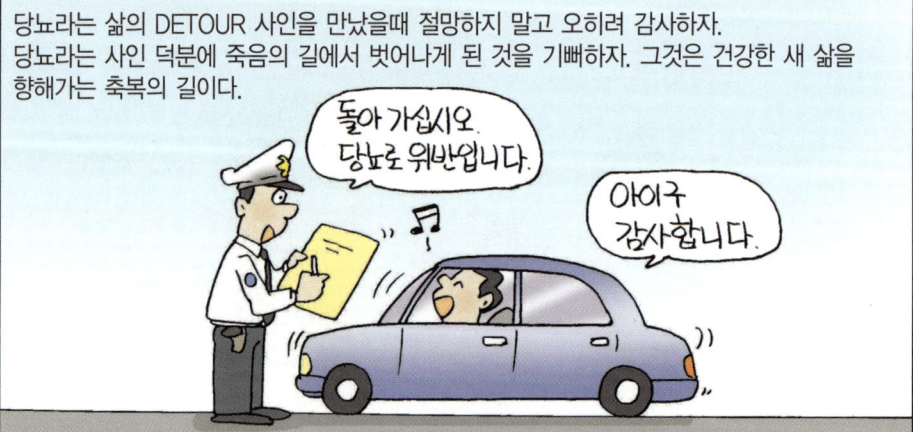

당뇨에 대한 한방의학서에 이런 내용이 있다.

眼 受 血 能 視 (안수혈능시)	눈은 피를 돌아야 볼 수 있고
足 受 血 能 步 (족수혈능보)	발은 피를 받아야 걸을 수 있고
手 受 血 能 攝 (수수혈능섭)	손은 피가 돌아야 쥘 수 있고
指 受 血 能 握 (지수혈능악)	손가락은 피가 돌아야 잡을 수 있고
性器受血能勃起 (성기수혈능발기)	성기는 피가 돌아야 발기된다.

사람의 모든 행동이 피가 돌아야만 가능한 것인데 당뇨에 걸린 사람의 피는 끈끈해서 잘 돌지 않는다는 얘기다.

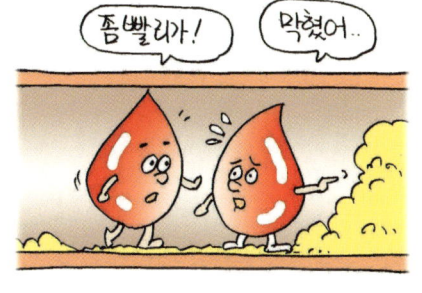

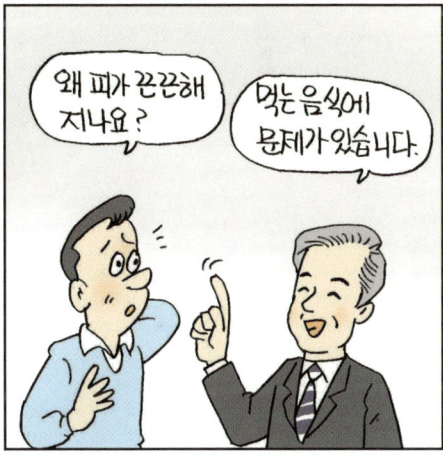

원료가 나쁜데 몸이 건강할 리 없다. 지금까지 먹어온 나쁜 원료를 좋은 원료로 바꾸는 것. 그것이 병을 고치는 유일한 길이다.

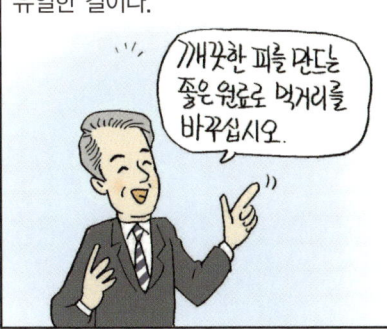

삶의 방향만 바꾼다면 당뇨는 더 이상 고질병도 아니고 불치병도 아니다. 당뇨에 걸렸다는 사실마저도 잊어버릴 수 있다.

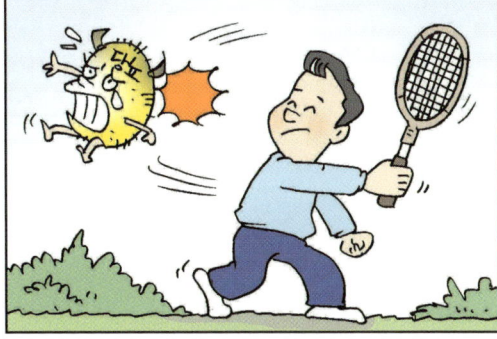

| 제2장 |

당뇨는 무엇인가

1. 성인 4명 중 1명이 당뇨를 앓고 있다
2. 베이비붐 세대가 가장 위험하다
3. 넘쳐나는 먹거리, 늘어나는 비만이 당뇨의 주범이다
4. 우리나라 당뇨환자가 훨씬 위험하다
5. 사망 원인의 첫째는 당뇨이다
6. 도대체 당이란 무엇인가
7. 인슐린의 비밀
8. ATP란 무엇인가
9. 왜 인슐린이 문제를 일으키는가
10. 혈당을 걱정하다 저혈당증을 만나다
11. 당뇨의 종류
12. 임신성 당뇨와 당뇨환자의 임신
13. 날로 심각해지는 소아 당뇨
14. 고령화 시대의 노인 당뇨
15. 당뇨를 의심하게 하는 자각증상
16. 자각증상이 전혀 없는 당뇨도 있다
17. 실핏줄이 모여 있는 곳부터 위험하다
18. 심장에서 먼 곳이 위험하다
19. 당뇨로 생기는 혈관병들
20. 당뇨는 피를 더럽힌다
21. 피가 중요하다
22. 당뇨환자를 위한 기본 지식들
23. 난치병 당뇨, 줄기세포로 고친다?

01 성인 4명 중 1명이 당뇨를 앓고 있다.

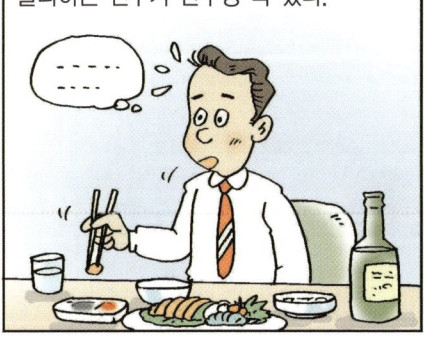
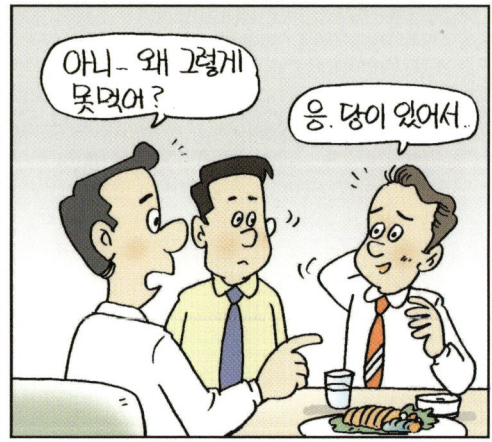
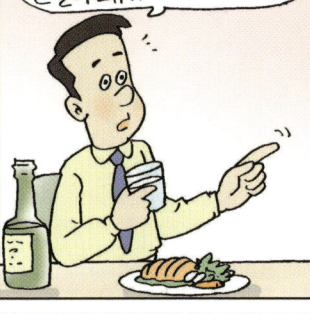
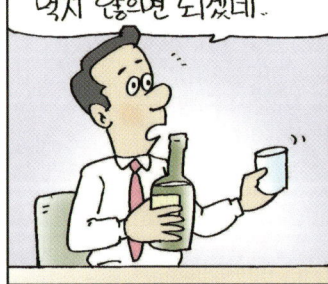
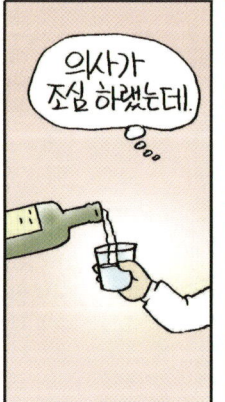
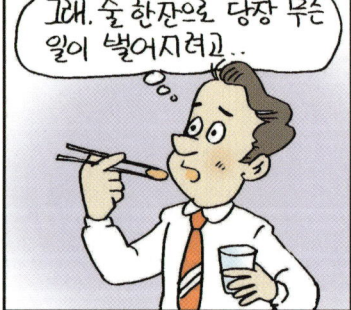

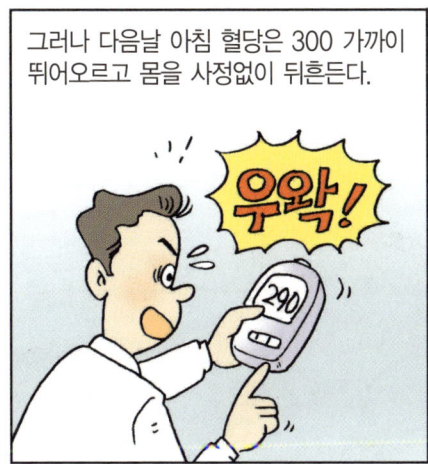
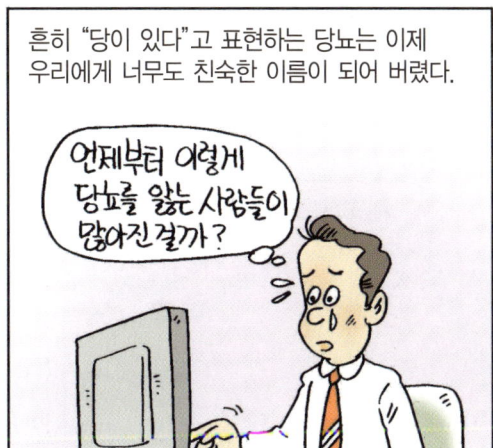
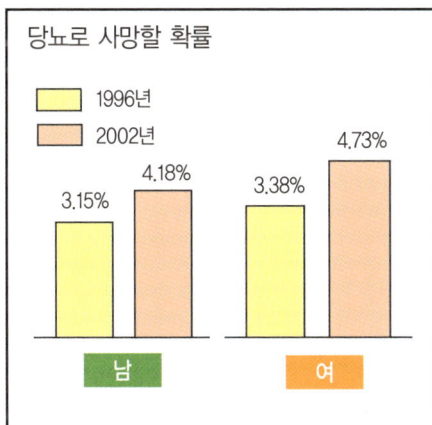
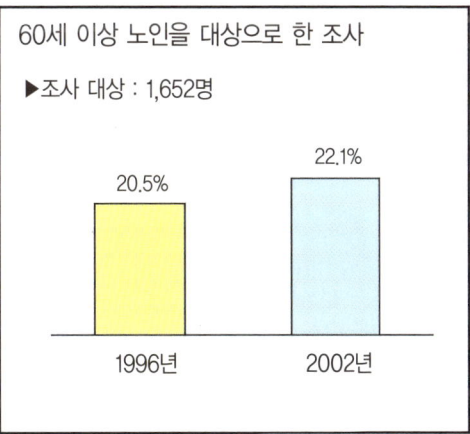
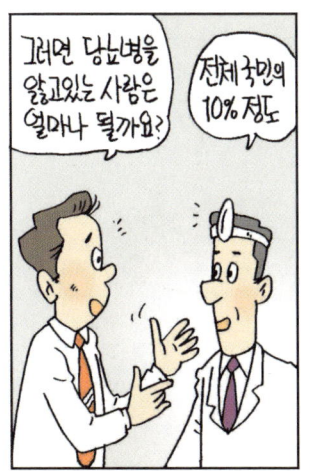
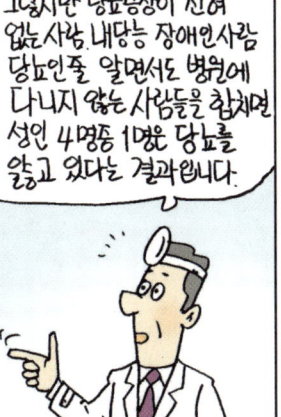
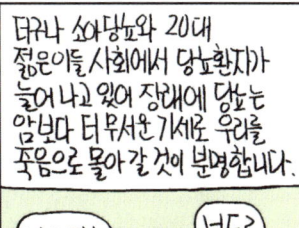
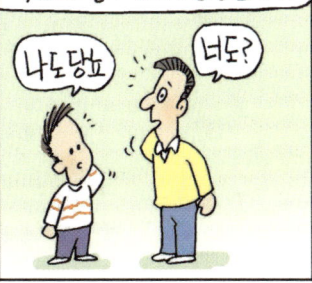

02 베이비붐 세대가 가장 위험하다

현재 50대 중반에서 60대 초반에 이르는 사람들을 흔히 베이비붐 세대라고 한다.

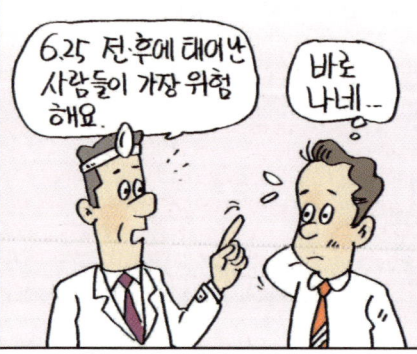

그때는 먹을것이 없어서 UN에서 보내주는 노란 옥수수가루, 밀가루, 우유가루를 천사의 선물로 여기며 자랐다.

그런 환경 속에서도 열심히 살아서 오늘에 이르렀는데, 도대체 왜 이들이 당뇨에 걸리기 쉽단 말인가?

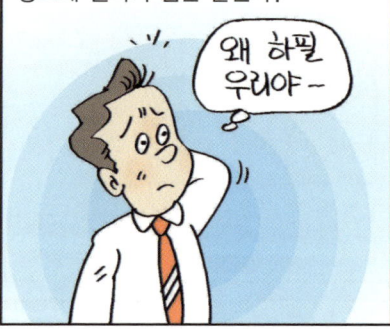

그 원인은 그들이 자라온 가난한 세월에 있다. 어려서 제대로 챙겨 먹지 못해 부실해진 몸에 갑자기 과다한 열량을 공급해온데 문제가 있다.

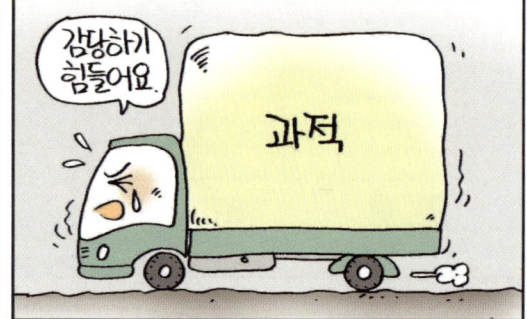

더구나 일에 몰려 운동을 멀리해온 그들의 몸은 복부비만과 과잉영양으로 인해 이미 "예비 당뇨환자"라고 해도 과언이 아니다.

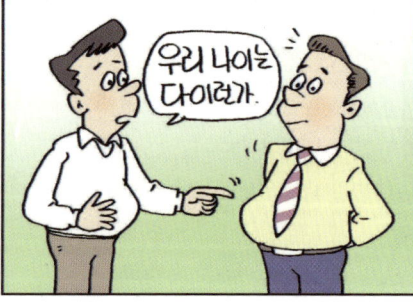

이들이 노인이 되는 때가 되면 당뇨환자는 폭발적으로 늘어날 것이 분명하다. 이들이 노인이 되기 전에 당뇨에 맞서는 힘을 길러야 한다.

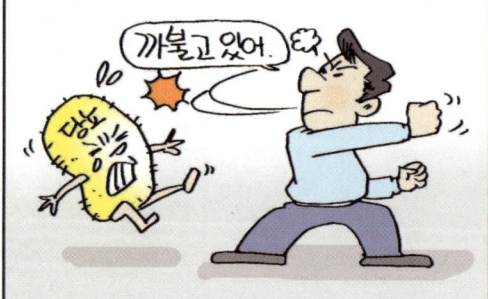

03 넘쳐나는 먹거리, 늘어나는 비만이 당뇨의 주범이다

오늘날은 넘치도록 먹거리가 많아졌다. 이렇게 먹거리가 많아진만큼 우리에게는 병도 많아졌다.

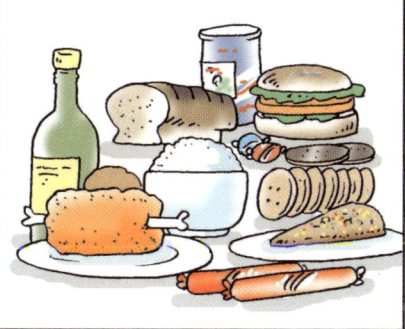

먹을게 없던 시절에는 흔치않던 심장병이 늘어나고 고혈압, 각종 암과 정신질환 게다가 당뇨까지 영양상태가 좋아진 우리를 위협하고 있다.

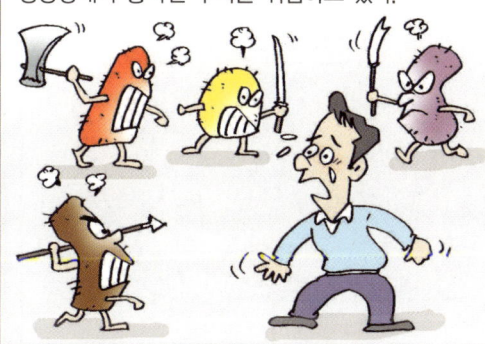

당뇨 1,000만 시대는 이제 더이상 남의 일이 아니라는 얘기다.

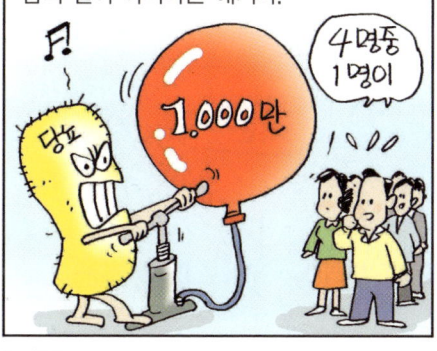

비만이 많은 미국의 경우는 이미 1,600만여 명의 당뇨 환자가 있으며, 지난 10년간 당뇨환자 수는 40% 이상 늘어났다.

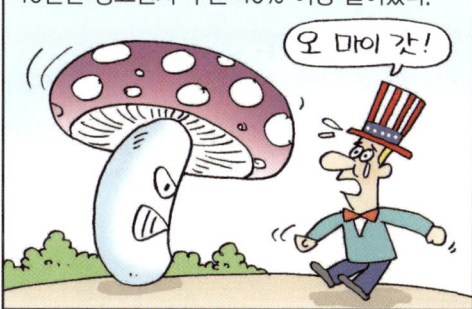

이들은 엄격한 혈당관리를 받고 있음에도 불구하고 한 해에 9만여 명이 합병증으로 다리를 절단하고 있다고 한다.

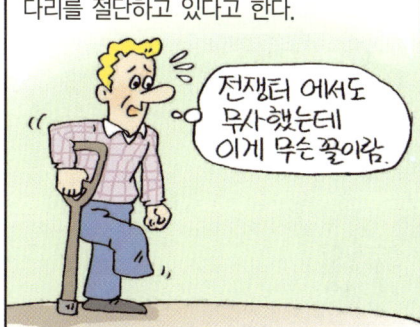

그리고 세계적인 장수국가인 일본도 성인여성 6명중 1명은 당뇨를 앓고 있으며, 중국도 하루에 3,000명씩 당뇨환자가 늘어나고 있다.

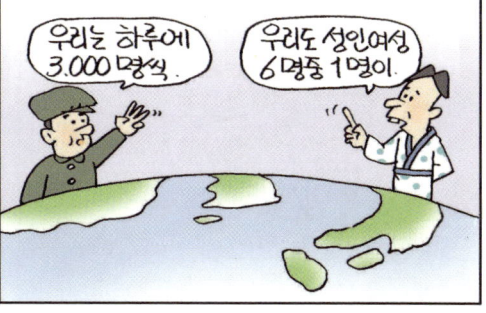

04 우리나라 당뇨환자가 훨씬 위험하다

우리나라의 당뇨는 노인성 당뇨가 대부분이었으나, 점차 새로운 타입의 환자가 급증하고 있다.

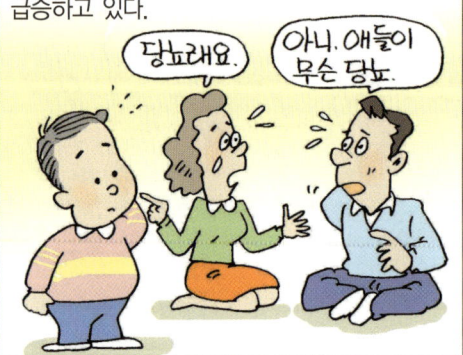

서구식 식습관에 길들여진 청소년들이 나이에 맞지 않게 비만해지면서 성인과 같은 당뇨 증세를 보이게 된 것이다.

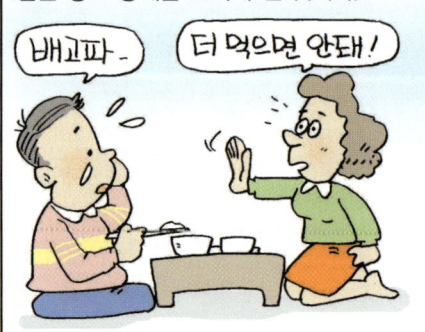

또한 우리나라 당뇨환자의 특징의 하나는 서양사람처럼 비만하지 않은데도 불구하고 복부비만의 정도가 심하다는 것이다.

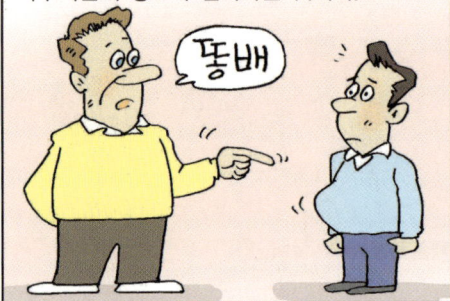

즉 혈액속에 지방이 많이 녹아있는 형태로 당뇨는 물론 각종 생활습관병에 걸릴 확률이 상당히 높다.

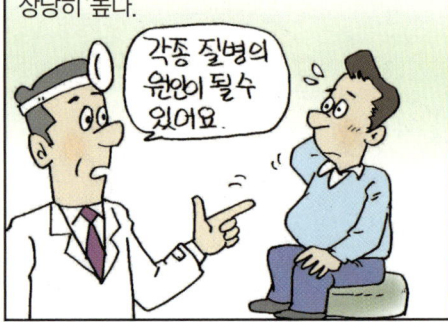

이와 함께 우리나라 당뇨환자의 또 다른 특징은 당뇨란 것이 밝혀지자마자 각종 합병증이 나타나기 시작한다는 것이다.

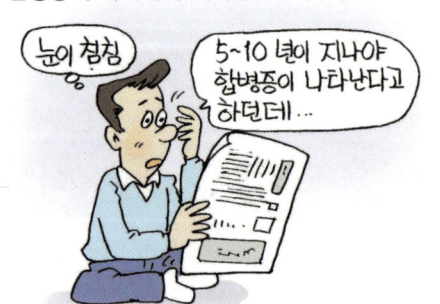

가장 주목받는 요인으로는 급속한 경제성장과 함께 서구식 기름진 식생활이 원인인 것은 분명하다.

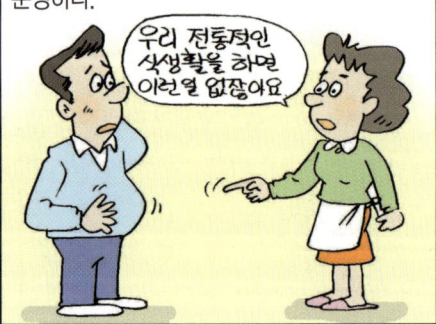

05 사망 원인의 첫째는 당뇨다

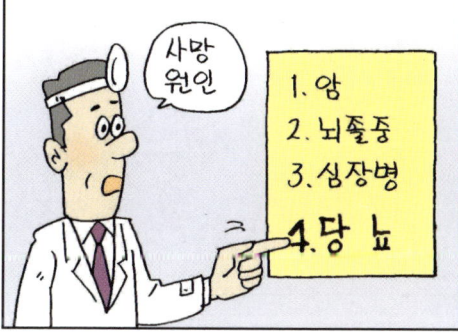

우리나라에서 당뇨로 사망하는 사람의 숫자가 전체 사망자 가운데 네번째로 많다고 한다.

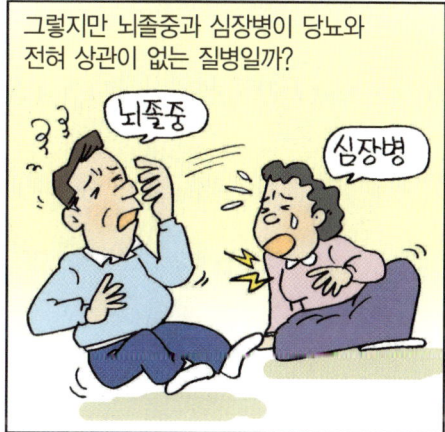

그렇지만 뇌졸중과 심장병이 당뇨와 전혀 상관이 없는 질병일까?

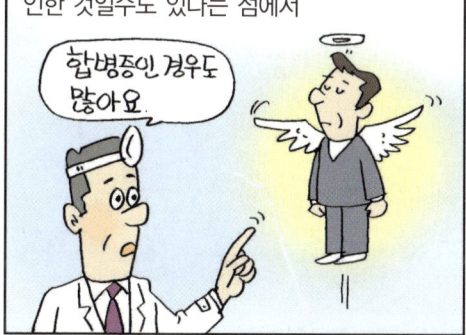

결국은 혈액순환장애로 일어나는 죽상동맥질환으로서 당뇨의 합병증으로 인한 것일수도 있다는 점에서

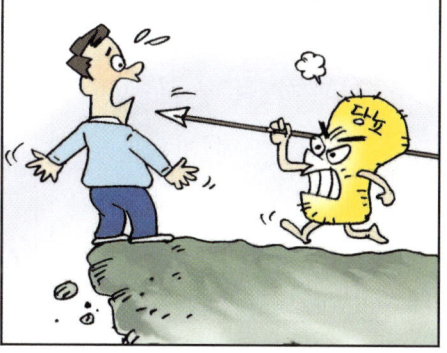

당뇨야말로 우리를 죽음으로 내몰아가는 가장 무서운 병이라고 할 수 있다.

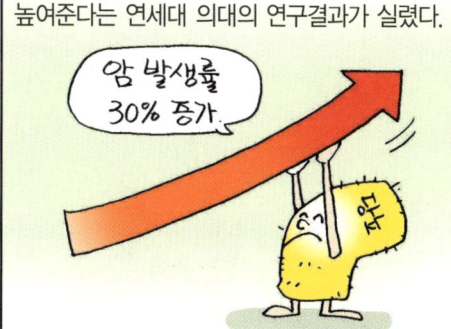

더구나 미국의 권위있는 의학지인 〈JAMA〉의 2005년 1월판에 당뇨가 암의 발생률 30% 높여준다는 연세대 의대의 연구결과가 실렸다.

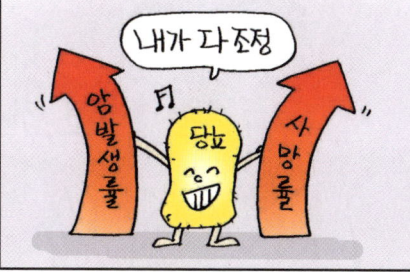

연구결과에 의하면 혈당 140mg/dℓ 이상인 남자에게서 암 발생률은 26%나 증가하고 암으로 인한 사망률도 29%나 증가한다는 끔찍한 결과를 밝히고 있다.

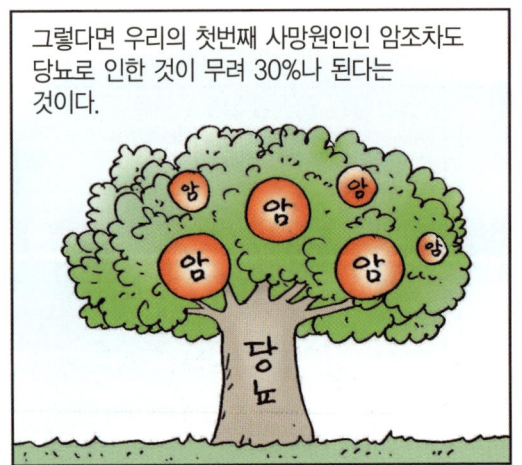

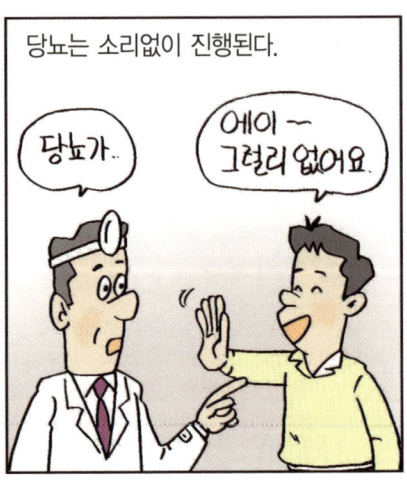

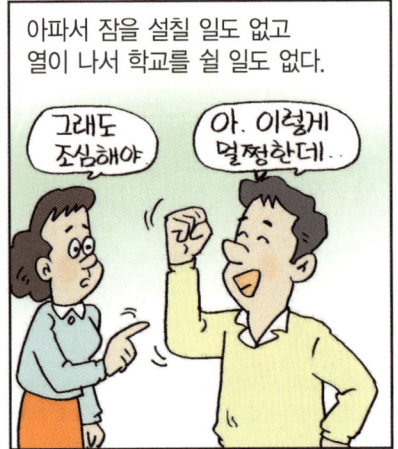

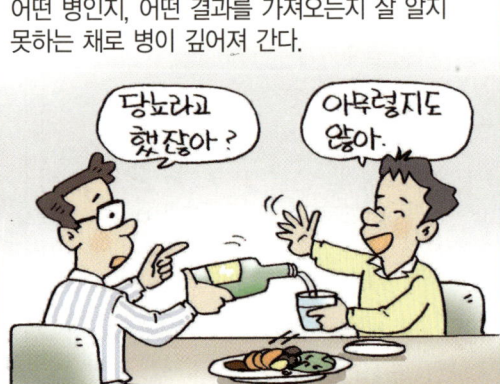

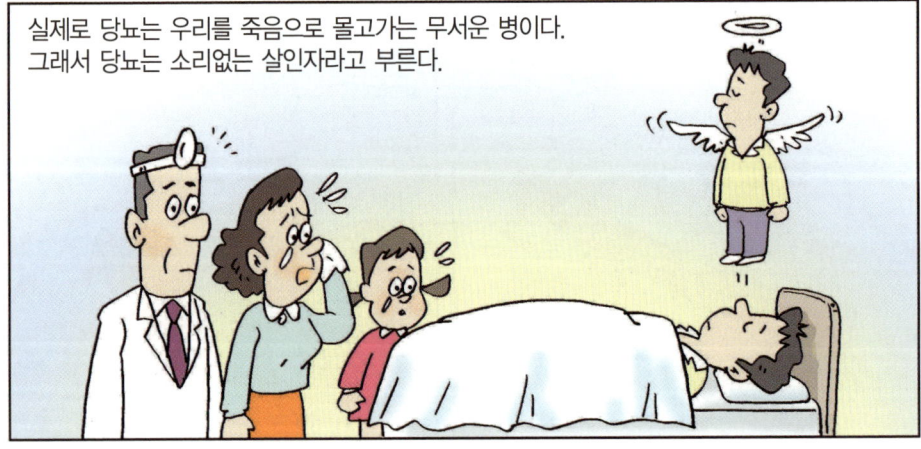

06 도대체 당이란 무엇인가?

흔히 당이라고 부르는 탄수화물은 우리가 살아가는데 가장 필요한 3대 영양소 중 하나로 에너지의 공급원이 된다.

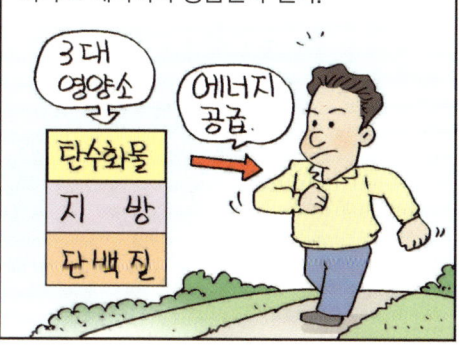

잘게 분해된 탄수화물은 세포에 흡수되어 ATP를 생성하게 되며 이것이 우리 몸의 에너지가 된다.

그러므로 탄수화물에서 분해된 포도당이 세포 속으로 흡수되지 못하면 ATP가 생성될 수 없으므로 충분한 에너지를 만들어내지 못하게 된다.

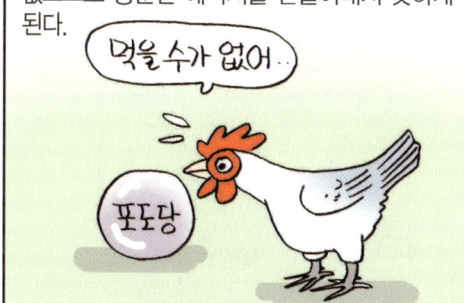

당뇨에서 문제가 되는 것은 세포속으로 흡수되지 못하는 포도당을 말한다.

포도당은 그 자체의 힘으로는 세포속으로 들어가지 못하고 반드시 인슐린의 도움을 받아야만 한다.

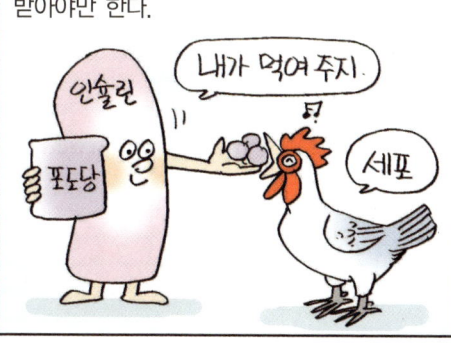

그러므로 당뇨를 일으키는 것은 당이 아니라 인슐린이라고 말할 수 있다.

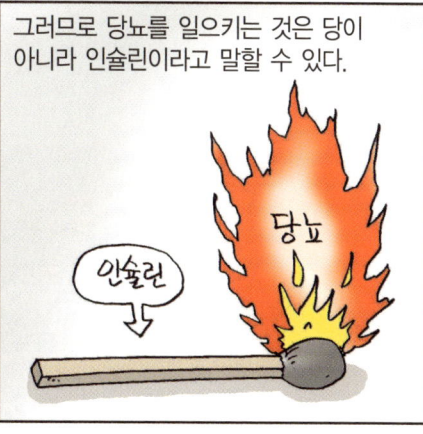

07 인슐린의 비밀

인슐린이란 췌장의 꼬리부분에 있는 랑게르한스섬이라는 곳의 베타세포에서 분비되는 물질로서 포도당 대사에 직접 관여하는 호르몬이다.

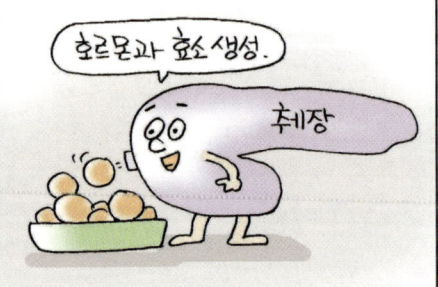

이자라고 불리는 췌장은 수많은 소화세포들로 이루어진 소화기관으로서 대사에 필요한 호르몬과 효소를 만들어내는 곳이다.

췌장에는 베타세포와, 알파세포가 당의 균형을 유지시켜 준다.

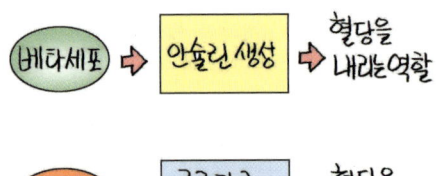

인슐린은 혈액속에 있는 포도당을 세포속으로 운반해서 에너지원인 ATP가 되도록 도와준다.

그런데 당뇨에 걸리면 인슐린의 작용이 원활하지 못하거나 인슐린의 분비가 줄어들어 포도당을 충분히 세포속으로 운반할 수 없게 된다.

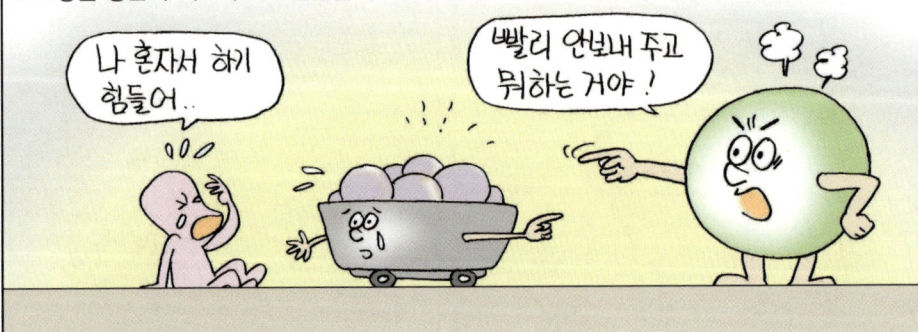

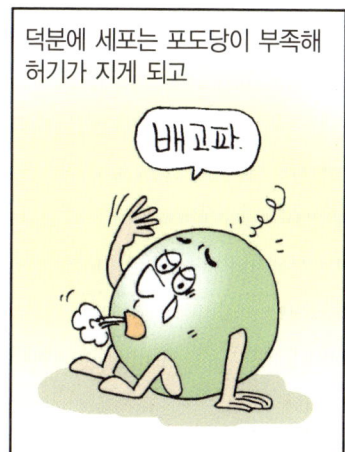
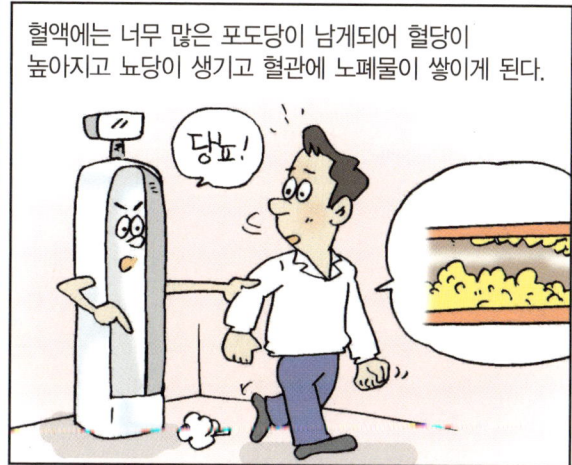
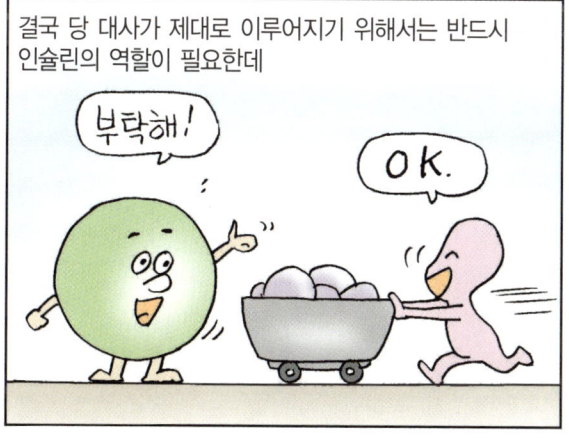
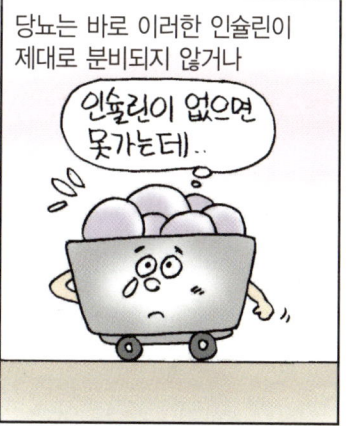
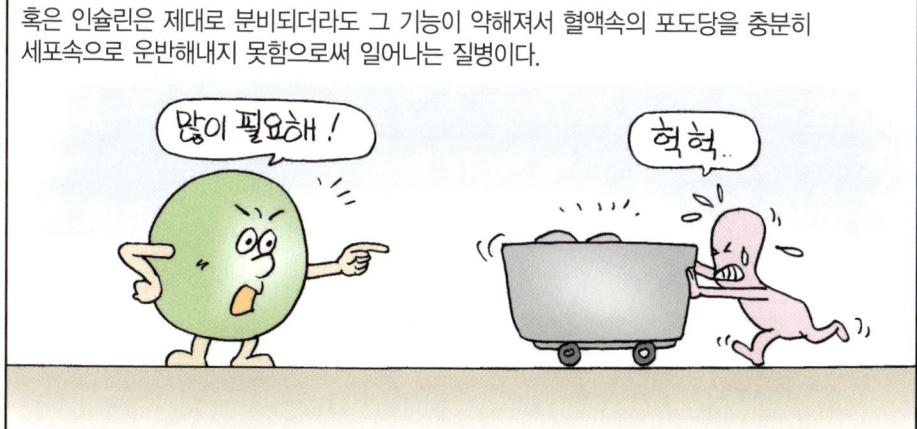

08 ATP란 무엇인가?

ATP(Adenosine Triphoshate)는 아데노신 3인산의 약자로 아데닌, 리보오스와 3분자의 인산으로 구성된 화학물질로 모든 생물체에 존재한다.

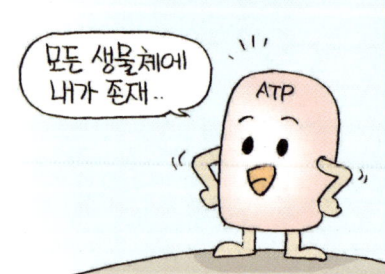

다시 말해서 우리 몸에 흡수된 포도당은 세포속에서 ATP로 저장되었다가 체온유지, 운동등 열량이 필요할 때 ATP를 가수분해시켜 높은 에너지를 공급하는 것이다.

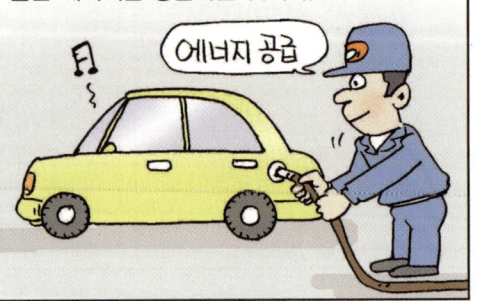

근육의 수축이나 세포 사이의 물질이동은 물론 반딧불이가 빛을 발하는 것도 ATP의 화학적 에너지를 이용한 것이다.

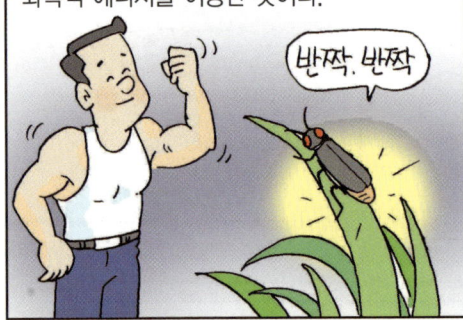

한마디로 ATP는 생물에너지 대사의 주역으로 "에너지 화폐"란 별명을 갖고 있는 에너지 저장물질이다.

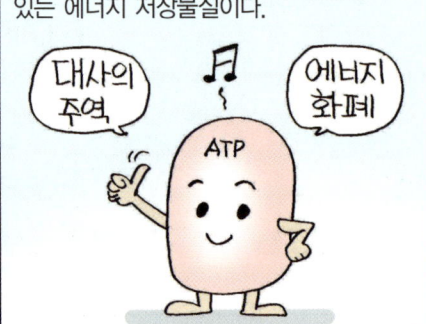

사람에게 필요한 ATP는 세포속의 미토콘드리아에서 호흡을 통해 들어온 산소의 도움을 받아 만들어진다.

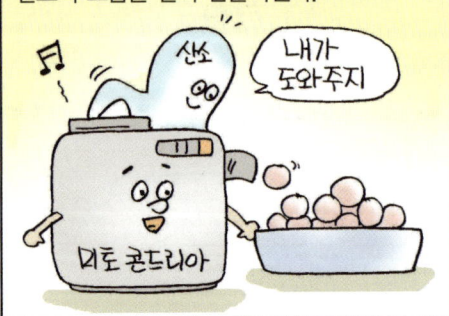

음식으로 섭취한 탄수화물이 소화기관을 통해 소화되어 포도당으로 변한 것을 혈액이 세포속으로 운반해주면

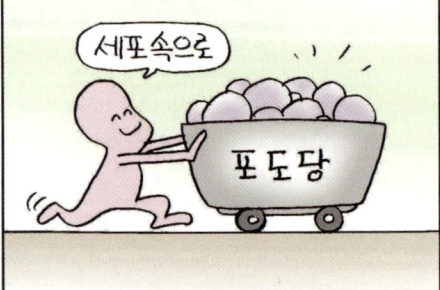

한 분자의 포도당은 38개의 ATP가 되어 세포속에 있다가 필요에 따라 가수분해되어 에너지를 발생시키는 것이다.

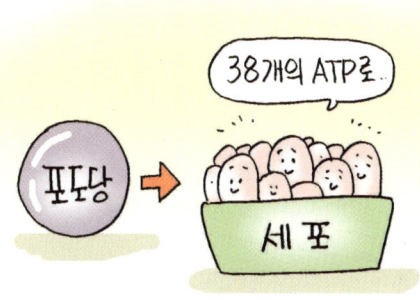

그러므로 당뇨에 걸린 사람은 혈액속에 넘쳐나는 포도당을 세포속으로 운반해서 ATP로 저장할 수 없게 된다.

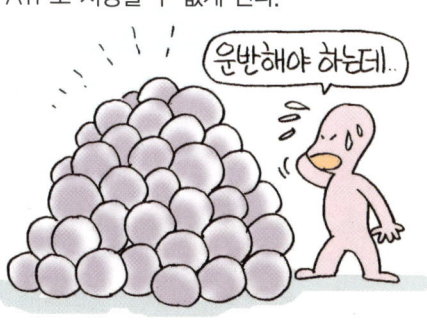

그 중간역할을 하는 것이 인슐린이라는 호르몬인데 당뇨는 바로 그 인슐린의 작용이 제대로 이루어지지 않는 병이기 때문이다.

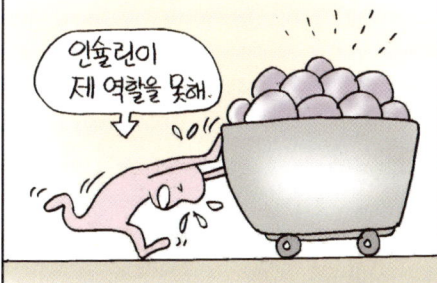

ATP를 충분히 갖고 있지 못한 세포에서는 몸에서 필요로 하는 충분한 열량을 생산해 낼 수 없으므로 당뇨환자는 늘 피곤하고 쉽게 지치며 힘이 모자란다.

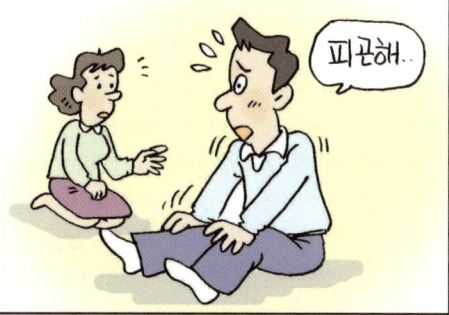

반대로 세포로 이동하지 못한 채 혈액속에 남아있던 포도당은 피를 끈적거리게 만들며 혈관을 상하게 해서 수많은 대사증후군을 일으키는 원인이 된다.

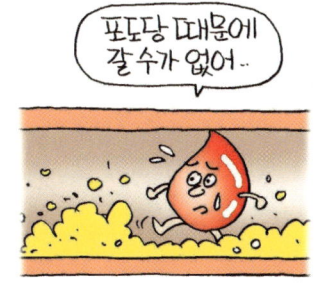
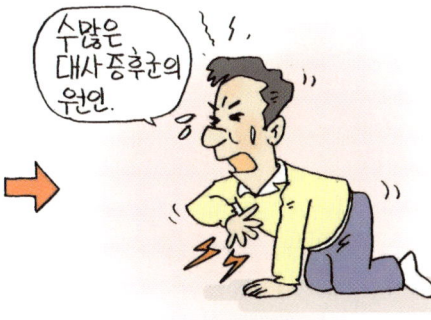

09 왜 인슐린이 문제를 일으키는가

본래 우리 몸의 호르몬은 우리가 알지 못하는 원리에 의해 지극히 자연적으로 알맞은 양으로 분비되는 것이 정상이다. 그러나 우리 몸의 균형이 깨어졌을때 호르몬도 그 균형을 잃고 만다.

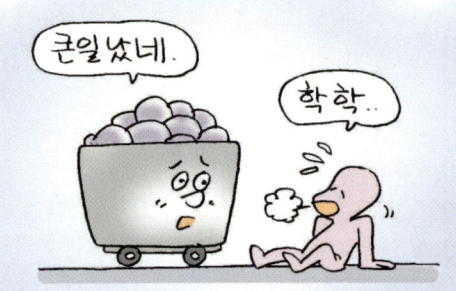

인슐린은 췌장에서 분비되어 포도당의 대사를 돕는 역할을 하는데 그 양이 충분하지 않거나 기능이 떨어져 일어나는 당뇨가 흔하다.

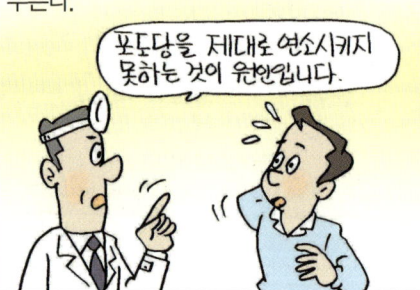

우리 사회에서 문제가 되는 성인 당뇨는 거의 인슐린의 기능이 저하되기 때문에 일어난다. 이런 증상을 인슐린 저항성이라고 부른다.

인슐린 저항성은 유전적인 요인은 물론, 과음이나 과식, 비만, 스트레스 따위가 중요한 원인이며 식생활이 서구식으로 바뀌며 급격히 증가하고 있다.

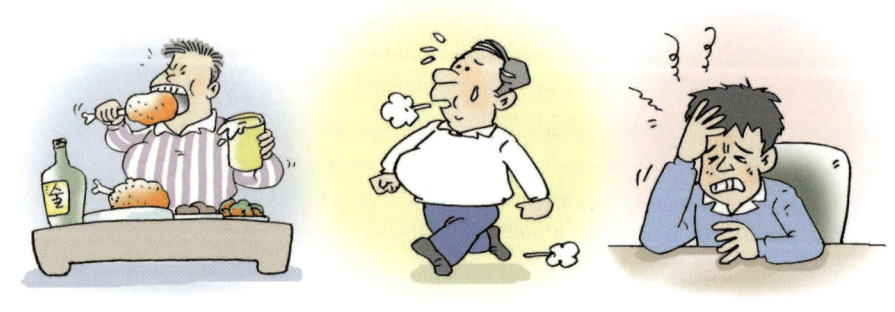

인슐린 저항성이 심한 사람은 그렇지않은 사람보다 당뇨, 고혈압, 고지혈증, 지방간에 걸릴 확률이 높으며 이로인해 심장병, 뇌졸중 등 생활습관병에 걸리기 쉽다.

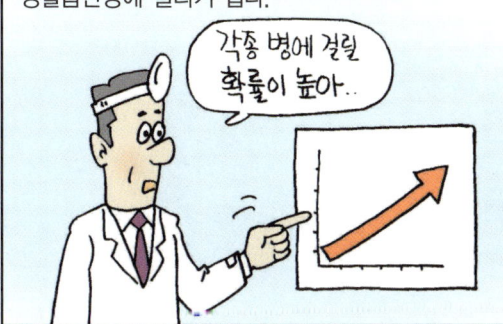

당뇨를 예방하는 가장 확실한 방법은 비만을 막는 것인데, 우리나라의 경우 복부비만을 막는것이 성인당뇨를 예방하는 지름길이다.

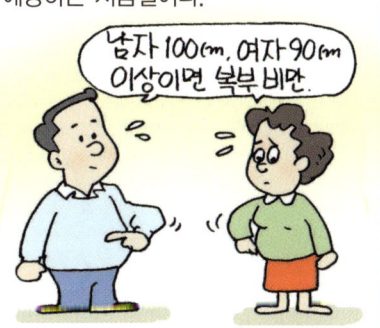

복부비만이 당뇨의 주된 원인이 되는 까닭은 내장 주위에 낀 지방조직이 인슐린 저항성을 일으키고, 인슐린 작용을 반대해서 포도당이 세포속으로 들어가는 것을 막는다.

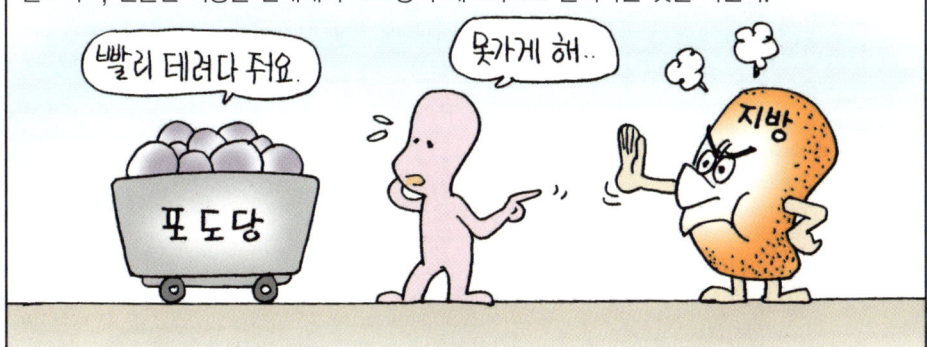

지방으로 인해 포도당의 대사에 장애가 일어나면 췌장은 더 많은 양의 인슐린을 분비한다. 하지만 췌장의 베타세포가 인슐린을 분비하는데 한계가 있어서 결국은 인슐린 부족이 되고 만다.

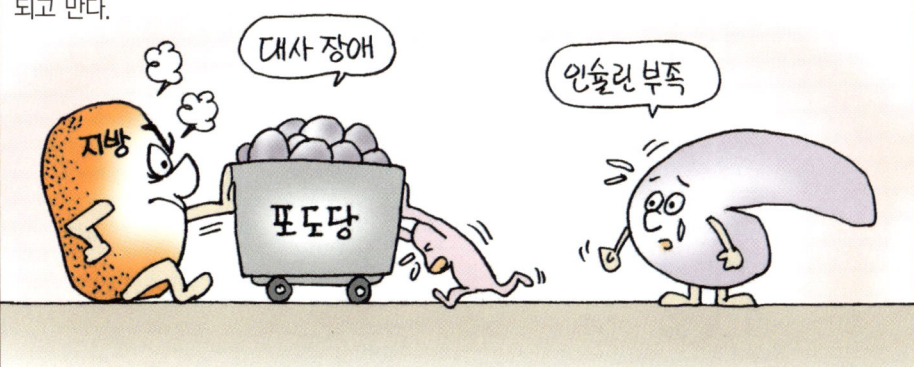

10 혈당을 걱정하다 저혈당을 만난다

노인 당뇨환자들에게 흔히 나타나는 증상으로 혈당을 걱정하다 공복상태가 오랫동안 지속되면 혈당이 갑자기 너무 떨어져서 오히려 더 위험해지는 상황이 저혈당 증세다.

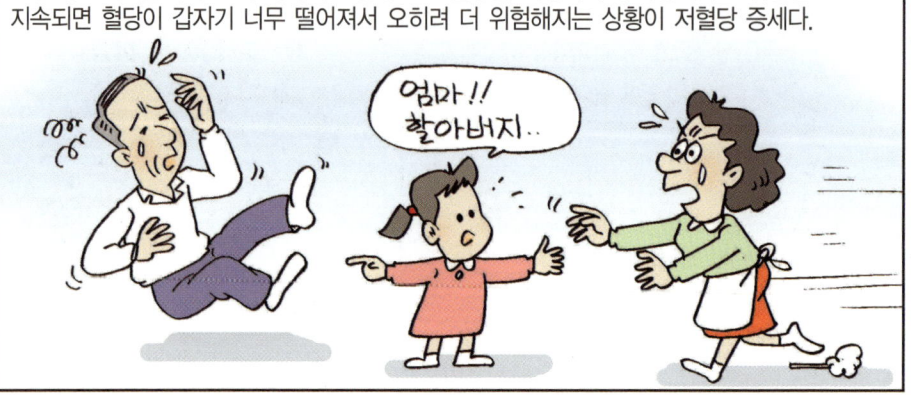

이를 대비하기 위해서는 혈당을 올려주는 간식거리(초콜릿, 양갱)를 꼭 챙겨서 급성 당뇨합병증에 주의해야 한다.

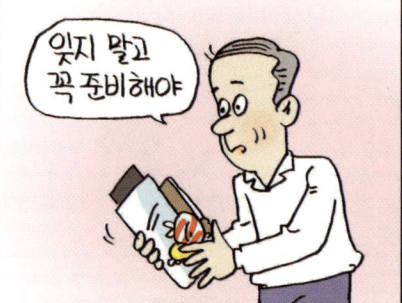

저혈당증의 자각증상은 으슬으슬 추워지거나, 가슴이 벌렁거리고, 손끝이 저리면서 손이 떨리는 것, 또 머리가 아파지는 것을 느끼면 얼른 비상식량을 먹어서 혈당을 올려줘야 한다.

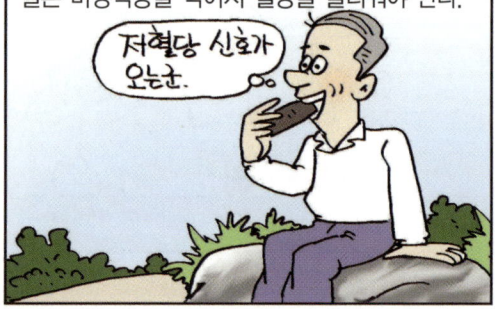

만일 뇨당이 음성이고 혈당치가 45mg/dl 이하이면 즉시 포도당 주사를 맞아야 한다. 그렇지 않고 저혈당 상태를 방치해두면 쇼크로 쓰러져 정신을 잃고 목숨까지 잃을 수 있다.

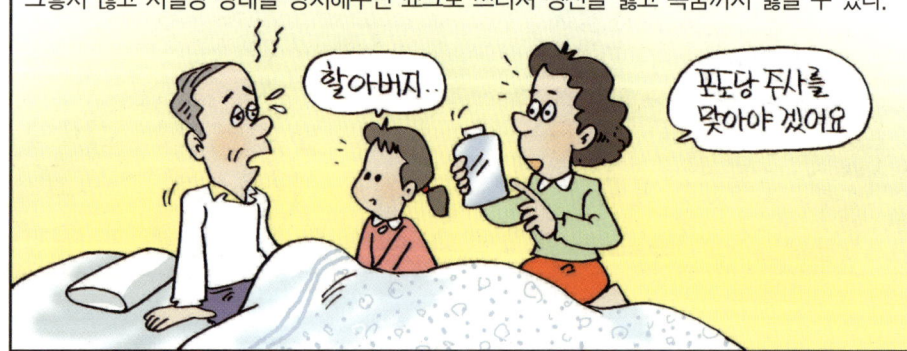

11 당뇨의 종류

당뇨는 인슐린의 분비 기능에 따라 제1형과 제2형으로 나뉜다.

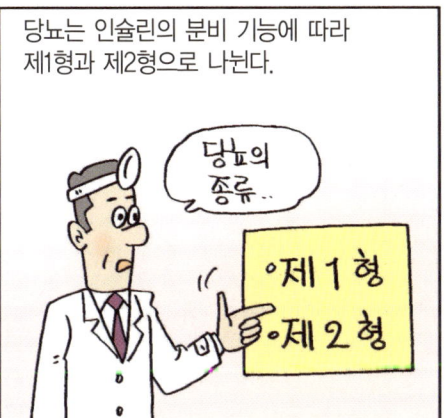

제1형 당뇨는 선천적인 원인에 의해 인슐린의 분비가 거의 이루어지지 않는 것으로 인슐린 주사를 반드시 맞아야 한다.

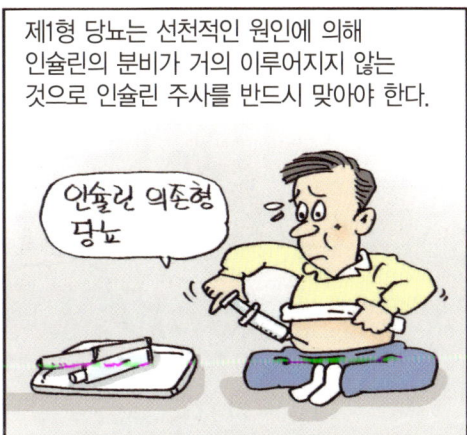

제2형 당뇨는 인슐린이 분비되기는 하지만 그 기능이 점차 떨어져 인슐린 저항성이 높은 당뇨로 요즘 우리를 위협하는 당뇨이다. 주로 중년 이후에 발병하며 인슐린 기능이 약해진 것을 식이요법과 운동으로 치료하면 인슐린 주사를 맞지 않아도 된다.

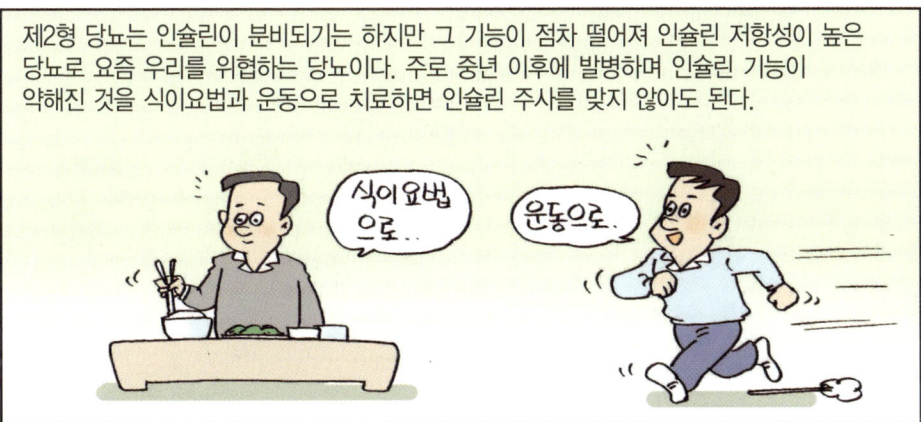

연세대 의대의 보고에 의하면 우리나라 성인 당뇨환자의 92%가 제2형 당뇨를 앓고 있다고 한다.

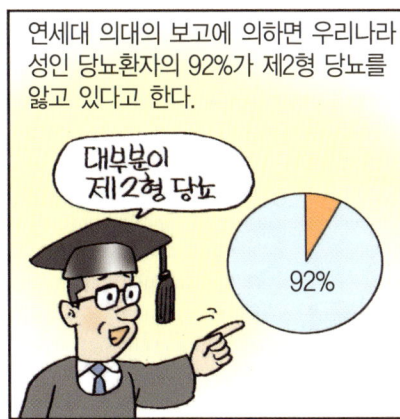

근래에는 이른바 제1.5형 당뇨로 불리며 제1형과 제2형의 혼합형으로서 비교적 젊은 나이에 발병하며 진단이 쉽지 않고 인슐린 주사를 맞다가 중단해도 생명에는 지장이 없는 인슐린 요구형으로 불린다.

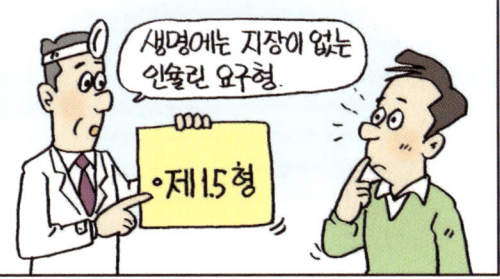

12 임신성 당뇨와 당뇨환자의 임신

임신성 당뇨는 임신말기에 태반호르몬이 다량 분비되면서 인슐린 저항성이 증가하기 때문에 출산과 함께 태반이 배출되면서 자연스럽게 사라진다. 그러나 임신성 당뇨를 경험한 여성의 30~40%는 5~10년 후 당뇨환자가 될 수 있으니 각별히 조심해야 한다.

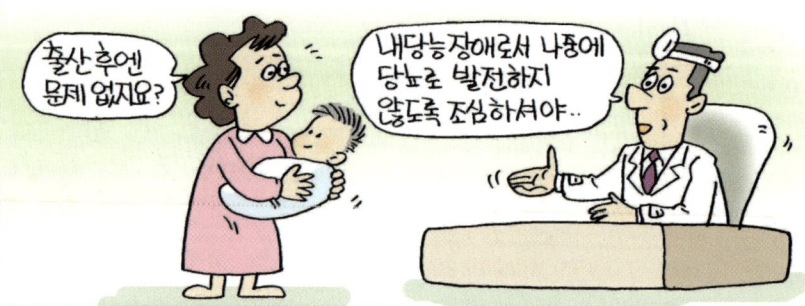

임신성 당뇨에 걸리는 경우
- 집안에 당뇨를 앓은 병력이 있는 경우
- 임산부가 30세가 넘었을 경우
- 임산부가 고혈압이나 비만인 경우
- 기형아를 낳았거나 사산경험이 있는 경우

임신한 지 24~28주에 식사에 관계없이 포도당액을 마셔서 혈당의 변화를 재어 진단

임신전에 이미 당뇨를 앓고 있던 임신부는 양수과다증과 임신중독증에 걸릴 위험이 높으므로 임신내내 병원의 특별한 관리를 받아야 한다.

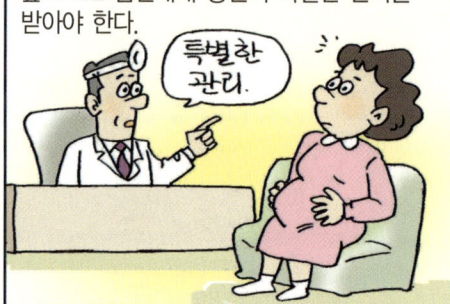

일반적으로 당뇨를 가진 여성에게서 태어난 아이의 30%는 성장한 후 당뇨를 앓게 된다고 한다.

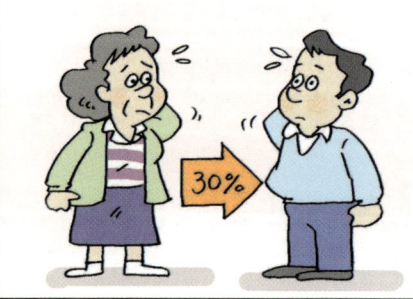

당뇨환자로서 임신을 했을 때는 임신초기부터 정확한 혈당관리를 해야 하며 아이를 낳고 난 후에도 엄마 젖을 먹이지 않는게 아이에게 더 낫다.

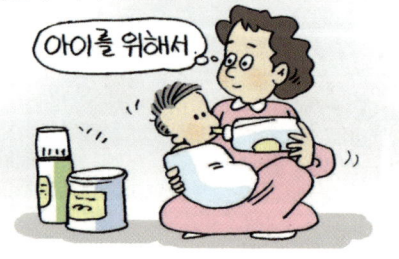

13 날로 심각해지는 소아 당뇨

당뇨가 어른들의 병인가 싶어 그곳에 신경을 기울이는 동안 문제는 엉뚱하게도 아이들에게서 일어나고 있다.

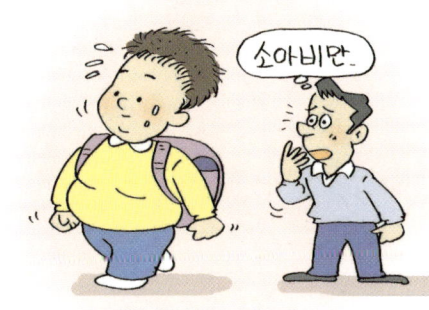

비만한 아이들이 늘어나는 것은 필연적으로 병든 아이들이 늘어난다는 것을 의미한다.

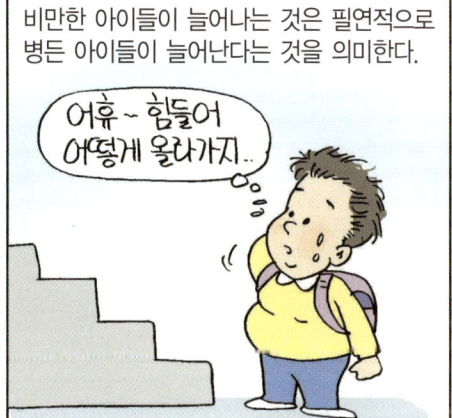

더구나 활기차게 뛰어놀며 건강하게 자라야 할 아이들이 이미 40대 중년같은 몸을 지니고 있다는 것은 불행한 일이다.

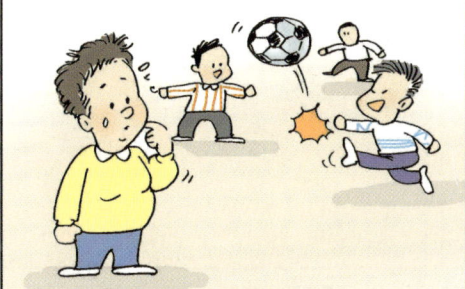

소아 비만은 소아 당뇨의 직접적인 원인이다. 본래 우리나라에서는 소아 당뇨환자를 찾아보기가 쉽지 않았다.

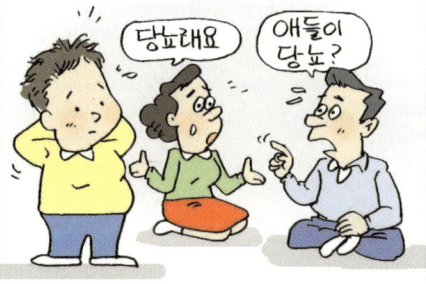

하지만 당뇨를 앓는 부모가 늘어나면서 당뇨의 인자를 갖고 태어나는 아이들이 늘어났고, 어린아이답지 않게 중성지방이 잔뜩 낀 아이들이 급속하게 늘어나면서 소아 당뇨를 앓은 어린아이 숫자가 엄청나게 늘어나고 있다.

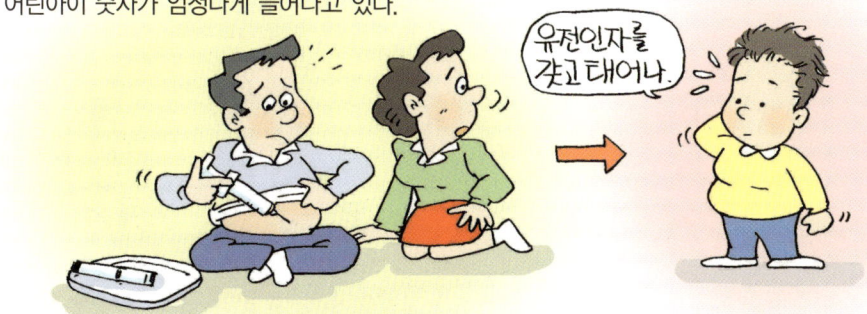

고칼로리의 패스트푸드와 콜라를 입에 달고 살면서 컴퓨터 게임에만 매달려 사는 아이들은 비만해 질 수 밖에 없고 그 결과 소아당뇨에 걸리고 만다.

소아당뇨의 가장 큰 원인은 소아비만이다. 아이가 비만해지지 않도록 음식을 조절하고 지속적으로 적절한 운동을 시키는 것이 중요하다.

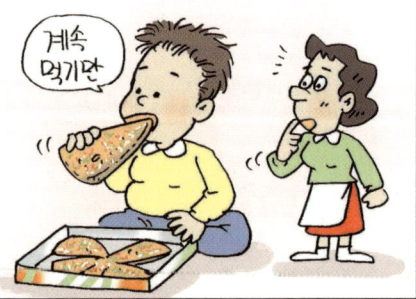

한창 힘차게 뛰어놀아야 할 아이가 기운을 못 차리고 주저앉거나 갑자기 물을 많이 마시고 화장실을 들락거리면 반드시 당뇨를 의심해 봐야 한다.

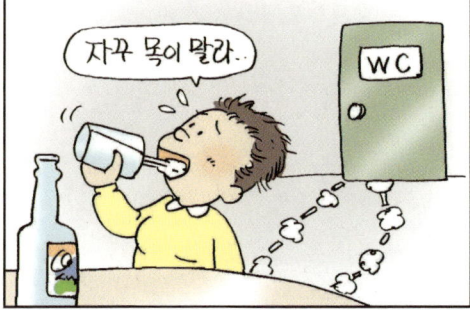

또 아이가 식탐을 내고 많이 먹는데도 체중이 자꾸 줄어드는 경우도 당뇨가 아닌지 혈당검사를 받아봐야 한다.

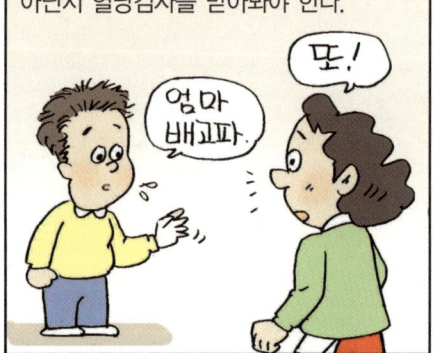

만일 아이가 당뇨에 걸리면 소아당뇨캠프 프로그램에 참가시켜 또래의 아이들과 함께 생활습관을 고치는 교육을 받게하는 것이 좋다. 그러나 무엇보다 중요한 것은 부모들이 당뇨에 걸리지 않는 것이다. 당뇨를 가진 부모에게서 태어난 아이들의 30% 이상이 당뇨환자가 된다는 걸 결코 잊어서는 안된다.

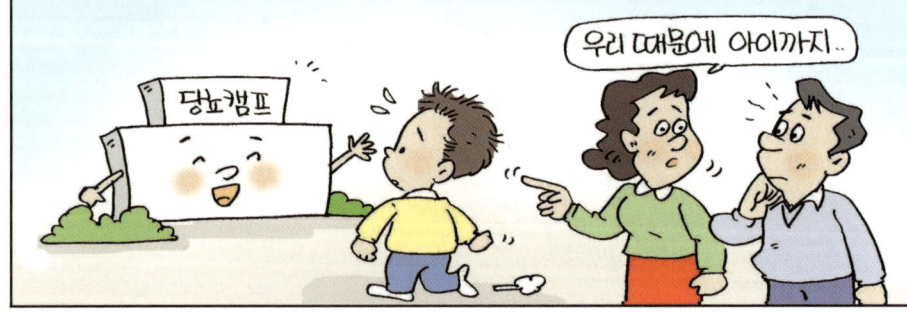

14 고령화 시대의 노인 당뇨

당뇨 환자의 70%는 40대 이후에 몰려 있으며 특히 60대의 노인중 상당수가 당뇨를 갖고 있다.

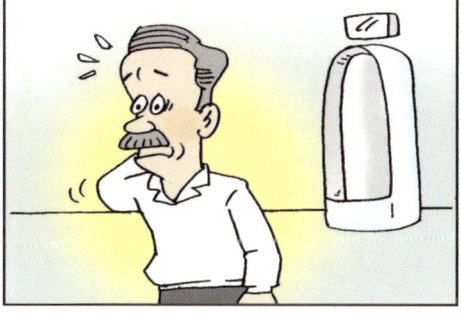

노인에게 당뇨가 많은 이유는 일단 나이가 들면서 자연히 췌장의 인슐린 분비가 저하되거나 그 기능이 약해지기 때문이다.

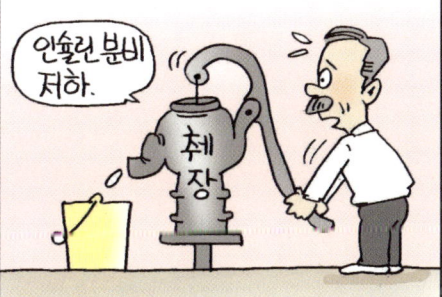

게다가 할 일은 없고 높은 칼로리의 음식을 섭취하는 탓에 심각한 수준의 비만이 흔한 것도 노인 당뇨환자가 증가하는 원인이다.

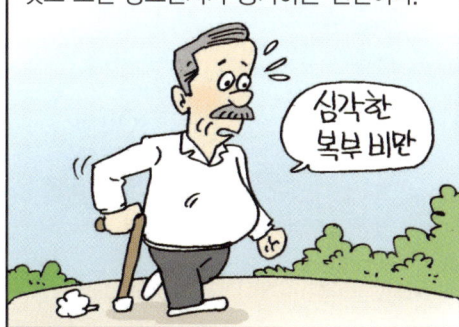

특히 노인들은 공복시간이 조금만 길어져도 저혈당 상태가 되기 쉽다.

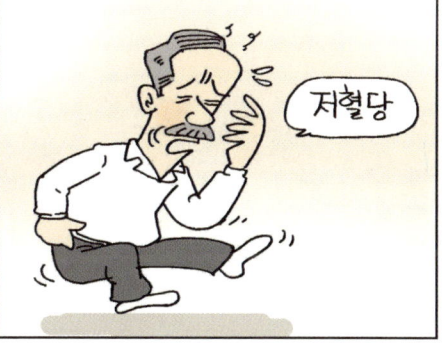

이를 대비해서 혈당을 높일 수 있는 사탕이나 캐러멜 같은 것을 꼭 주머니에 넣어 가지고 다녀야 한다.

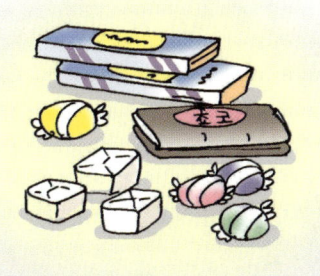

노인들은 손끝이 저리거나 가슴이 뛰는 등의 저혈당 증세를 잘 자각하지 못해서 저혈당으로 쓰러질 수 있으니 가족이 모두 주의를 기울여야 한다.

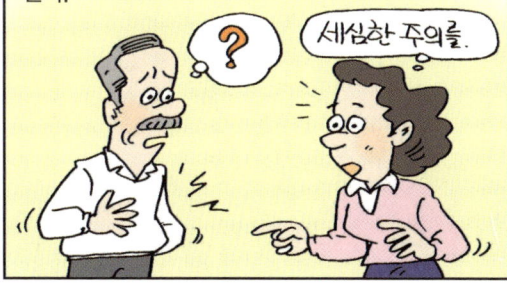

15 당뇨를 의심하게 하는 자각증상

가장 일반적인 증상은 많이 마시고, 많이 먹고 소변을 많이 누는 3다현상이다.

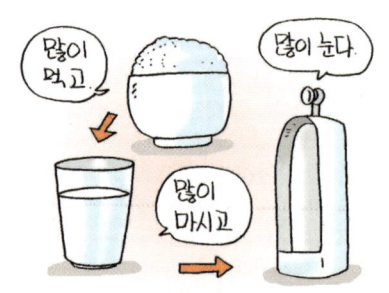

또한 에너지를 발산시킬 포도당이 모두 소변으로 빠져나가기 때문에 늘 배가 고프다. 때문에 남보다 많이 먹을 수 밖에 없다.

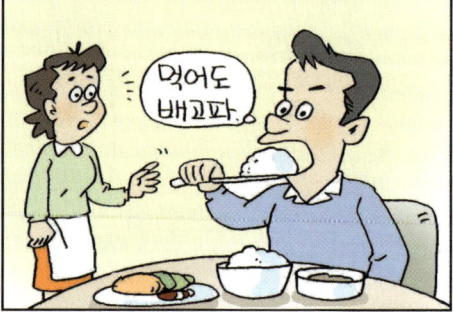

밤에도 목이 말라 여러번 잠이 깨고, 많이 먹어도 자꾸만 살이 빠진다.

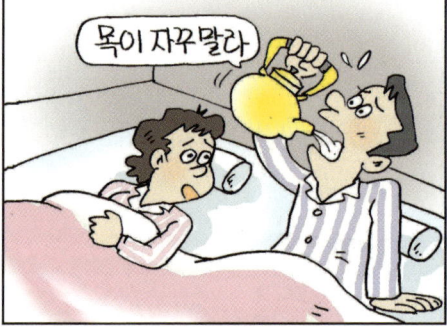

포도당이 섞인 소변을 누므로 맥주처럼 거품이 일고, 땅 위에 소변을 보면 개미가 몰린다.

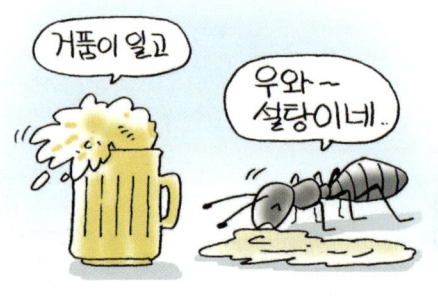

피부가 가려워 긁는 경우가 많고 여성들 중에는 음부소양증으로 고통을 당하기도 하며, 눈이 침침하고 손끝이 자주 저리거나 쥐가 나기도 한다.

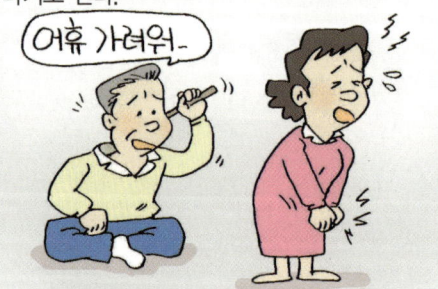

그 외에도 부스럼이나 무좀·습진 등의 피부염이 잘 생기고 약을 발라도 잘 낫지 않는다.

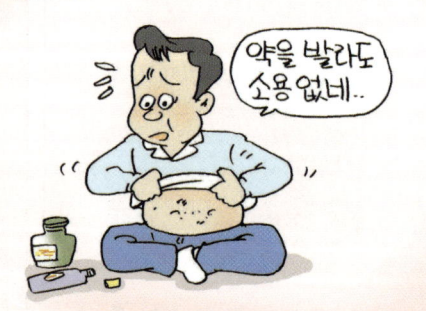

16 자각증상이 전혀 없는 당뇨도 있다

대부분의 당뇨는 느닷없이, 전혀 아무런 증상없이 찾아온다. 어느날 우연히 받아본 건강검진에서 이미 당뇨가 상당히 진행된 것을 발견한다.

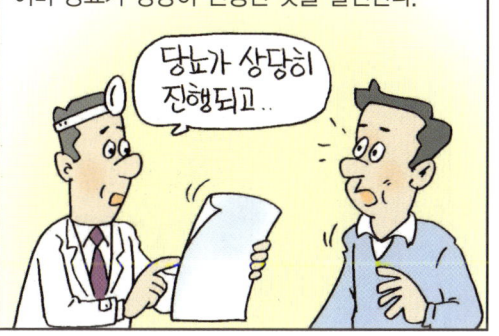

자각증상이 나타나는 것을 노화현상으로 받아들여져서 간과해 버리기 쉽다.

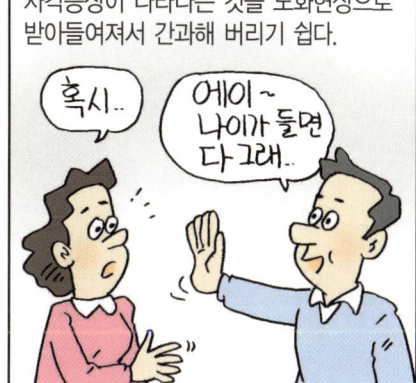

아무리 미세한 증상이라도 지속적으로 나타날때는 전문의의 진단을 받아야 하고,

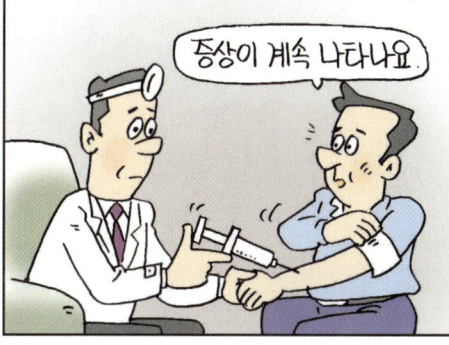

집안에 당뇨력이 있는 사람은 별다른 증상이 없더라도 정기적으로 혈당을 체크해 볼 필요가 있다.

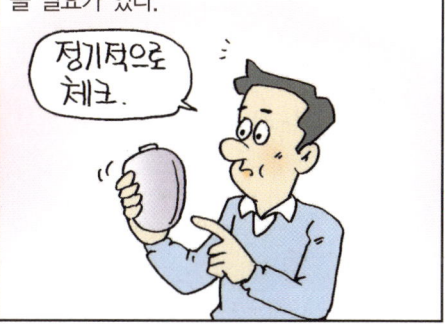

또 몸이 비만하다든지 특히 복부비만이 심한 사람도 당뇨에 대해 긴장을 늦추지 않는 것이 좋다. 당뇨가 급증하는 시대, 당뇨 1,000만 시대에 우리가 살고 있음을 기억하고 작은 증상에도 관심을 가져야 한다.

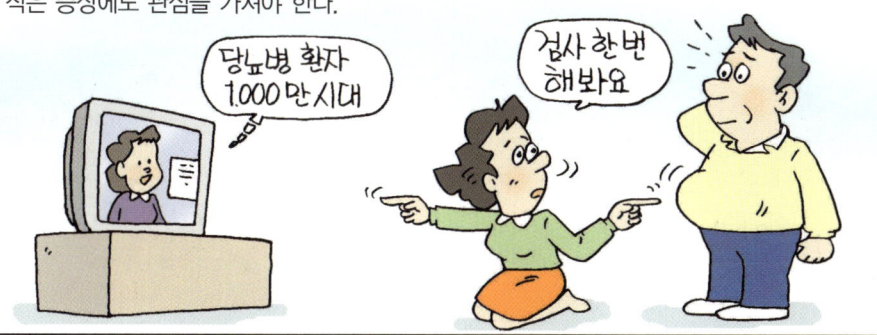

17 실핏줄이 모여 있는 곳부터 위험하다

당뇨가 진행되면 피가 끈끈해져서 혈액순환에 문제가 생긴다.

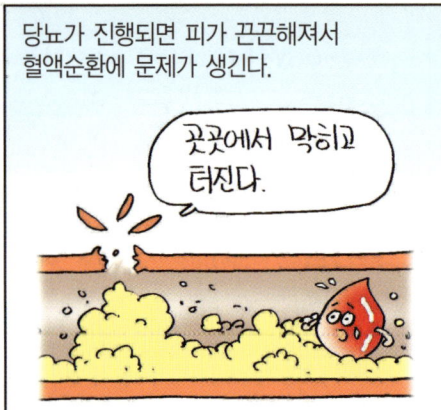

당뇨는 모세혈관이 다량으로 모여있는 곳에 합병증이 많이 나타난다.

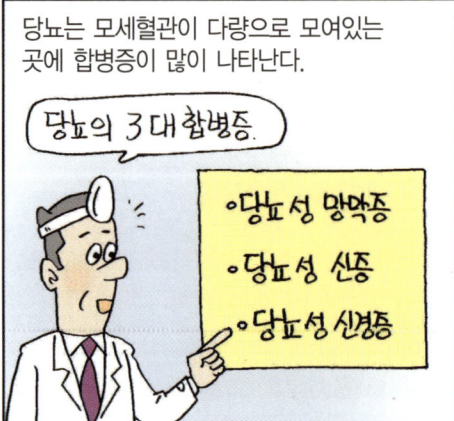

〈당뇨성 망막증〉
백내장을 앓게 되거나 망막에 이상이 찾아오는 합병증중 가장 흔한 질병으로 각별한 주의를 해야 한다.

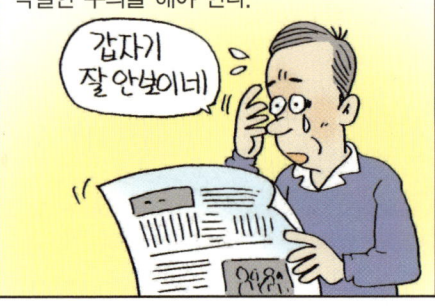

〈당뇨성 신증〉
신장기능이 떨어져서 소변으로 단백질이 빠져나가고 증상이 계속되면 신부전증을 앓게되어 혈액투석을 받거나 신장이식을 해야하는 등 사망의 원인이 된다.

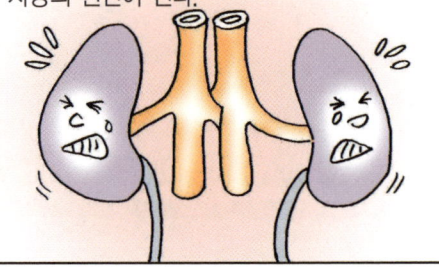

〈당뇨성 신경망막증〉
팔다리가 저리고 아픈 증상이 밤이 되면 더 심해져서 잠을 못 이룰 정도로 고통스럽다. 중년 여성들에게 많이 나타난다.

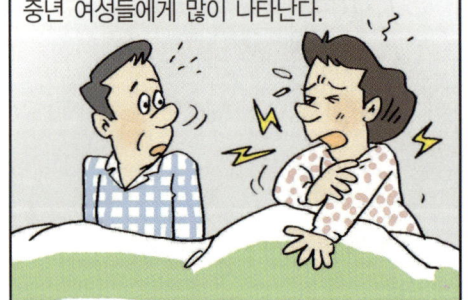

또한 당뇨가 악화되면서 성선호르몬이 감소함은 물론 성기에 몰려있는 혈관이 장애를 일으켜서 발기부전 상태가 되기도 한다.

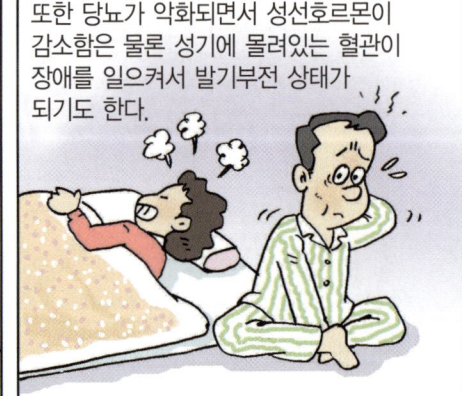

18 심장에서 먼 곳이 위험하다

발은 당뇨환자에게 어떤 곳보다도 가장 위험한 곳이다. 그것은 우리 몸에서 발이 심장과 가장 멀리 떨어져 있기 때문에 심장에서 나온 혈액이 온몸을 돌아 심장으로 돌아가기까지 생각처럼 쉬운 것이 아니다.

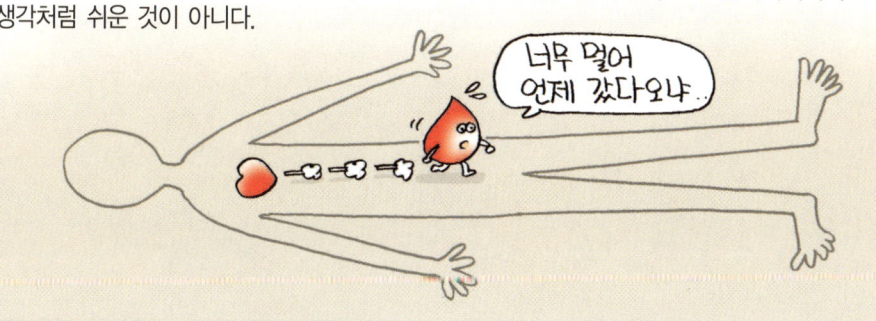

내려온 혈액을 다시금 위로 올려주려면 발바닥을 눌러 자극시키는 노력이 필요하다.

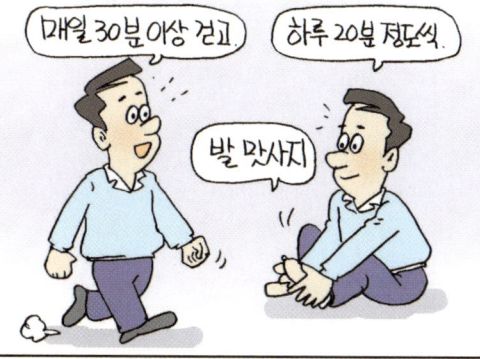

당뇨를 앓고 있으면 상처가 나도 잘 아물지 않기 때문에 발에 조그만 상처도 나지않게 세심한 주의를 해야한다.

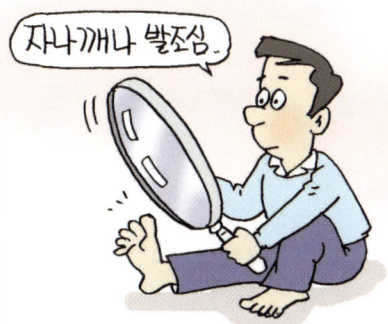

당뇨에 걸린 사람은 발을 늘 청결하게 하고, 자극을 주지 않고 편안하게 하며, 만일 굳은살이 돋거나 티눈이 생기면 함부로 제거하지 말고 전문가의 도움을 받아야 한다.

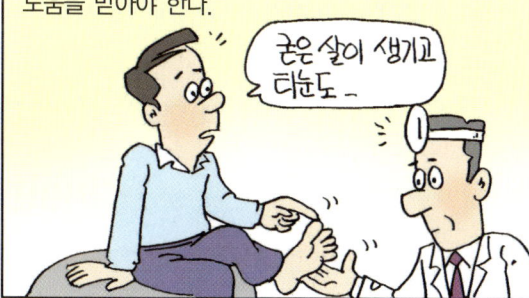

그리고 동맥경화를 유발시켜 혈액의 순환을 방해하는 담배는 반드시 끊어야 한다.

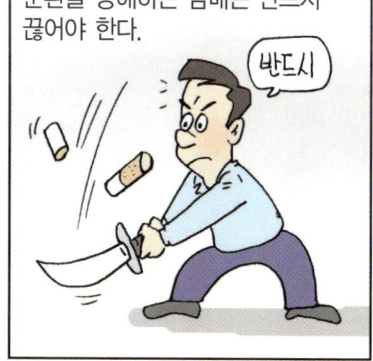

19 당뇨로 생기는 혈관병들

당뇨는 필연적으로 동맥경화를 불러오는데, 동맥경화에 걸릴 확률은 정상인들보다 2~4배 높다.

또한 당뇨환자가 고혈압에 걸릴 확률도 50%나 된다.

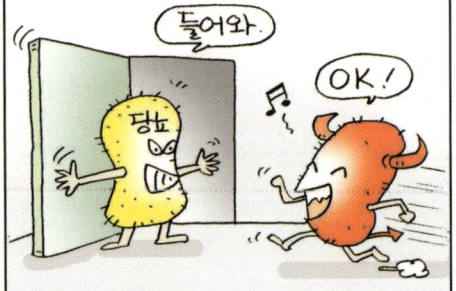

이렇게 되면 중풍이 되어 쓰러지거나 뇌혈관 장애를 일으키고 심장으로 산소가 공급되지 않아 심근경색이 되기도 한다.

현대인의 생명을 위협하는 고혈압과 고지혈증, 비만, 심장병 등이 모두 당뇨와 무관하지 않다.

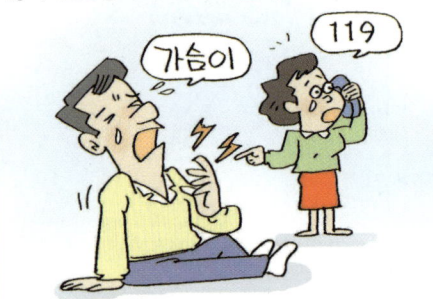

의학계에서는 이러한 혈관병을 당뇨로 인한 심혈관계 합병증으로 본다. 흔히 생활습관병으로 분류되는 이들 질환은 모두 혈관벽에 콜레스테롤이 쌓여 시작되는 혈관병이다.

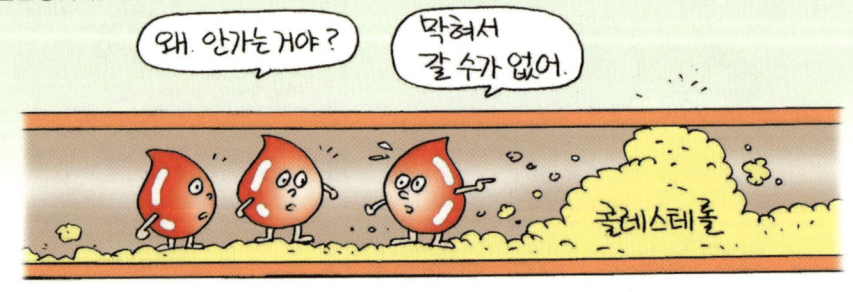

20 당뇨는 피를 더럽힌다

피가 더러워지면 사람은 병을 얻고 아프다. 병원에 가서 제일 먼저 하는것이 피검사인 것처럼 피가 그만큼 중요하다.

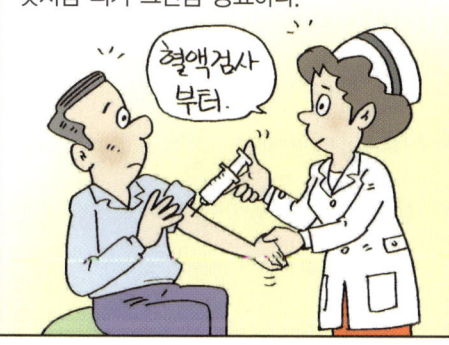

특히 현대인들을 괴롭히는 당뇨, 고혈압, 심장병, 간장병 등은 모두 피가 나빠져서 생기는 병이다.

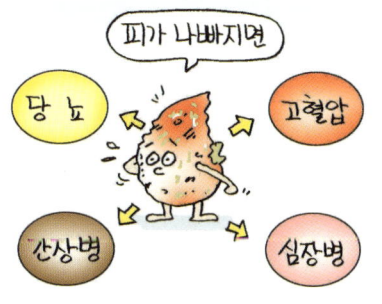

우리 몸 속에 뻗어있는 혈관은 지구를 두바퀴 반이나 도는 길이다. 그 먼 거리를 피가 제대로 돌아 다니려면 혈관이 깨끗하고 피가 맑아야 한다. 그렇지 못할 경우 피는 혈관이 가는 어느 곳에선가 멈춰서게 되고 말썽을 일으킬 수밖에 없다.

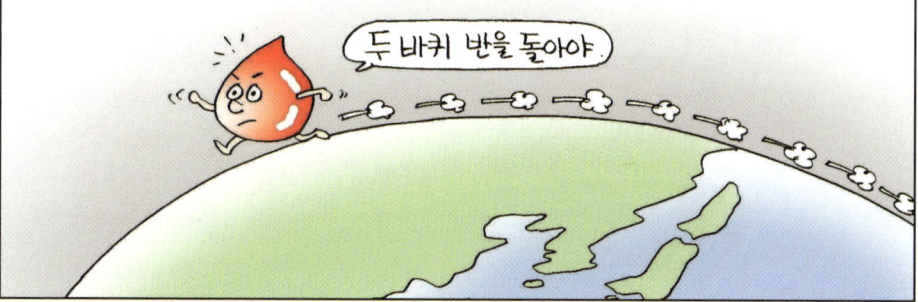

현대인의 삶은 우리의 몸을 혹사시킨다. 온갖 일과 걱정으로 머리는 무겁고 고단백의 음식과 청량음료는 오장육부를 지치게 한다.

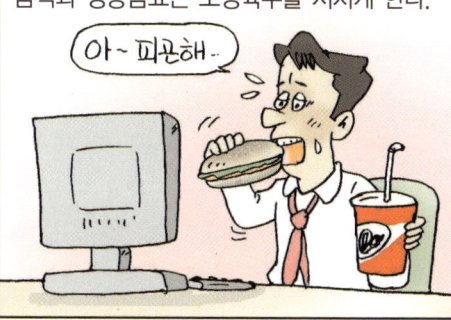

게다가 운동을 하지 않으니 노폐물이 배출되지 못하고 하루종일 나쁜 공기와 나쁜 물을 마시니 몸에는 중금속과 같은 오염물질이 쌓여 피가 더러워질 수밖에 없다.

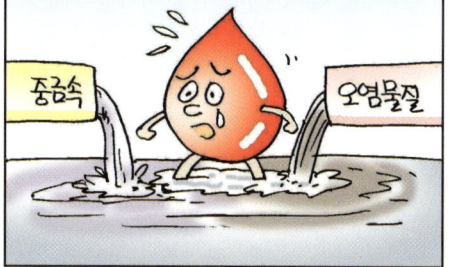

21 혈액이 중요하다

피는 곧 생명이다.
뜨거운 피가 온몸을 활발하게 돌아다녀야만 살아 있는 것이다. 피가 식거나 흐름을 멈춰버리면 더이상 살 수가 없다.
그럼, 피의 역할을 알아보자.

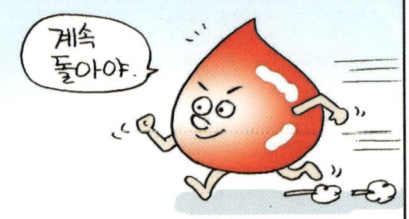

1. 배달부 역할을 한다.
우리가 먹는 음식은 아미노산과 지방산, 포도당으로 분해되어 세포속으로 옮겨야 하는데 이 역할을 피가 한다.

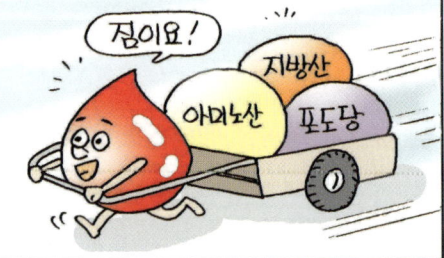

2. 청소부 역할을 한다.
혈관을 타고 흐르면서 곳곳에 쌓인 노폐물을 신장으로 보내 몸 밖으로 배출시킨다.

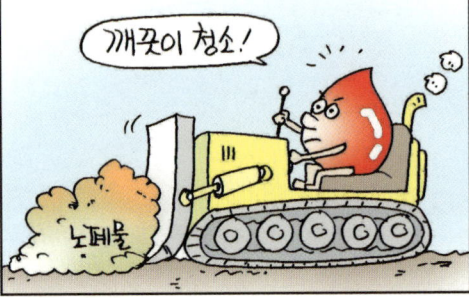

3. 우리 몸을 지키는 군인 역할을 한다.
우리 몸에 세균이 쳐 들어올때, 세균을 무찌르는 군인이 바로 피다.
피가 건강해야만 승리할 수 있다.

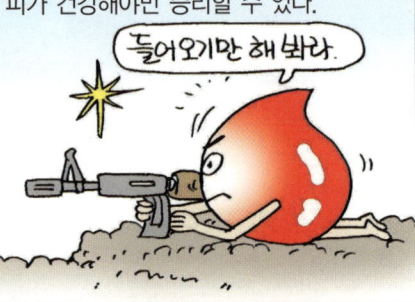

4. 체온을 유지시켜 준다.
우리 몸은 36.5°의 체온이 유지되어야만 살 수 있다. 피가 그 기능을 잃어 체온이 조금만 떨어져도 우리는 목숨이 위태로워진다.

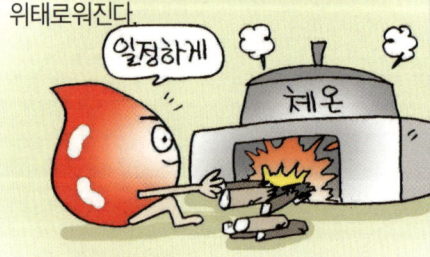

5. 전해질의 균형을 유지시켜 준다.
전해질이란 우리 몸의 체액을 일컫는 말로 나트륨과 칼륨, 칼슘, 클로라이드 등의 무기물의 이온과 포도당이 일정한 농도를 유지해야 생명을 유지할 수 있다.

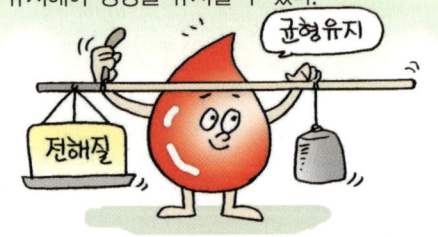

피는 무엇으로 만들어지는가?
입으로 들어가는 음식과 물과 공기가
피의 원료이다.

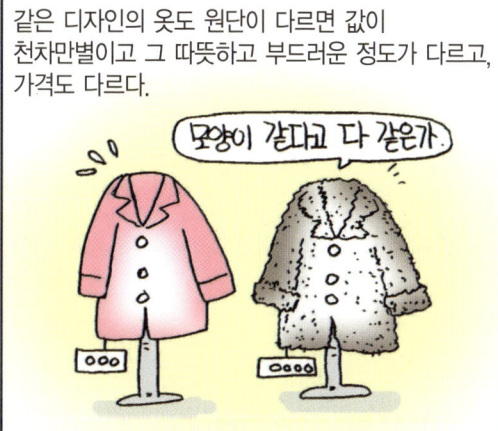

같은 디자인의 옷도 원단이 다르면 값이
천차만별이고 그 따뜻하고 부드러운 정도가 다르고,
가격도 다르다.

피도 이와 같다. 좋은 원료로 만들어진 피는
깨끗해서 몸 속을 활발하게 흐르며
제 할일을 다 한다.

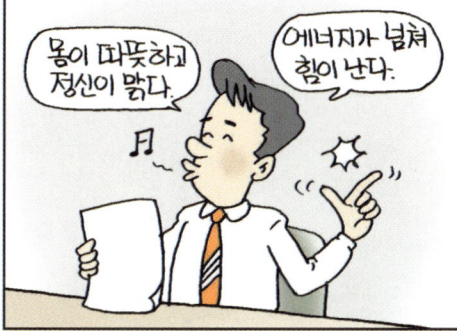

그러나 좋지 못한 원료로 만들어진 피는
끈끈한 덩어리를 만들어 혈관을 가로 막고
세균과 싸울 힘이 없어 몸의 저항력을
떨어뜨린다.

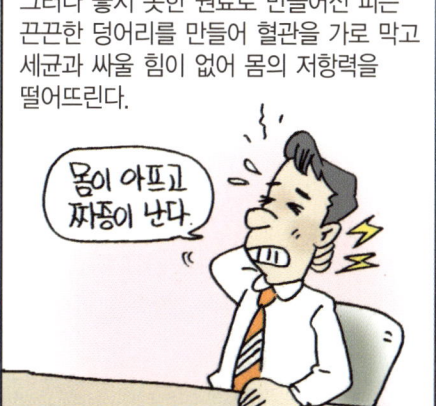

또한 10만km나 되는 우리 몸을 피가 한바퀴 돌아 나오는데는 엄청난 힘이 필요한데
심장박동만으로는 불충분하다. 매일같이 규칙적인 운동을 해서 피가 잘 돌 수 있도록
도와주는 것이 좋다.

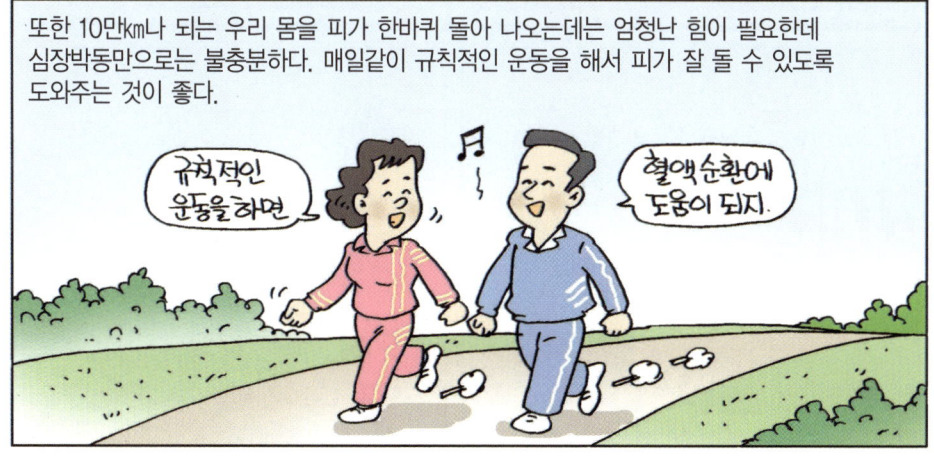

22 당뇨환자를 위한 지식들

▶ 혈당과 뇨당은 다르다

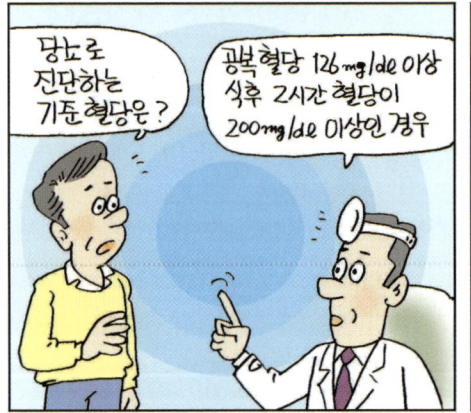

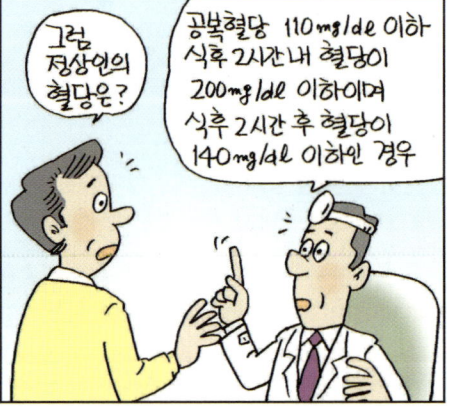

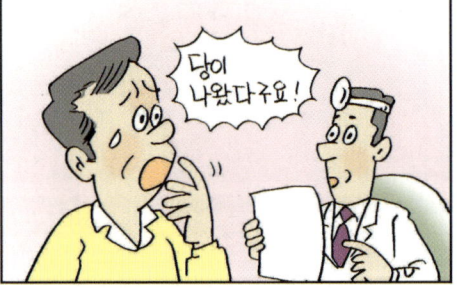

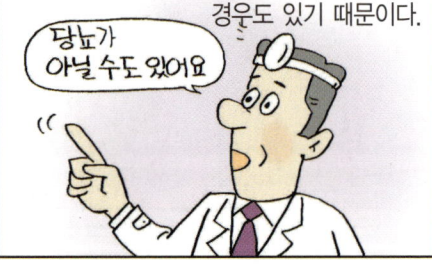

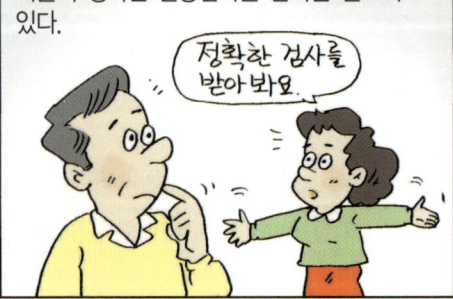

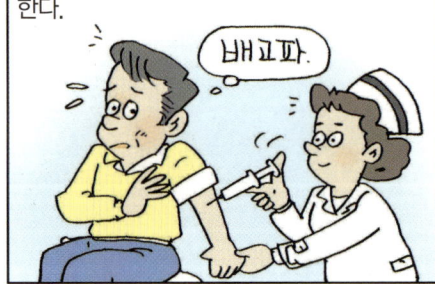

▶ 왜 혈당이 높으면 안 되는가

건강한 사람의 경우 공복시 혈액 100㎖에 100㎎ 정도의 포도당이 섞여 있다. 고혈당이란 혈액속에 필요 이상의 많은 포도당이 있다는 것이다.

사람이 살아가기 위해서는 반드시 음식을 먹어야 한다. 몸 안에서 소화된 음식물은 세포 속으로 들어가서 발효되어 에너지가 된다.

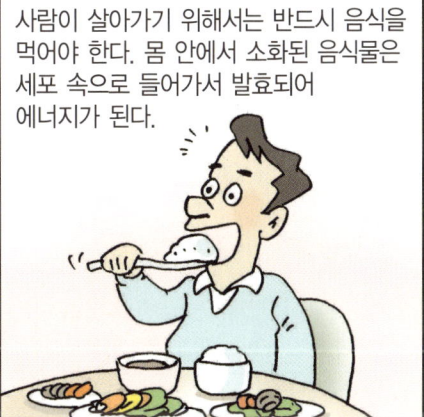

그런데 세포 속으로 흡수되어 에너지가 되어야 할 포도당이 세포 속으로 들어가 제 역할을 하지 못하고 혈액을 떠돌아다니면 혈당이 높아진다.

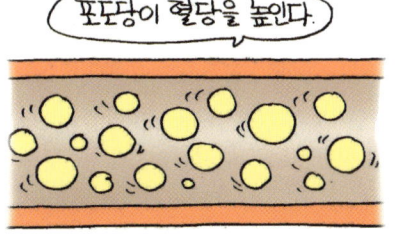

혈당이 높으면 세포는 탈수현상을 일으킨다. 당뇨를 앓는 사람이 자꾸 목이 말라 물을 찾는 것은 이 때문이다.

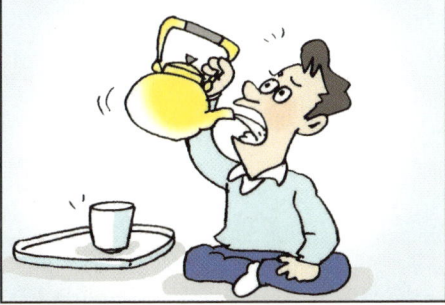

또 당뇨환자가 쉽게 허기지고 배가 자주 고픈 것도 포도당이 채 에너지가 되지 못하고 배출되기 때문이다.

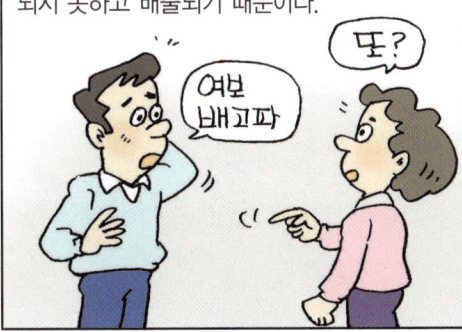

이렇게 되면 필요한 영양분이 모자란 세포는 포도당 대신 근육의 지방이나 단백질을 끌어다 쓰게되므로 당뇨에 걸리면 살이 빠진다.

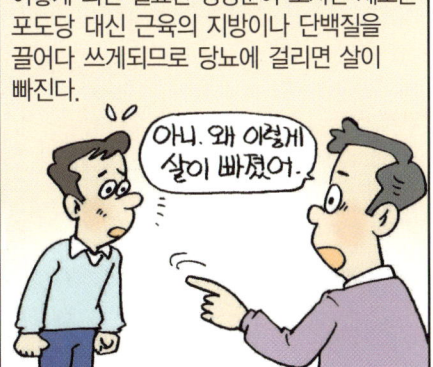

▶ 혈당치는 낮을수록 좋은가

정상인의 혈당치는 100mg/dℓ 정도다. 이것보다 낮으면 저혈당상태가 되는데 이는 고혈당보다 오히려 더 위험하다.

혈당은 우리의 뇌세포를 움직이는 주요한 에너지원이다. 만일 혈당이 너무 많이 떨어지면 뇌세포가 제대로 작동하지 못해 의식장애를 일으키며 심하면 죽음에 이른다.

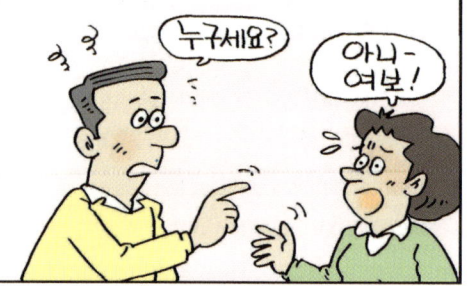

저혈당 상태가 되면 가슴이 울렁거리며 손끝이 저리고 머리가 아파오면서 어지럽다. 이런 증상이 오면 즉시 단 것을 먹어 혈당을 보충해 주어야 한다.

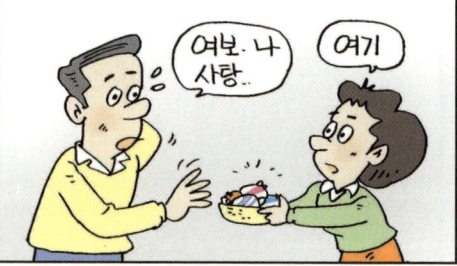

만약 저혈당으로 혼수상태가 되어 2~3시간만 지나도 뇌는 물론 신장이며 심장에 회복하기 어려운 손상을 입힌다.

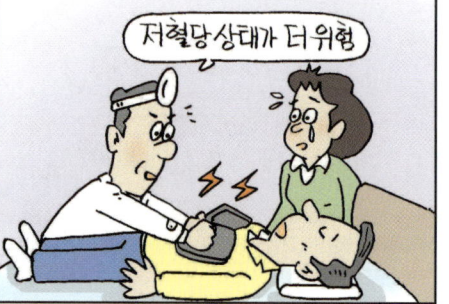

혈당치가 50mg/dℓ 이하라면 즉시 포도당 정맥주사를 맞아야 하는 심각한 저혈당이다.

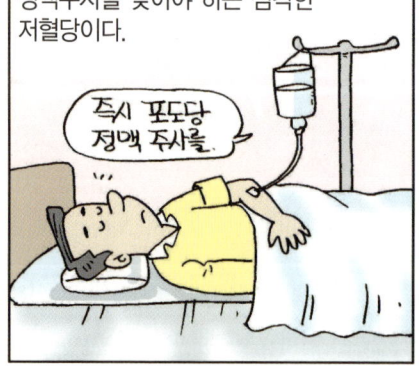

따라서 당뇨로 치료를 받는 사람이라면 누구나 저혈당의 위험에 빠질 수 있으므로 혈당을 빨리 올릴 수 있는 초콜릿, 사탕 같은 고혈당식품을 반드시 가지고 다니는게 좋다.

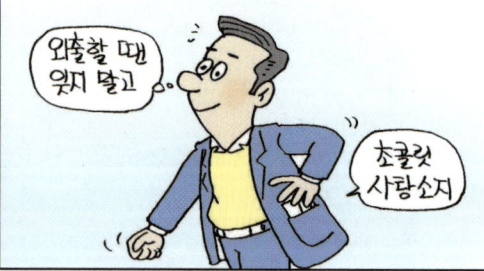

▶ 혈당은 어떻게 측정하나

당뇨라고 진단하려면 공복혈당이 126mg/dℓ 이상으로 두 번 이상 측정되었을때

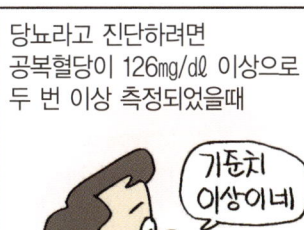

또 체중이 줄거나 목이 자주 마르고 소변횟수가 늘어나는 증세가 있으면서 무작위로 측정한 혈당치가 200mg/dℓ 이상으로 나타나야 한다.

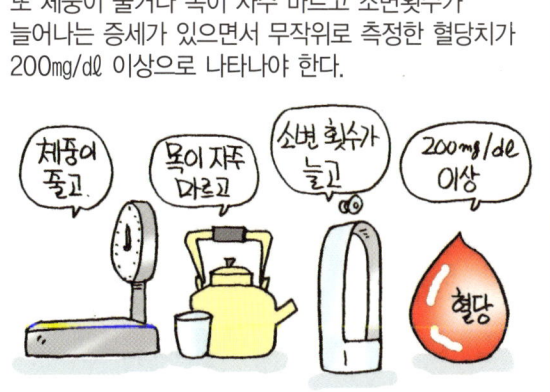

혈당검사를 하려면 검사를 받기 전날 저녁식사를 한 후 아침까지 운동을 하지 않고 공복상태를 유지해야 하고, 담배를 피거나 술을 먹어서는 안된다.

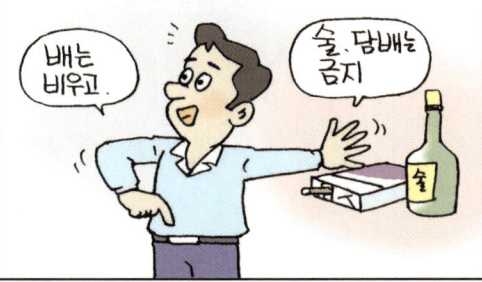

혈당검사 방법으로는 흔히 쓰이는 GTT는 포도당액을 마시고 한 시간마다 혈당을 재서 그 변화를 보는 것이다.

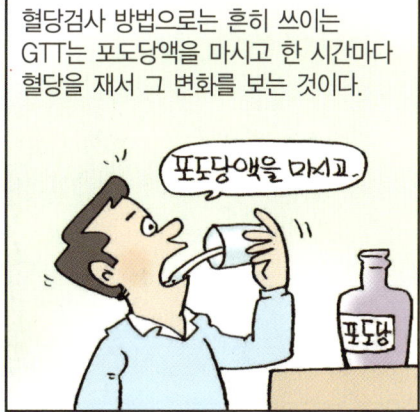

포도당액을 마시고 한시간을 지나면 공복시 혈당보다 급격하게 올랐다가 두어시간 지나 점점 내려가 120mg/dℓ 이하가 되면 정상이다.

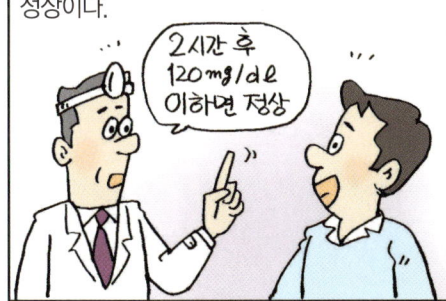

만일 두시간이 지나서도 120mg/dℓ 이상이면 당뇨로 보고 140~200mg/dℓ 이면 내당능장애로 분류한다.

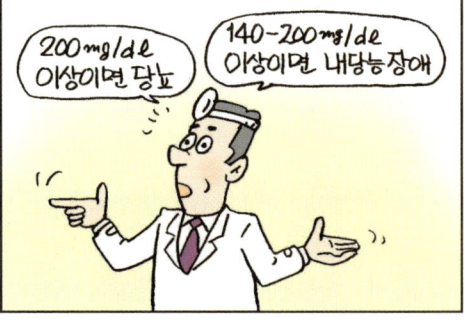

▶ 당화혈색소 검사

혈당검사로 당뇨를 진단하는 게 일반적이지만 보다 정확한 진단을 위해서는 혈당검사와 함께 당화혈색소를 검사한다. 혈당치는 그 날의 상황에 따라 변할 수 있지만 당화혈색소는 변하지 않는다.

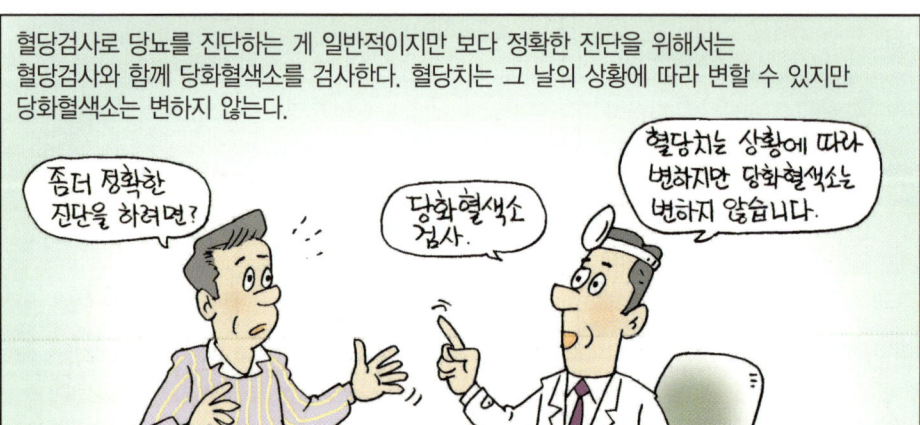

따라서 혈당치가 다소 올랐다 하더라도 당화혈색소에 변화가 없다면 혈당관리가 잘 되고 있는 것으로 본다.

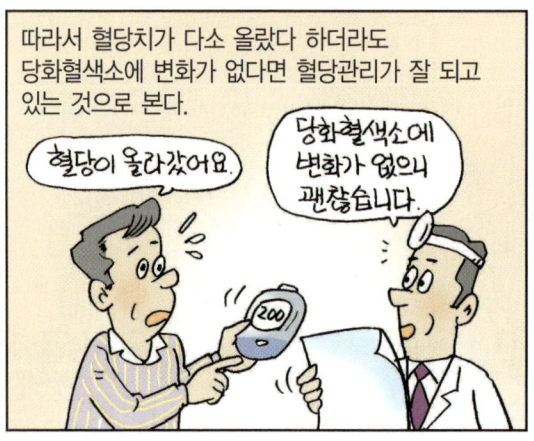

혈색소란 흔히 헤모글로빈으로 불리며 피를 빨갛게 보이게 한다.

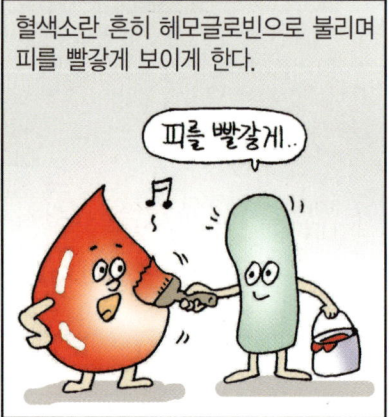

헤모글로빈은 철분이 들어있는 색소와 단백질의 화합물로서 산소를 운반하는 역할을 한다.

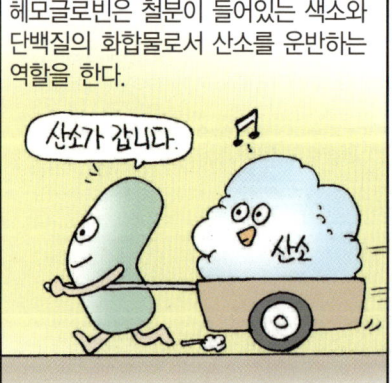

적혈구는 수명이 두세달가량 되므로 당화혈색소의 농도를 검사하면 최근 2~3개월 사이의 혈당을 측정할 수 있다.

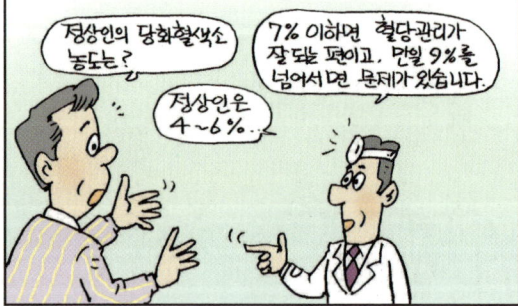

▶ 케톤지수

케톤이란 고혈당 때문에 포도당이 에너지원이 되지 못하자 세포가 지방을 분해해서 에너지를 만들어 쓰면서 생기는 물질로 일종의 노폐물이다.

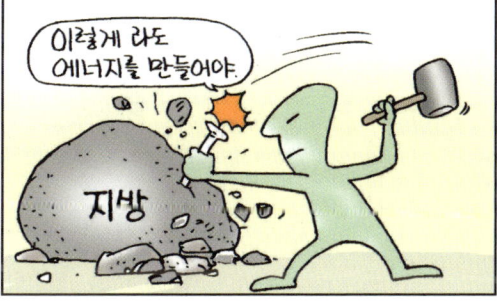

케톤은 약한 산성을 띠고 있어서 고혈당 상태가 오래되어 지방분해가 계속 일어나면 혈액에 쌓여 혈액을 산성화시킨다.

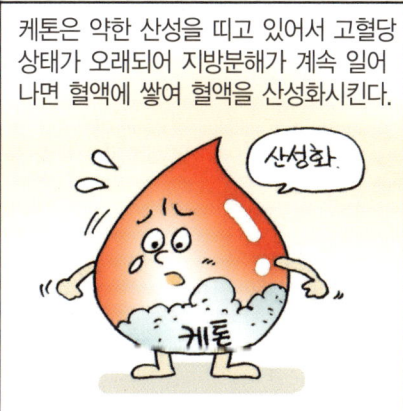

이럴 경우 케톤산혈증이란 당뇨합병증이 되어 혼수상태에 빠질 수도 있다.

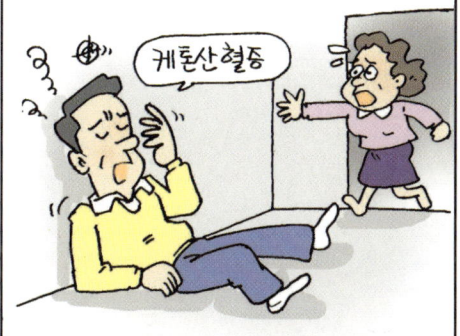

소변에 케톤이 얼마나 나오는가를 나타내는게 케톤지수이다. 케톤지수는 소변을 묻힌 스틱의 색깔이 변하는 것으로 알 수 있다.

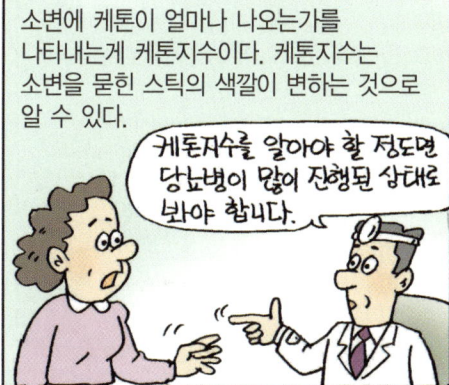

케톤지수가 음성으로 나와야 정상인데 만약 케톤지수가 +4 이상으로 나오면 상당히 심각한 상태이므로 조심해야 한다.

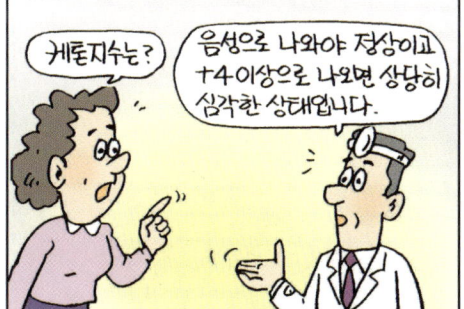

케톤산혈증은 제1형 당뇨환자에게서 나타나는 당뇨합병증으로 제1형 당뇨환자는 반드시 인슐린치료를 받아야 한다.

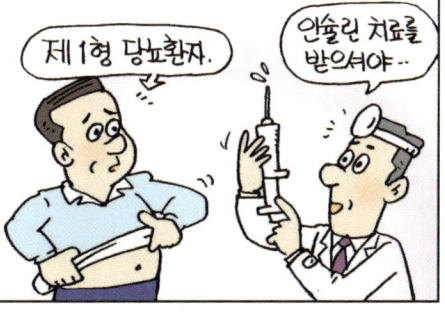

23 난치병 당뇨, 줄기세포로 고친다

그러면 줄기세포로 당뇨를 고칠 수 있을까? 그렇지 않다. 당뇨는 단순히 균이나 바이러스로 인한 기관고장으로 생긴 질병이 아니다.

줄기세포로 당뇨를 고친다는 것은 간단히 말해서 췌장을 만들어 교체함으로서 당뇨를 고친다는 것인데…

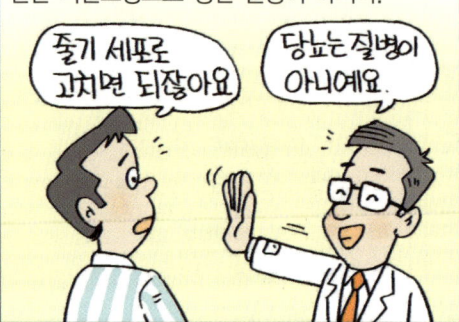

문제는 그 치료비나 고통, 기타 부수적인 노력을 제쳐 두고라도 이렇게 치료한 당뇨는 조만간 재발한다는 것이다.

생활습관을 바꾸고 인생을 전체적으로 되돌리지 않는 이상 아무리 튼튼한 췌장으로 바꾸더라도 오래지 않아 그 췌장마저 무너진다.

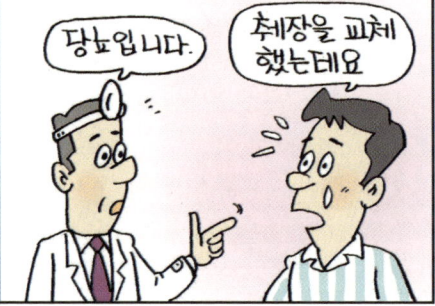
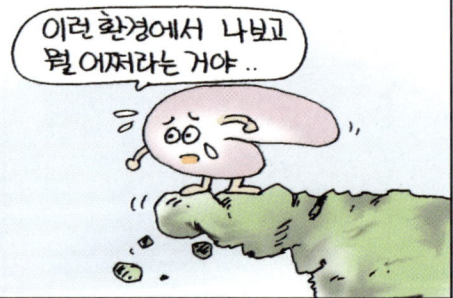

그러면 또 췌장을 바꿀 것인가? 당뇨는 췌장의 붕괴로 생긴 단순한 질병이 아니다. 당뇨는 생활습관병이다. 생활습관병은 생활습관을 바꿔야 낫는다. 현대의학적으로 이야기 하자면 당뇨는 질병이 아니다. 질병이 아닌 당뇨, 결국 생활습관을 바꿔서 고쳐야 한다.

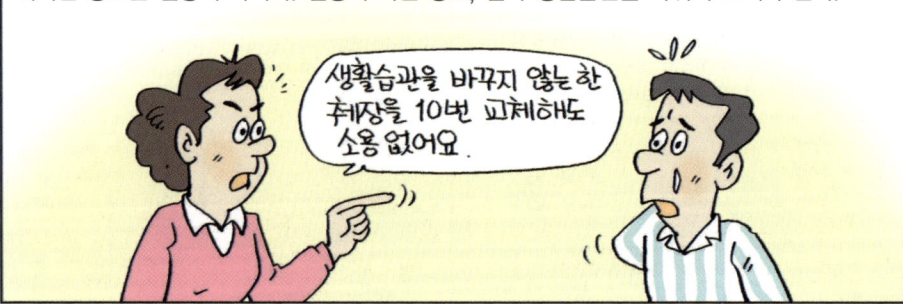

| 제3장 |

당뇨,
먹는 것부터
조절하라

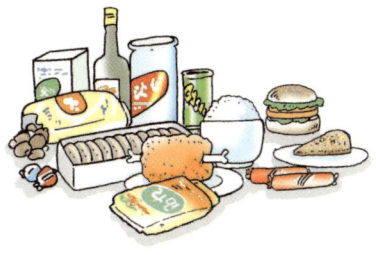

1. 흰 밀가루를 먹지 마라
2. 흰 쌀밥을 먹지 마라
3. 흰 설탕을 먹지 마라
4. 흰 소금을 먹지 마라
5. 화학조미료를 먹지 마라
6. 가공식품을 먹지 마라
7. 청량음료를 마시지 마라
8. 술 마시지 마라
9. 담배 피우지 마라
10. 고기도 먹지 마라
11. 과식하지 마라

01 흰 밀가루를 먹지 마라

밀은 우리나라에서는 거의 나지않고 99% 이상을 수입해서 쓴다.

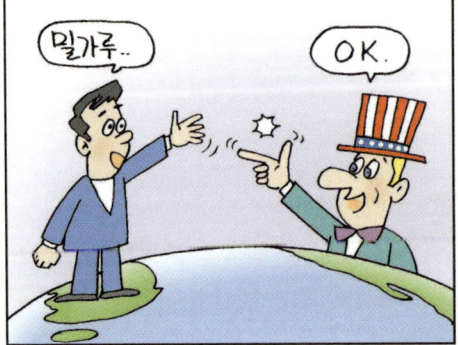

밀가루를 먹지 말라고해서 밀이 나쁘다는 얘기가 절대 아니다. 다만 밀이 수입되어 우리의 식탁에 오르기까지의 과정에 심각한 문제가 있다는 것이다.

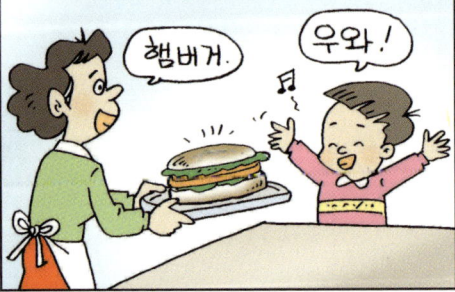

미국 중부는 가도가도 끝없이 펼쳐지는 들판이다. 보이는 거라고는 지평선뿐인 그곳엔 전 세계인을 먹여 살리는 밀과 옥수수가 자라고 있다.

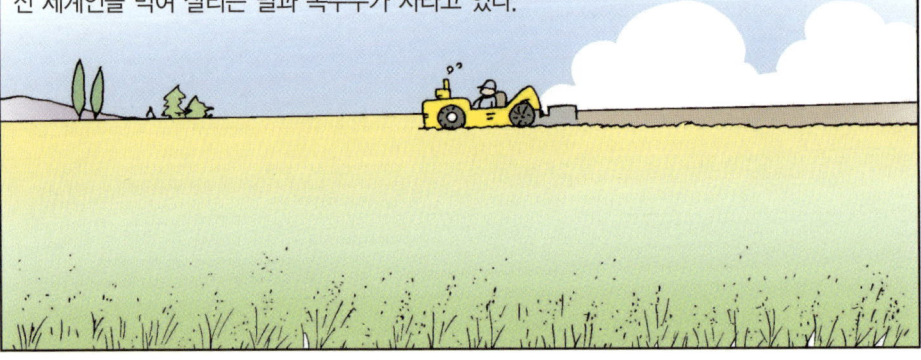

넓은 들판에 비행기로 비료를 주고, 농약을 살포해서 키운 밀과 옥수수도 문제지만 더 큰 문제는 "포스트 하비스트"에 있다.

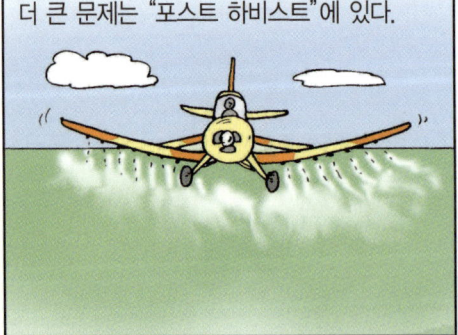

이 밀과 옥수수가 우리나라에 오기까지는 적어도 1~2개월 이상이 걸리고 그 동안에 어떤 맹독성 농약이 얼마나 많이 뿌려지는가는 상상을 넘어선다.

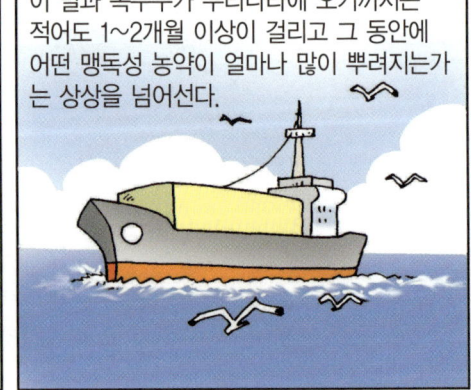

* 포스트 하비스트 : 추수이후에 일어나는 여러가지 처리과정

밀이란 본래 갈색을 띠고 있지만 하얀 밀가루가 되려면 겨와 씨눈을 몽땅 벗겨내야 하는데 이 과정에서 단백질과 지방, 탄수화물은 남아도 비타민과 미네랄을 모두 잃어버리고 만다.

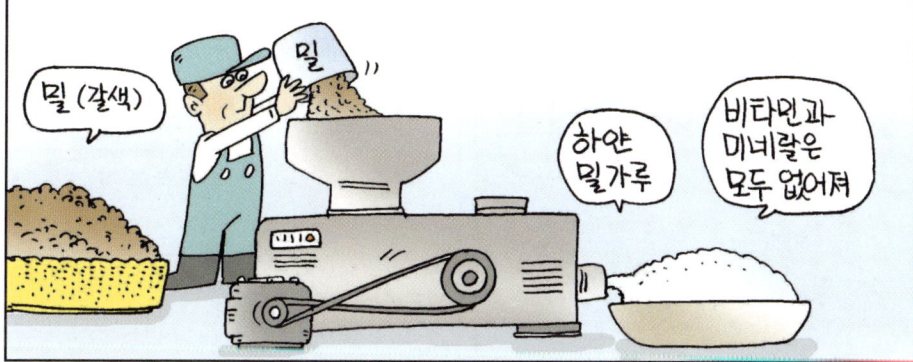

또한 가루를 만드는 과정에 크롤라인 이산화물이라는 표백제를 첨가해야 하는데, 세탁을 해본 사람이라면 표백제란게 어느 정도의 맹독성인지 쉽게 짐작할 수 있다.

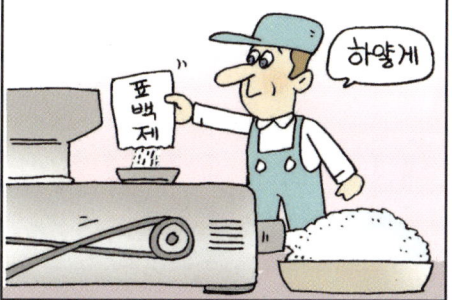

밀을 키워 도정을 해서 하얀밀가루로 만든 것을 수입해서 빵으로 만들어 먹기까지 얼마 만한 시간이 걸리는가 생각해 보았는가.

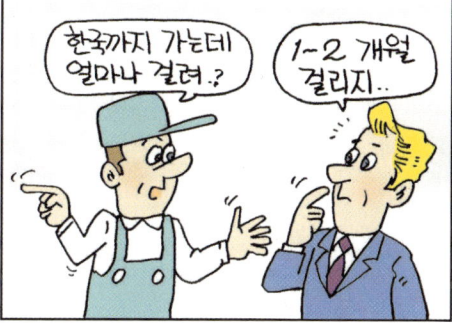

그 긴 시간을 견디기 위해서는 또 다시 곰팡이 억제제와 염분이 첨가되어야 한다.

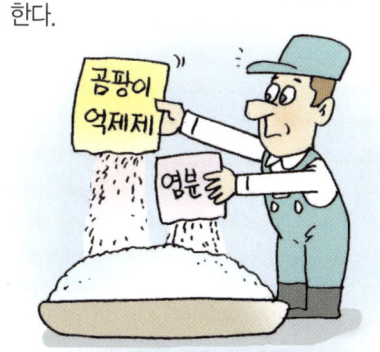

바로 이렇게 수많은 농약과 방부제와 여러가지 첨가물이 범벅이 된 흰 밀가루가 신선한 빵이 되어 우리의 식탁에 오르는 것이다.

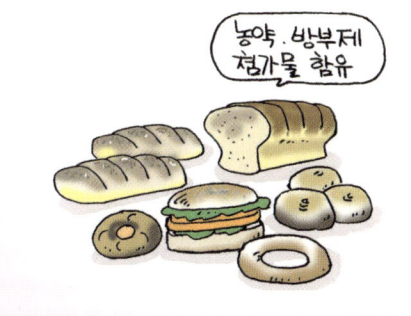

02 흰 쌀밥을 먹지 마라

불과 30년 전만해도 반지르르 윤이 나는 흰 쌀밥을 먹는 것이 전 국민의 소원이었다.

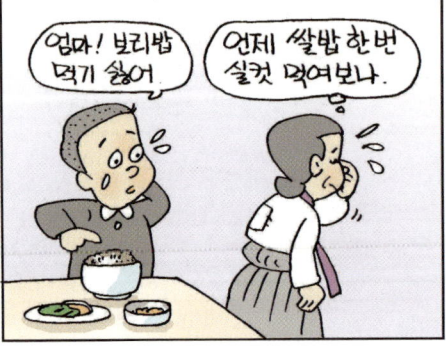

그러나 흰쌀밥은 혈당을 빨리 오르게 해서 인슐린을 과다하게 분비시키므로 당뇨를 염려한다면 절대로 먹지 말아야 한다.

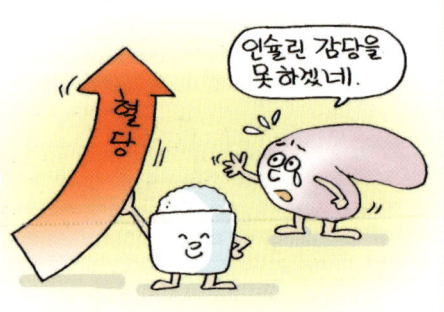

쌀의 배아에는 볍씨에서 싹을 틔여 자라게 하는 모든 영양소가 들어 있다.

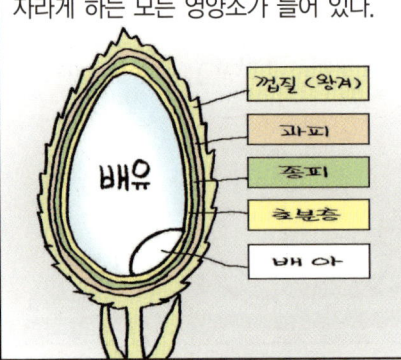

그런데 맛이 좋은 흰쌀을 만들기 위해 쌀의 껍질을 모두 벗겨버리면 당연히 배아의 영양소와 섬유질이 모두 깎여나가고 우리가 먹게되는 쌀엔 칼로리만 남게 된다.

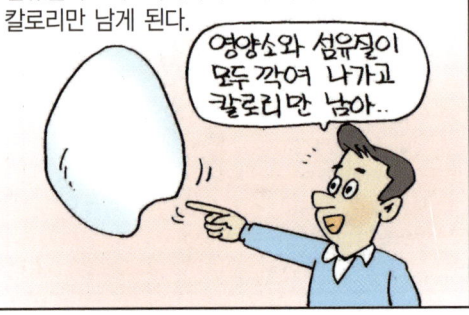

그렇다면 어떤 쌀을 먹어야 하나? 당연히 겨의 껍질이 덜 벗겨진 현미를 먹어야 한다.

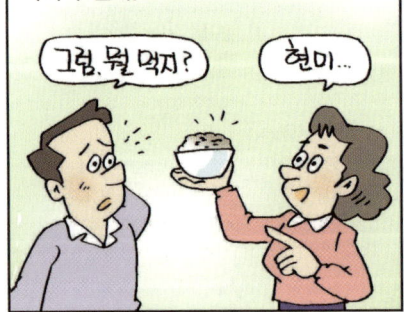

현미속에는 흰쌀에는 없는 다량의 무기질과 비타민이 들어있으며 섬유질 또한 많이 들어있어 영양분이 풍부한 것은 물론 변비에 시달리는 현대인에게 큰 도움을 줄 수 있다.

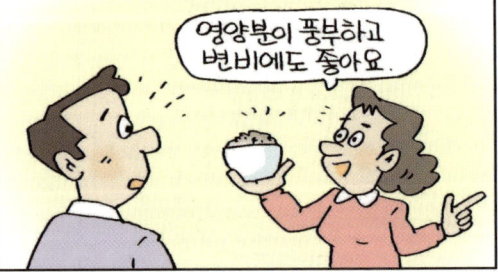

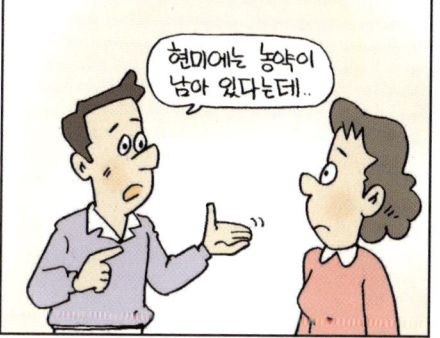

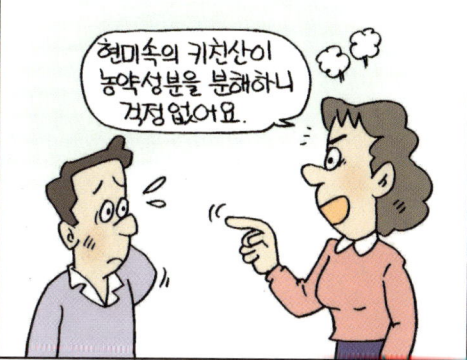

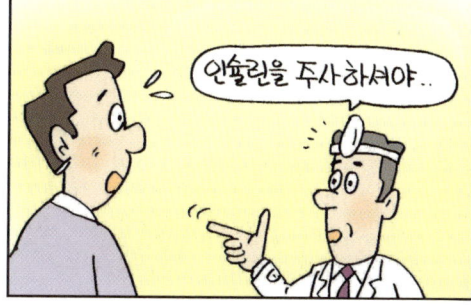

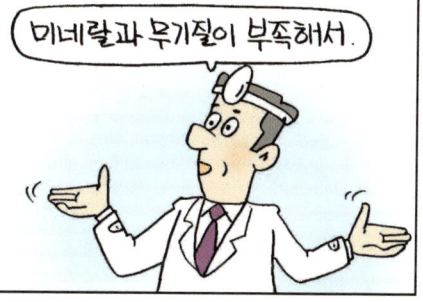

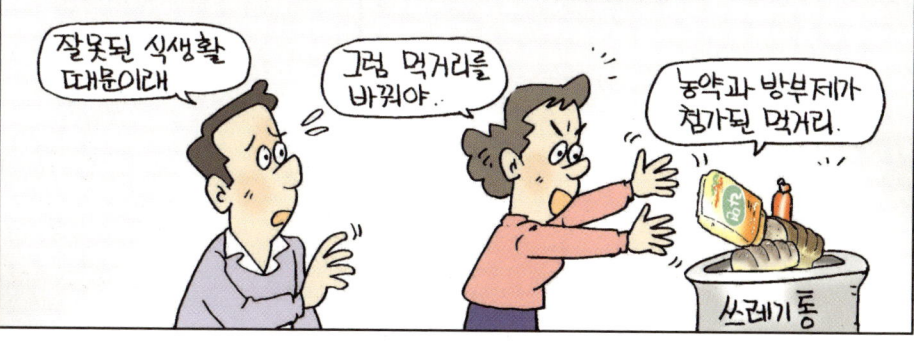

03 흰 설탕을 먹지 마라

흰 설탕은 사탕수수나 사탕무에서 "그루스키"라는 당분만을 뽑아내서 불순물은 완전히 제거한 정제식품이다.

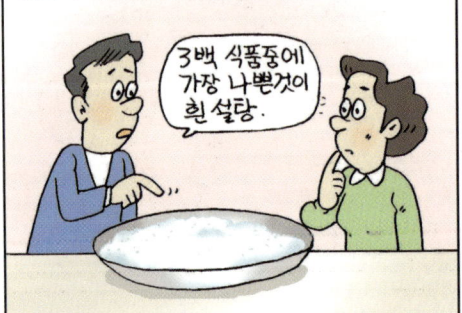

설탕과 같은 정제식품은 많이 먹으면 인슐린이 고갈된다. 우리를 당뇨 1,000만 시대로 몰아가는 뱃살의 주범이 바로 설탕과 알코올이다.

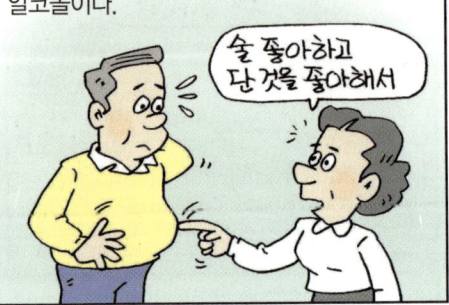

뱃살을 만드는 중성지방은 비만으로 비롯되는 모든 질병들 지방간과 동맥경화, 심근경색, 중풍, 당뇨의 원인이 된다.

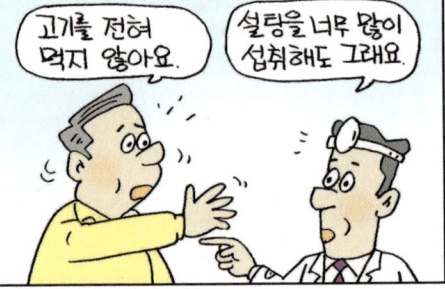

우리나라에 당뇨병이 기하급수적으로 늘어나기 시작한 것은 1970년대의 급성장을 겪고 나서다. 경제발전은 우리 식탁에 달고 맛있는 것을 듬뿍 가져왔다.

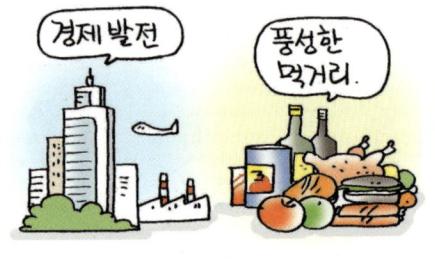

설탕으로 인해 우리의 식탁은 점점 더 달게 변해갔고 엿기름을 삭혀 만드는 전통음료인 식혜도 설탕을 들이부어 만들었고, 불고기 양념에도 흰 설탕을 잔뜩 넣게 되었다.

모든 음식이 달아졌고, 달아야 맛있는게 되어 버렸다. 그리고 우리는 병을 얻게 되었다.

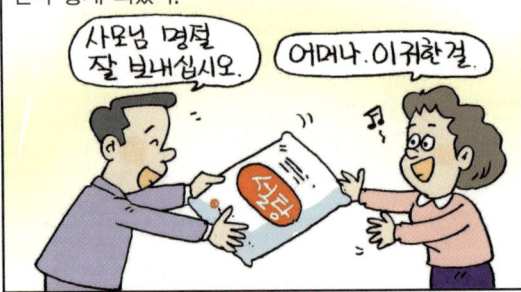

*3백 식품 : 흰 쌀, 흰 밀가루, 흰 설탕

04 흰 소금을 먹지 마라

정제된 것이 우리 몸에 좋지 않다는 것은 소금의 경우도 마찬가지다. 바다에서 뜨거운 태양을 받고 만들어진 소금은 생명체를 지키는 힘이다.

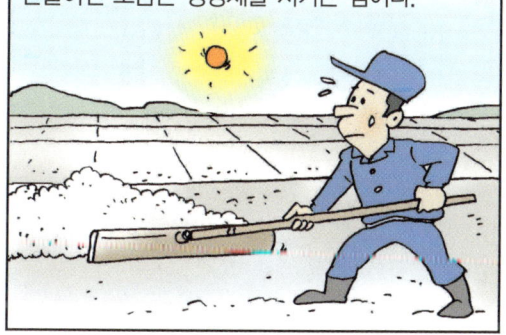

우리가 주로 먹는 흰 소금은 천일염을 정제해서 하얗게 만들어 낸 가공염으로 각종 미네랄을 제거하고, 짠맛의 염화나트륨과 표백제, 습기방지제만을 첨가한다.

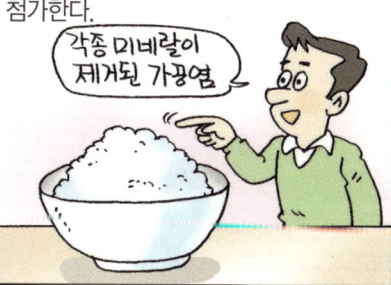

그리하여 소금의 효능인 몸속의 독을 제거하고 피를 맑게하여 신진대사를 돕고 노폐물을 잘 배설하여 혈압의 균형을 유지하는 본래의 효능을 잊고 있다.

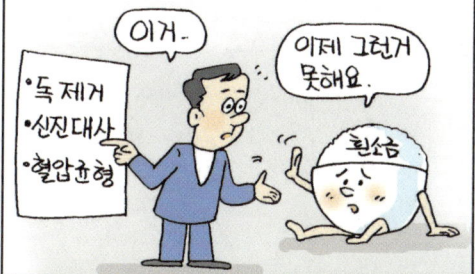

또한 흰 소금 섭취가 갖는 문제는 각종 가공식품에 소금이 너무 많이 들어 있어서 소금의 정량을 섭취하기란 어렵기 때문이다.

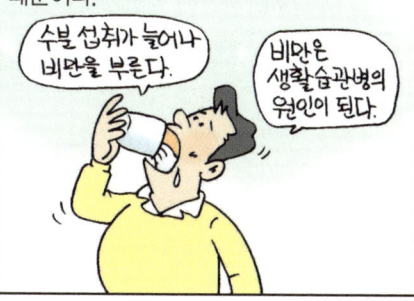

그러므로 좋은 소금을 섭취하려면 질 좋은 천일염을 사다가 대나무 채반에 담아 생수를 끼얹어주면 독성물질인 비소가 제거된다.

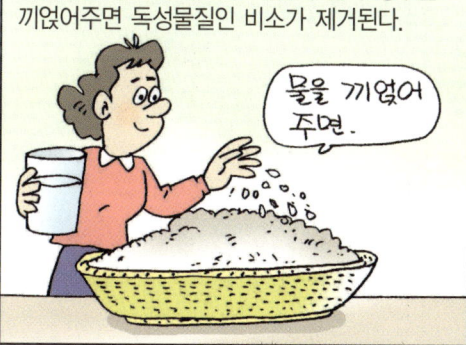

닷새쯤 지나 물기가 완전히 빠진후 프라이팬에 넣고 하얗게 될 때까지 볶은 후 섭취하면 좋다.

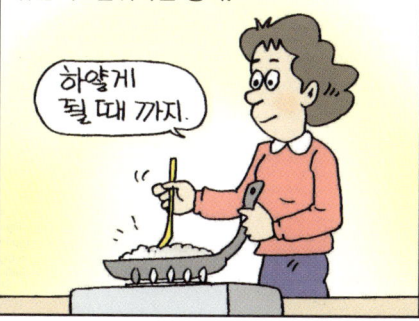

05 화학조미료를 먹지 마라

화학조미료가 좋지 않다는 건 누구나 다 안다. 그러나 화학조미료가 건강에 좋지 않다고 해서 음식을 조리할 때 쓰지 않아도 아무 소용이 없다.

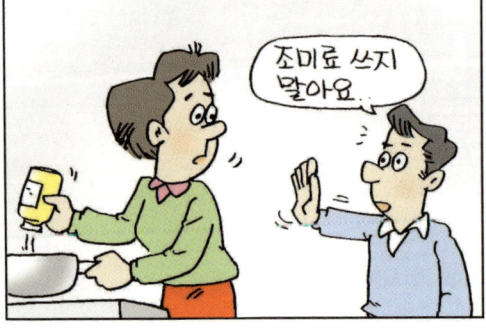

우리가 간식으로 즐겨먹는 과자와 청량음료수에도 인공조미료가 들어있고, 음식점의 요리에도 어김없이 화학조미료가 가미돼 있다.

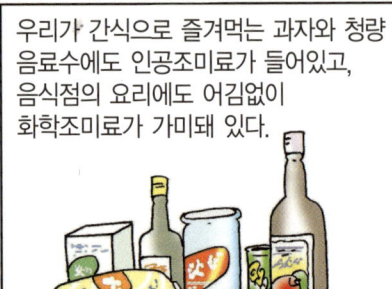

화학조미료는 인공적으로 감칠맛을 내는데 감칠맛은 독성을 갖고 있다. 흔히 MSG라고 불리는 화학조미료는 글루타민산나트륨으로 만든다. 글루타민산은 흥분성 신경전달 물질이다.

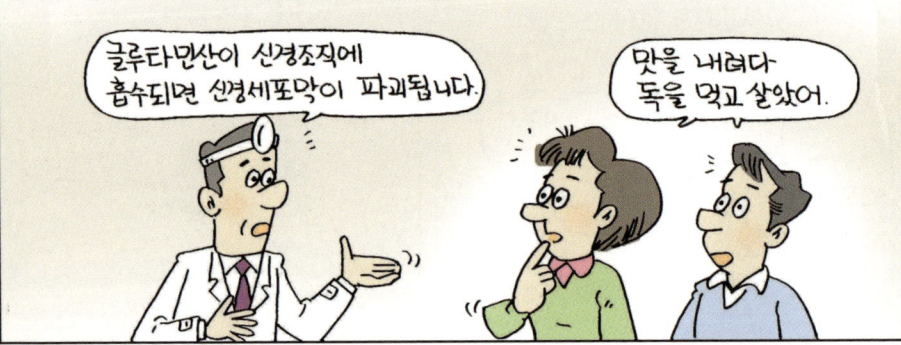

어린아이의 경우는 훨씬 더 위험해서 뇌하수체를 파괴시켜 대사장애나 성장장애를 일으킬 수 있다.

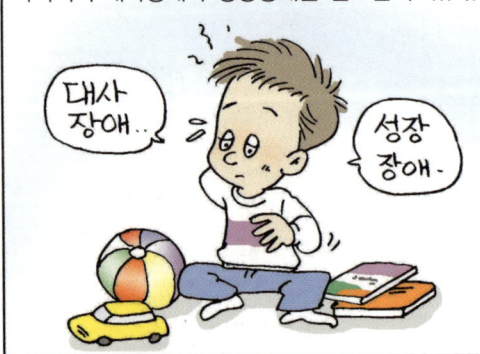

글루타민산이 콩팥에서 칼슘의 흡수를 방해해서 골다공증을 일으키는 원인이 되기도 한다.

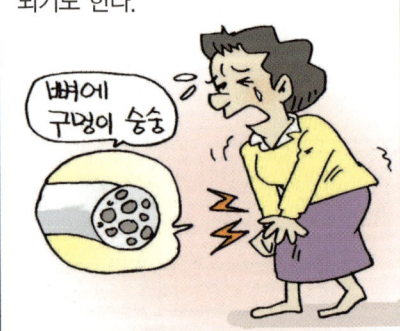

*MSG(Monosodium L-glutamate)

06 가공식품을 먹지 마라

식품을 가공한다는 것은 맛을 더 좋게 하고, 유통기간을 길게 만들고 모양과 색을 보기 좋게 만들어 가격 경쟁력을 높인 것이다.

그런데 이런 일을 하는 과정에는 필연적으로 여러가지의 화학약품을 사용하게 된다.

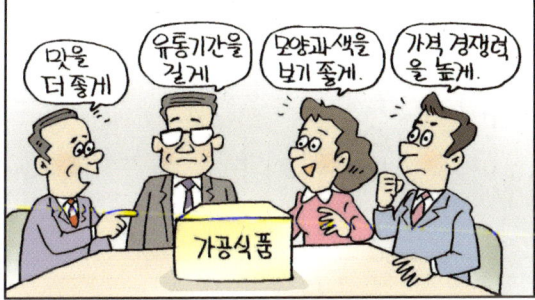

물론 모든 것에는 인간에게 안전한 양이 법으로 정해져 있어서 절대적으로 유해하지 않게끔 한다. 그렇지만 티끌도 모으면 태산이 된다.

한두 잔의 반주습관이 알코올 중독이 되듯이 각종 가공식품에 들어있는 식품첨가물이 수 십년 동안 우리 몸에 쌓이면서 어떤 결과를 가져올지 생각해 보았는가?

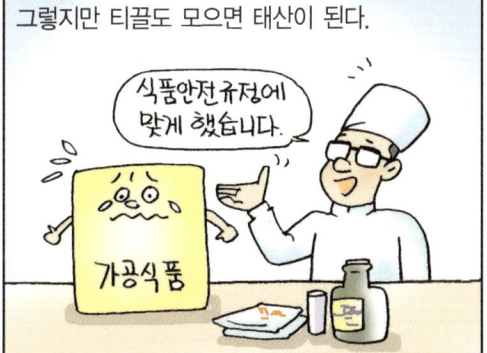
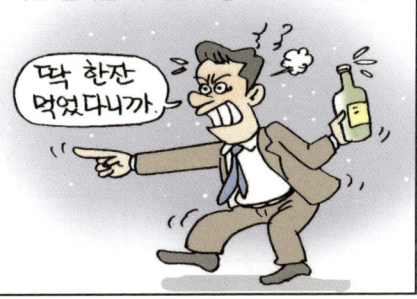

인공감미료는 구토감과 두통을 일으키는 원인으로 손꼽힌다.

사카린은 물론 아스파탐 역시 불면증과 시력감퇴, 암을 유발하는 것으로 알려져 있다.

방부제는 대표적인 발암물질의 하나로 중추신경을 마비시킨다.

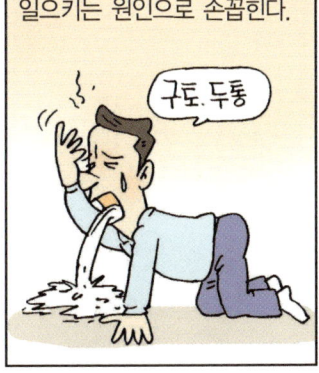
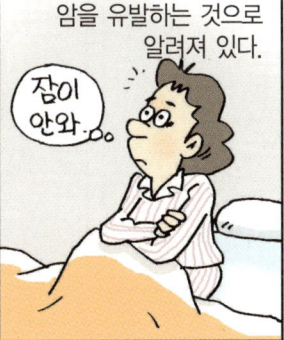
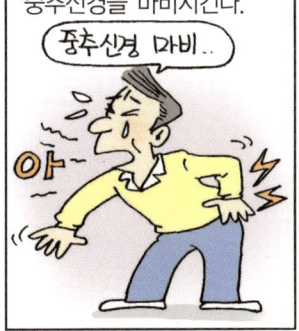

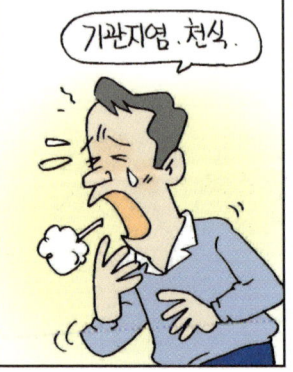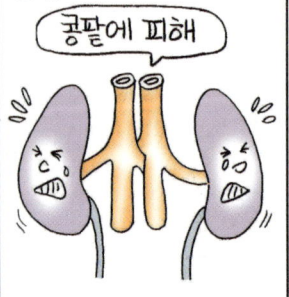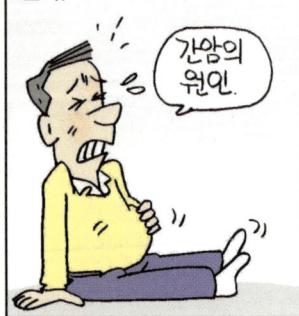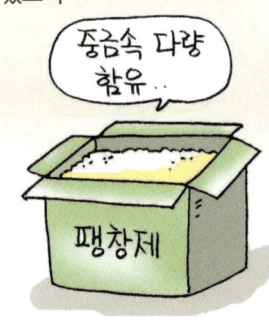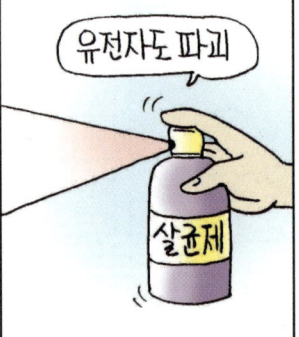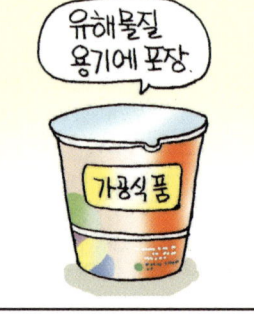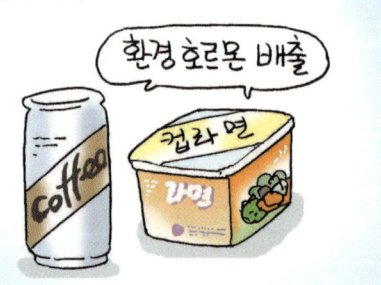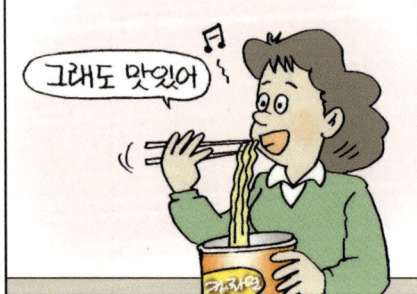

07 청량음료를 마시지 마라

청량음료란 입안에 톡 쏘는 맛을 내주는 단맛의 음료수다. 콜라나 사이다를 비롯한 청량음료는 물에 설탕과 탄산, 방부제, 인공색소, 카페인을 섞어 만든다.

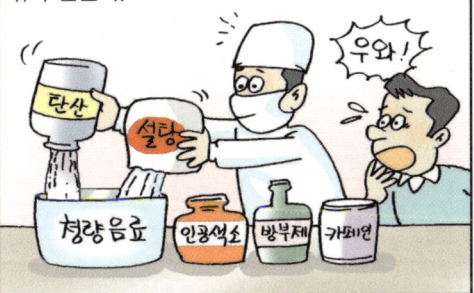

콜라 같은 청량음료 200㎖에는 12숟가락의 설탕이 들어있다. 이렇게 많은 양의 설탕을 계속 섭취하면 비만과 당뇨에 걸릴 수 밖에 없다.

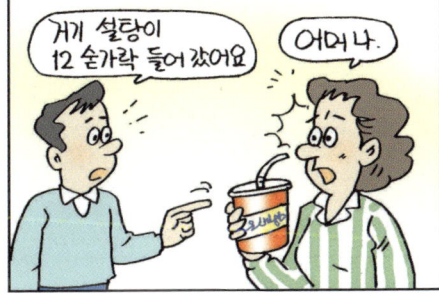

청량음료에 들어있는 설탕과 카페인은 일시적으로 기분을 좋게 만들어 주지만 결국은 설탕 과잉으로 인한 피해를 입을 수 밖에 없다.

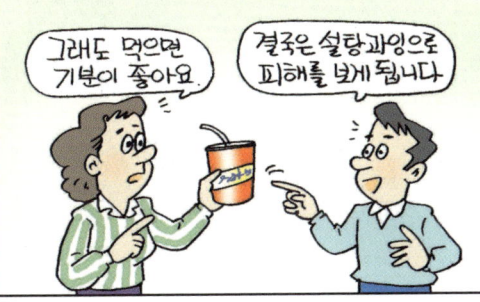

또 카페인은 청량음료를 계속 마시지 않으면 참을 수 없는 중독증상을 만든다. 카페인은 중추신경 흥분제이다.

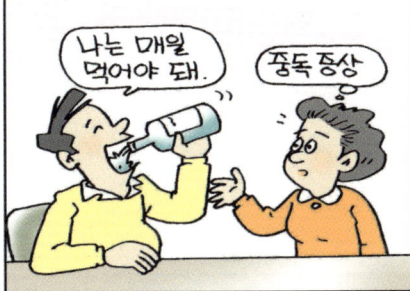

청량음료가 또 문제가 되는 것은 음료수 속에 들어있는 다량의 인 때문이다. 인은 우리의 몸속에서 칼슘을 빼내가는 역할을 한다.

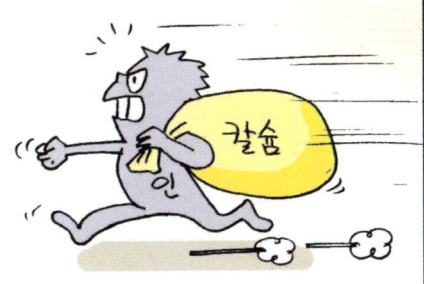

무의식적으로 마시는 청량음료가 뼈 속의 칼슘을 빼가면 칼슘은 피를 타고 온 몸을 돌다가 콩팥에서 걸러지면서 결석을 만든다.

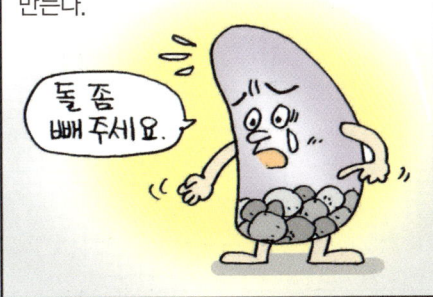

그리고 칼슘이 모두 빠져나간 뼈는 구멍이 숭숭 뚫린채 심각한 골다공증이 되어 아무때나 쉽게 부러진다.

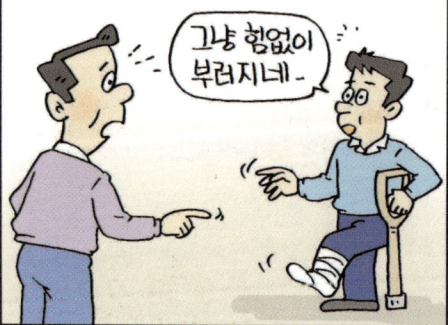

청량음료를 많이 마시면 치아가 상하는 이유가 단지 설탕만이 아니라 인의 부작용 때문이기도 하다.

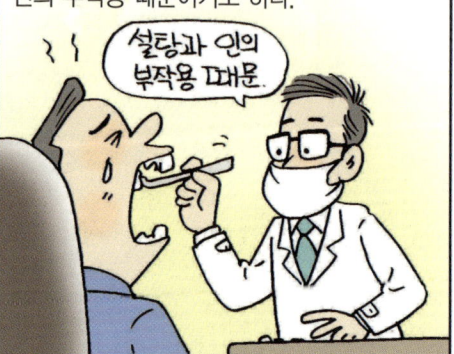

우리 몸속에 인이 쌓이면 고혈압과 중풍을 일으키며 파킨슨병의 원인이 되기도 한다.

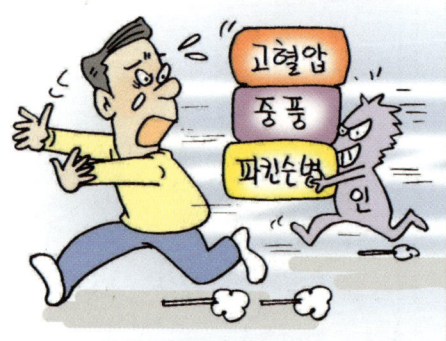

아이들이 청량음료를 많이 마시는 것은 청량음료를 물처럼 생각하기 때문이다. 그러나 청량음료는 물이 아니다.

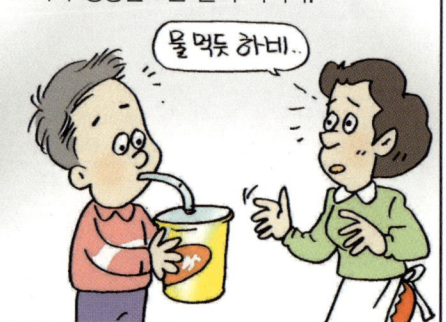

우리 몸에서 물이 하는 역할을 청량음료는 절대로 하지 못한다. 오히려 청량음료속에 들어있는 갖가지 유해물질을 배출하느라 우리 몸의 오장육부는 과로에 시달리고 몸속에는 각종 독이 쌓여갈 뿐이다.

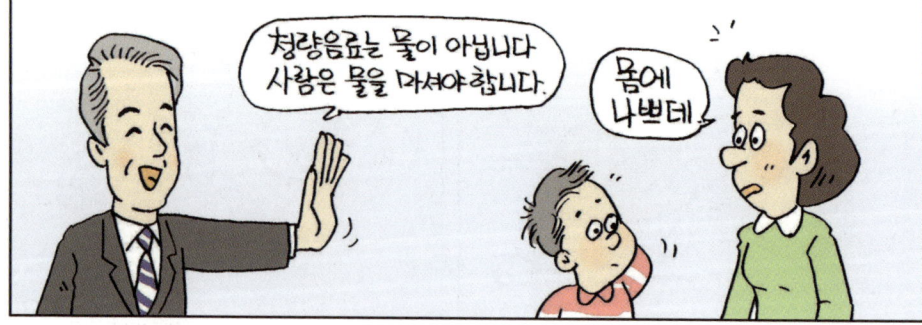

08 술 마시지 마라

우리나라 사람은 별로 비만하지 않은데도 당뇨에 걸린다. 왜 이런 일이 일어나는가? 문제는 술이다.

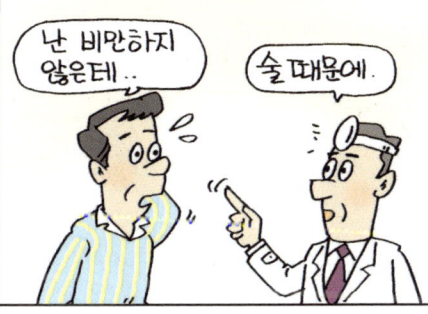

술을 마시면 간에서 지방을 분해하지만 간의 분해능력을 넘어서게 술을 마시면 중성지방이 그대로 간에 저장된다. 이것이 지방간이다.

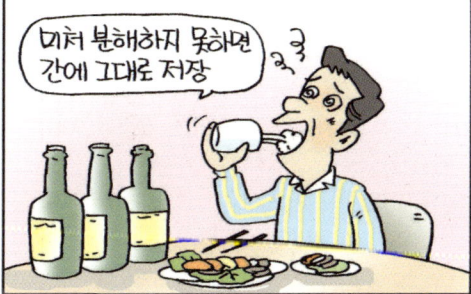

지방간은 더 이상 술을 먹어서는 안된다는 경고이다. 지방간이 간경화를 일으키고 당뇨와 심장병을 불러오며 간암으로 발전할 수 있다는 것을 잊어서는 안된다.

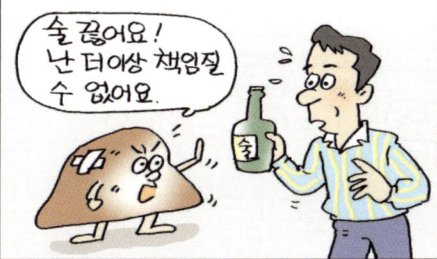

당뇨환자에게 술이 나쁜 이유는 또 있다. 당뇨환자는 절대로 과식하지 말아야 한다. 과식을 하지 말라는 것은 칼로리 섭취를 제한하려는 것인데 술은 고칼로리 식품이다.

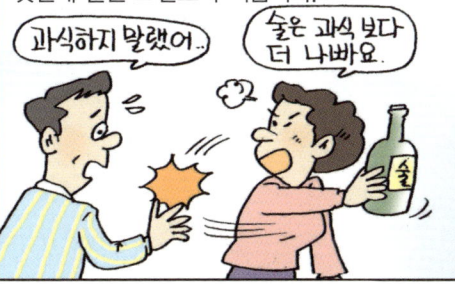

술은 몸에 필요한 단백질은 전혀 없이 칼로리만 높은 식품으로 당뇨에는 절대 좋지 않다.

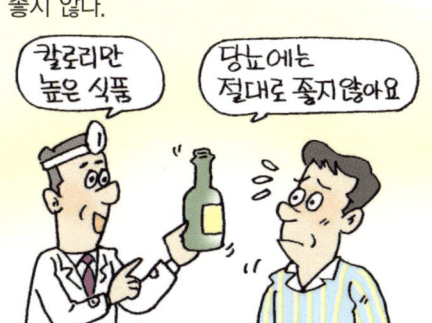

간을 피곤하게 해서는 결코 건강할 수 없다. 간을 소중하게 생각해야 한다. 그렇다면 술은 마시지 말아야 한다.

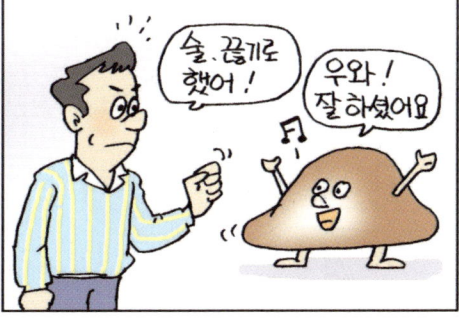

09 담배 피우지 마라

담배를 피우면 폐암의 원인이 된다는 것은 누구나 다 아는 얘기이다. 그렇지만 담배는 당뇨를 부르고 심장병을 불러오기도 한다.

병원에서 당뇨 판정을 받는 즉시 금연하라는 말을 듣는다. 만일 당뇨인데도 담배를 계속 피우면 합병증에 걸릴 위험이 더 높아진다.

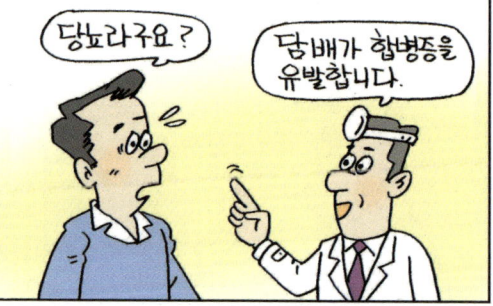

담배에는 4,000여 가지의 독소가 들어 있다. 독소는 간에서 해독되는데 날마다 담배를 한갑씩 피워 댄다면 간이 아무리 부지런해도 그 많은 독을 다 분해할 수 없으려니와 간이 먼저 지쳐 병들어 버릴 수도 있다.

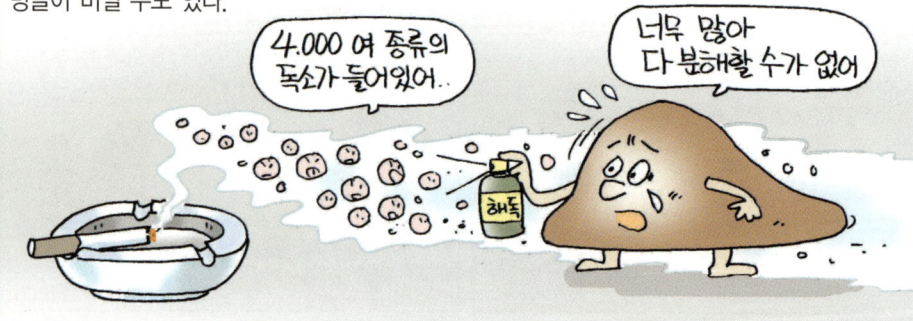

또 담배를 피우면 심장박동이 증가해서 혈압을 높인다. 고혈압은 흐름을 방해해서 만병을 불러 들인다.

코를 굴뚝삼아 연기를 내뿜는 동물은 사람밖에 없다. 제 스스로 몸의 화근을 만들어 병을 불러 들이는 미련한 동물도 사람뿐이다. 담배 한개피를 피우면 수명이 8분 짧아진다고 한다.

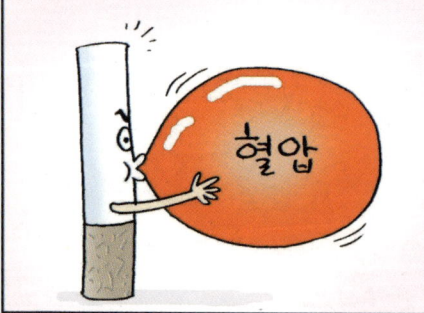
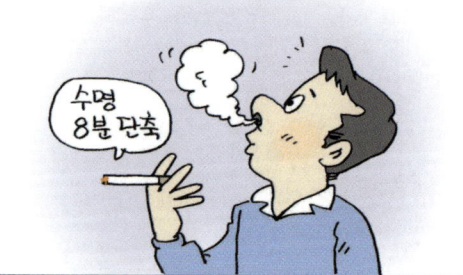

10 고기도 먹지 마라

우리에게 생활습관병이라고 부르는 각종 병이 나타난 것은 고기를 많이 먹게된 시점과 정확히 들어 맞는다.

왜 고기가 병을 부르는가?
사람의 오장육부가 고기를 먹기에 적합하게 생기지 않았기 때문이다.

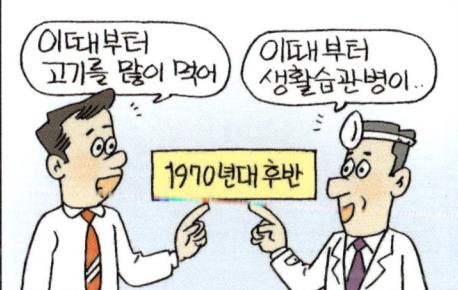
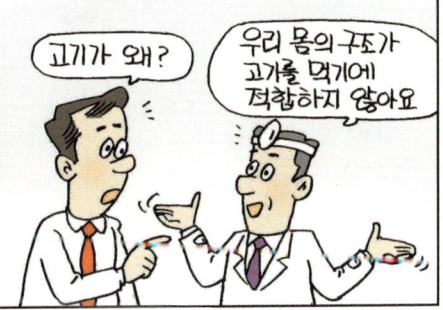

사람의 몸은 곡식과 채식을 하기에 적합하게 장이 길고 십이지장이 짧아 많은 양의 고기를 분해할 수 없다.

더구나 동양인과 서양인 사이에도 차이가 있어서 서양인의 장은 동양인의 것보다 30cm나 짧고 위도 작다

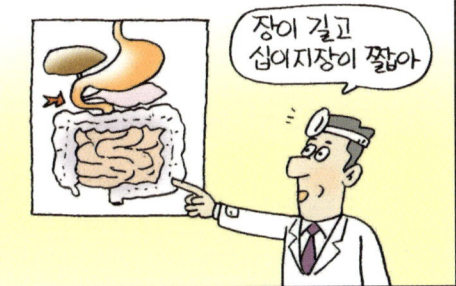
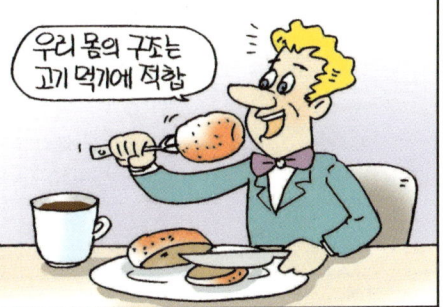

다시 말해 서양인은 동양인에 비해서 고기를 먹기에 더 적합한 오장육부를 갖고 있다는 말이다. 하와이로 이민 간 우리 선조들이 서양식 식사를 하며 수십 년간 살아온 결과, 미국인들보다 훨씬 더 많은 사람이 당뇨에 걸렸다는 것이 이런 예이다.

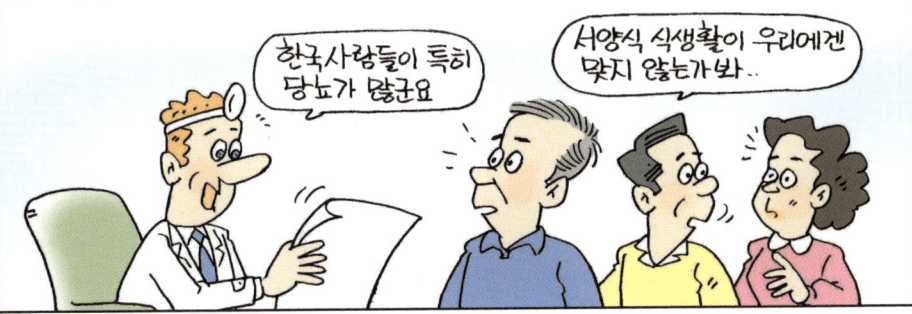

고기를 많이 먹으면 피가 산성화되어 면역력이 떨어지고 콩팥의 기능이 저하된다.

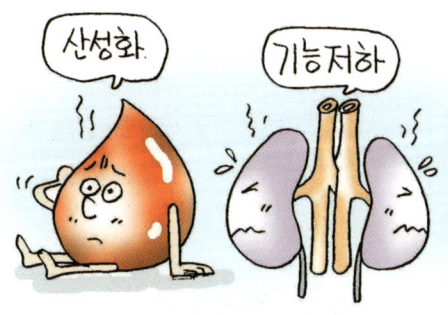

동물성 포화지방이 피 속에 녹아 떠다니다 혈관벽에 쌓이면 동맥경화, 고혈압, 중풍을 일으킨다.

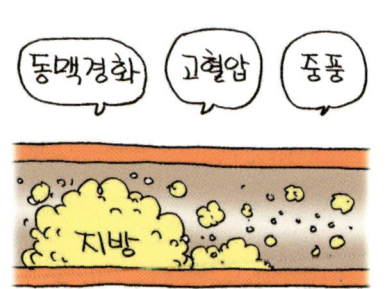

우리 몸에서 미처 분해되지 못한 고기는 장에 머물면서 부패하게 된다.

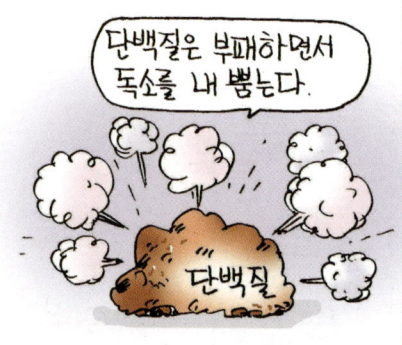

단백질이 분해되면서 발생하는 질소화합물이 독이 되어 병의 원인이 된다.

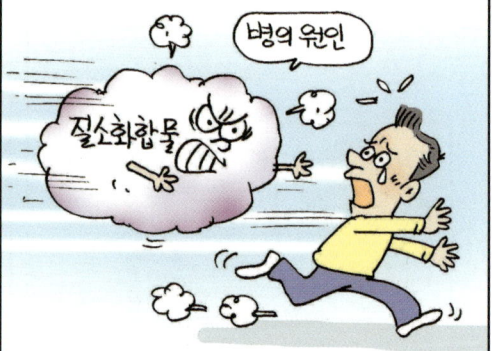

고기를 먹지 말라는 것은 지나치게 어려운 주문일 수 있다.
하지만 건강을 생각한다면, 병을 고치고 싶다면, 당장 고기를 먹는 양부터 줄여야 한다. 반드시 줄여야 한다.

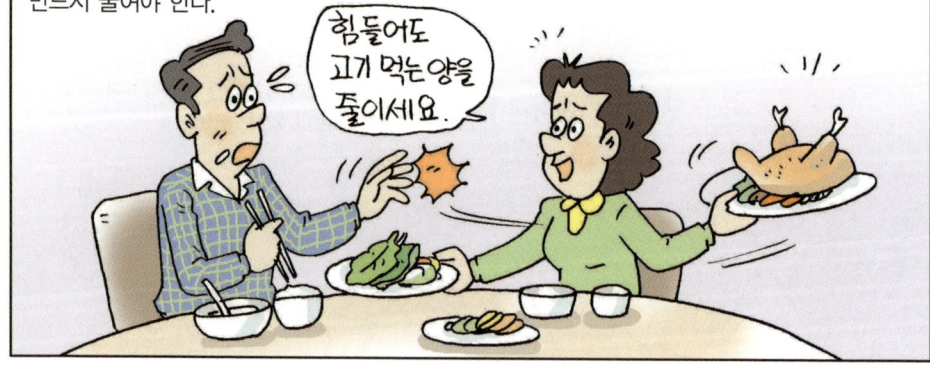

11 과식하지 마라

우리 사회는 언제부턴가 먹거리가 지천에 널린 세상이 되었다. 밥이 없으면 라면 끓여 먹고 빵 사다먹고, 과자 사다 먹으면 된다.

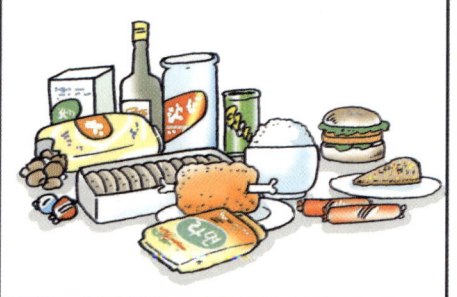

하루 세끼를 먹는다는 의미도 퇴색한지 오래다. 굳이 끼니가 아니더라도 군것질거리가 하루종일 손에 들려 있다.

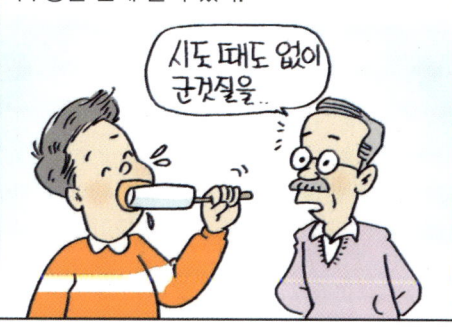

심지어 다이어트를 한다며 밥을 굶는 여대생들 조차 케이크와 커피, 과자는 먹는다. 밥을 안 먹으면서 오히려 밥보다 더 많은 양의 칼로리를 섭취한다.

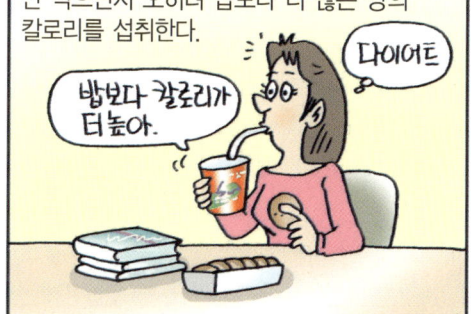

우리는 아직도 손님을 모시면 차리는 사람은 풍성하게 차려야 예의가 되고 손님은 그것을 배부르게 먹어줘야 예의가 된다.

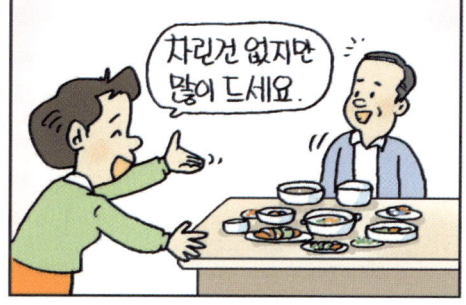

그렇지만 많이 먹는게 절대 복이 아니다. 예전에 가장 먹을게 흔하고 풍성했던 임금들의 평균수명이 44~45세라는 통계가 있다.

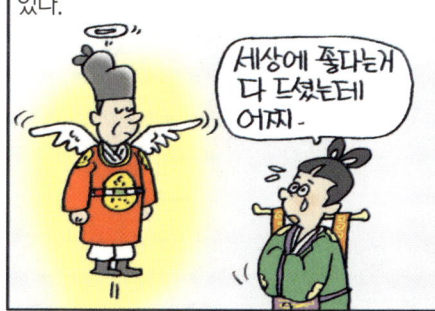

조선 8도에서 나는 산해진미를 모두 모아서 하루 다섯끼를 먹으며 비단옷을 입고 산 임금님들이 왜 오래 살지 못했을까. 이유는 과식과 운동부족이다.

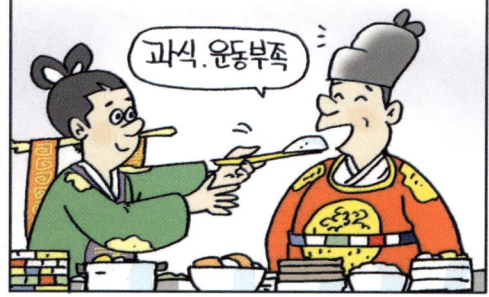

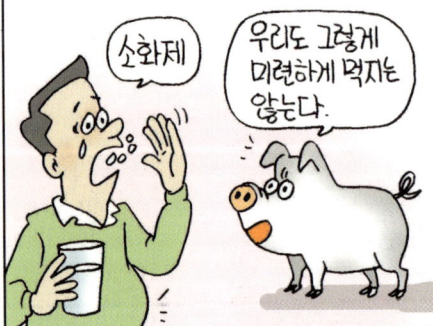
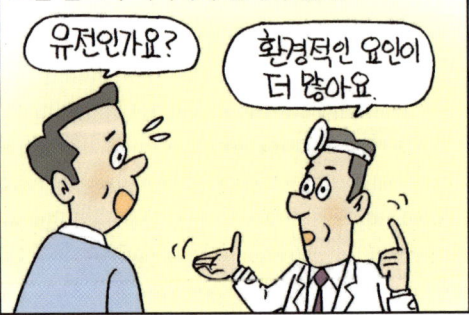
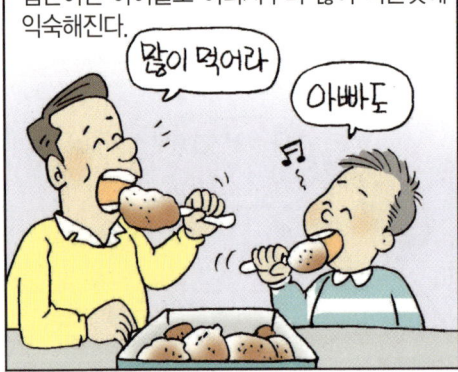
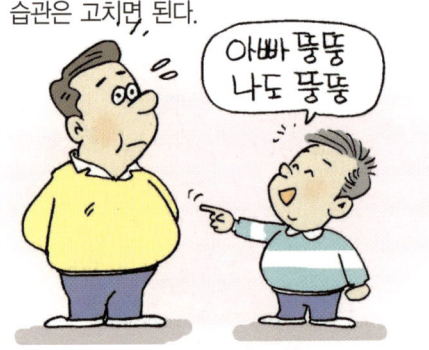
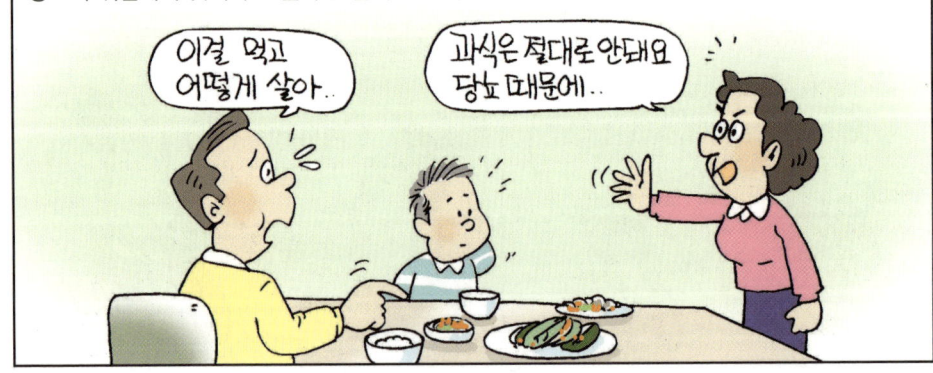

| 제4장 |

그럼 무엇을 먹어야 하나

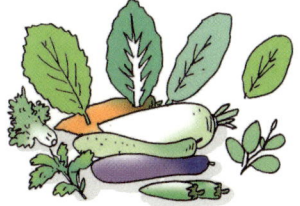

1. 오곡잡곡밥을 먹어라
2. 좋은 물을 마셔라
3. 원형 그대로를 먹어라
4. 유기농을 먹어라
5. 무엇이 유기농인가
6. 5 : 2 : 1의 규칙을 지켜 먹어라
7. 효소를 먹어라
8. 효소와 효모는 다른가
9. 장내 유익균을 키워라
10. 사람은 엽록소를 먹어야 산다
11. 케일을 먹어라
12. 집에서 간단하게 조리해 먹어라

01 오곡 잡곡밥을 먹어라

오곡이란 현미와 보리, 콩, 수수, 기장을 말한다. 기장 대신 팥이나 조를 사용해도 되는데 어쨌든 곡식 다섯가지를 섞어 지은밥을 먹으라는 얘기다.

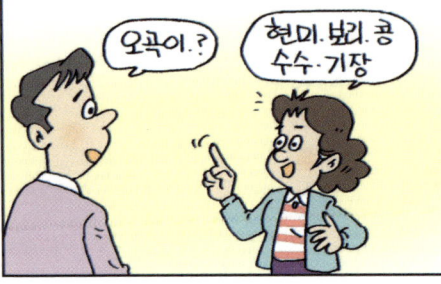

그런데 사람들이 흔히 생각하는 정도의 오곡밥은 절대 아니다. 현미와 다른 잡곡의 비율의 1:1은 되어야 제대로 된 오곡잡곡밥이다.

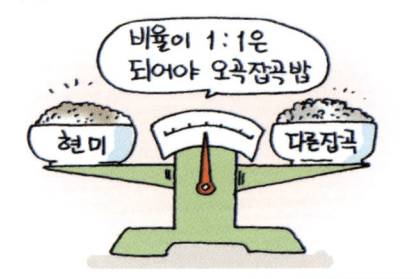

이런 비율로 밥을 지으면 밥에 쌀알이 전혀 없는 것처럼 보인다. 온통 잡곡 투성이인 것 같은 이 밥을 씹으면 쉽게 씹히지가 않는다.

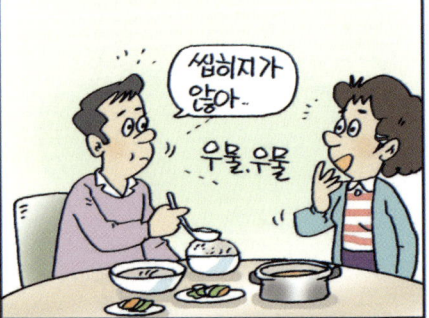

그래서 흰 쌀밥을 먹을 때와는 달리 천천히 씹어 먹을 수밖에 없다. 천천히 씹어 먹으면 적은 양을 먹으면서도 배가 부르게 된다.

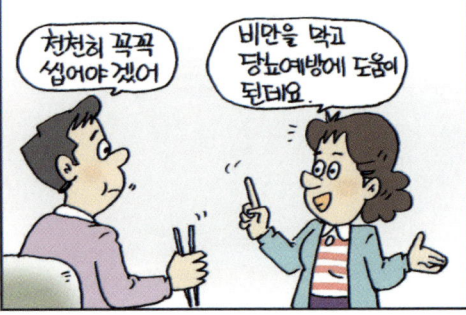

처음에는 입속에 넣으면 우르르르 소리를 낼 것 같지만 막상 입속에 넣고 씹어보면 의외로 씹히는 맛이 좋아 먹어본 사람들은 흰 쌀밥이 싱거워 먹을 수 없다고 한다.

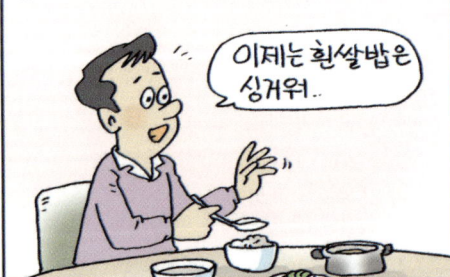

현미에는 씨앗에 들어있는 온갖 영양소가 다 들어있다. 현미를 먹으면 따로 비타민을 챙겨 먹어야 할 이유가 없다.

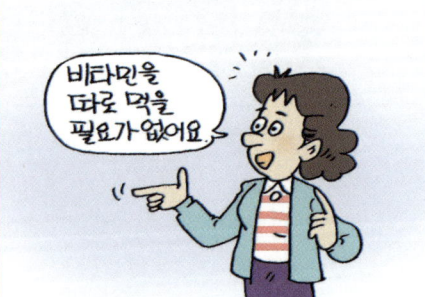

현미를 씻은 쌀뜨물을 먹으면 각기병이 낫는다. 각기병은 비타민 B_1이 부족해 생기는 병이다. 그런 병을 고칠 만큼 현미의 영양분이 충분하다는 것이다.

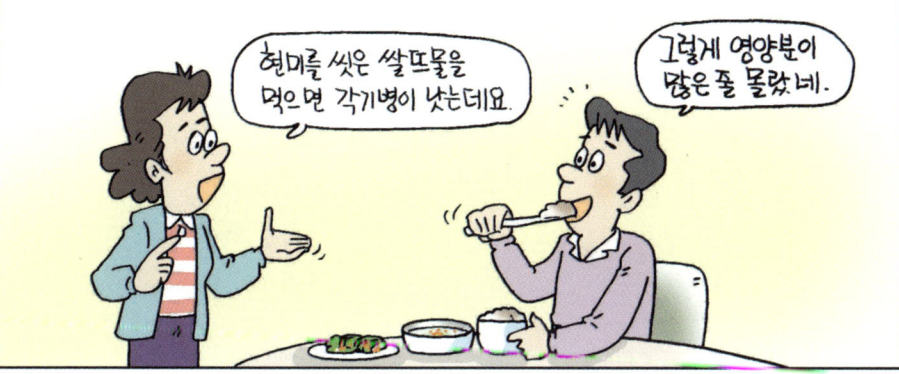

또 현미속에는 효소와 미네랄이 들어 있다. 요즘 효소가 건강에 좋다니까 효소를 사먹는 사람이 많아졌다.

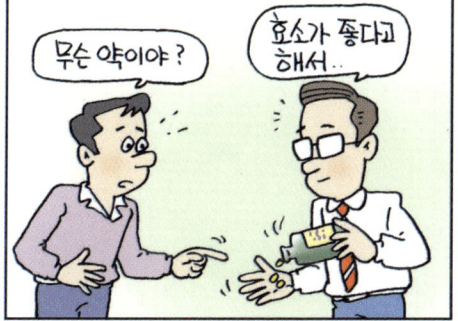

그러나 현미오곡밥을 지어 먹으면 그런 것을 돈내고 사 먹어야 할 이유가 없다.

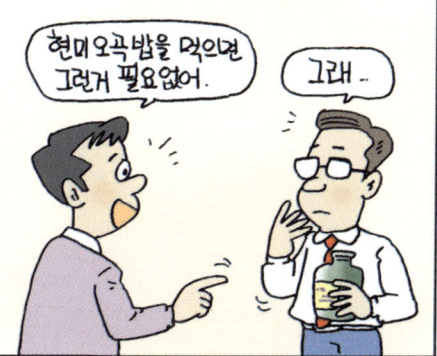

밥을 먹고 난 뒤에는 솥에 눌러붙은 밥에 물을 부어 숭늉을 만들어 마시는 게 좋다. 맛도 구수하고 좋거니와 영양도 만점이며 청량음료에 길들여진 입맛을 바꾸는 데도 효과가 있다.

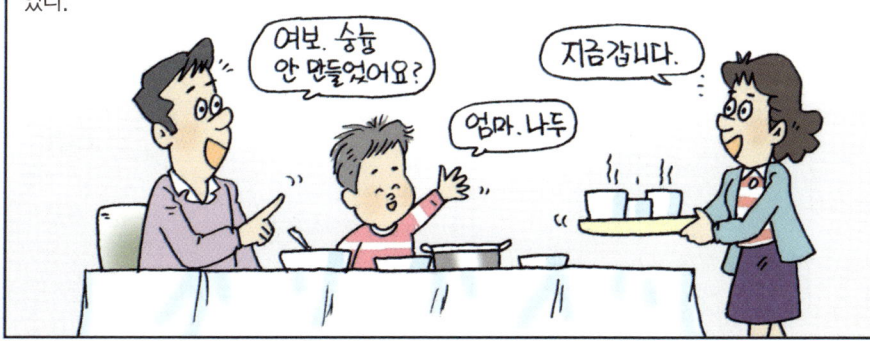

02 좋은 물을 마셔라

사람은 물 없이 살 수 없다.
우리 몸의 70%가 물이라는 말은 물을 계속 보충해 주어야 한다는 말이다.

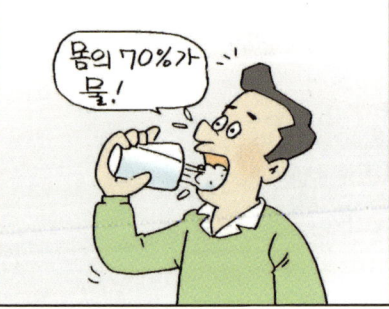

사람이 밥을 안먹고 살 수는 있으나 물을 먹지 않고는 단 1주일도 살지 못한다.

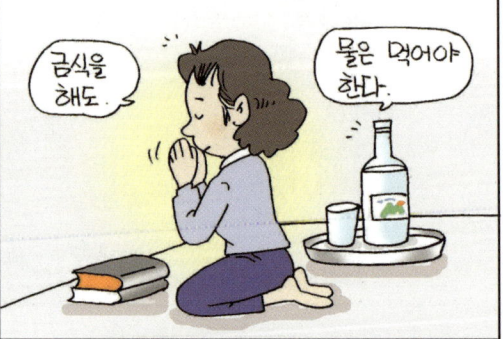

물은 우리 몸속에서 피가 하는 모든 역할을 해 낸다. 신진대사를 돕고, 혈액을 순환시키며 영양소를 용해시켜 나르고 노폐물을 배출시킨다.

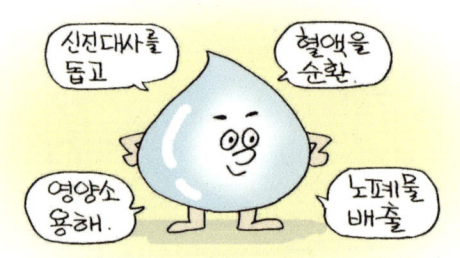

또 물은 혈액의 pH를 적정하게 유지시켜 준다. 물을 마시되 반드시 좋은 물을 마셔야 한다. 좋은 물은 끓이지 않은 생수이다.

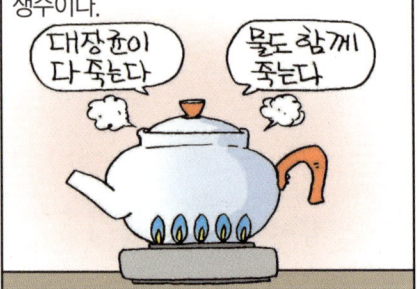

깨끗한 물을 따뜻하게 마시면 된다. 그리고 물은 조금씩 자주 마시는 것이 좋다.

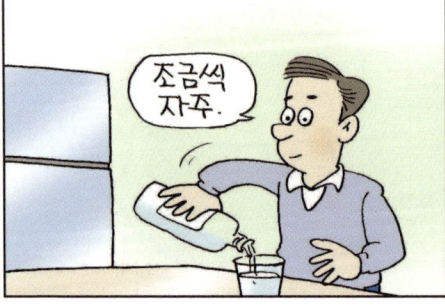

청량음료수는 절대로 물이 아니다. 물 대신 청량음료수를 먹어서는 당뇨로부터 결코 자유로울 수 없다.

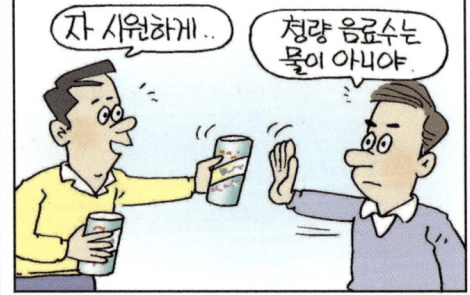

03 원형 그대로를 먹어라

요즘은 무엇이 좋다고 하면 너도나도 달려들어 엑기스를 만들어 낸다. 그리고 전 국민이 유행처럼 엑기스를 먹는다.

그러나 먹을거리는 태초에 하나님이 주신 그대로를 먹는 게 가장 좋다. 만일 엑기스가 가장 좋다면 하나님은 애초에 엑기스를 주셨을 것이다.

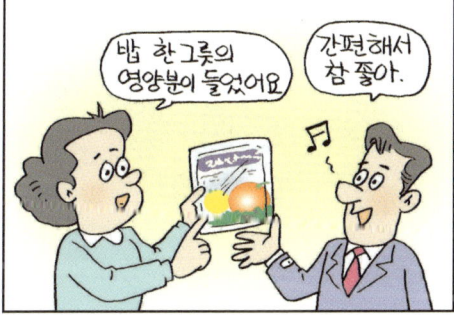

엑기스는 사람이 만든 것이다.
사람이 어떻게 먹을거리를 만들 수 있는가? 사람은 하나님이 주신 것을 가공할 수 있을 뿐이다.

가공은 언제나 많은 문제 거리를 안고 있다. 가공을 하려면 필히 불에 익히거나 물에 삶거나 하는 등의 과정을 거쳐야 한다.

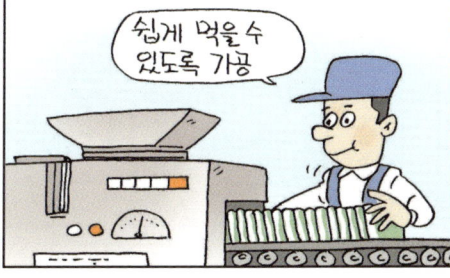 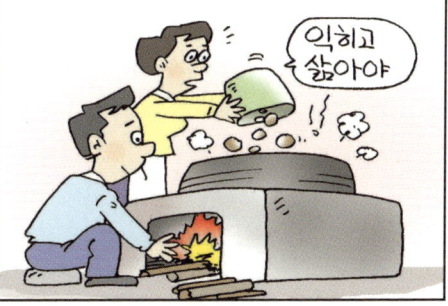

흙의 기운을 받고 태양의 에너지를 받고 잘 익은 먹거리를 삶거나 익히면 본래의 영양소는 파괴되고 만다. 그런데 왜 굳이 삶고 굽고 짜내서 먹으려고 하는지 안타까울 뿐이다.

마늘이 좋다니까 구운마늘이 나오고 마늘환이 나왔다. 그냥 먹으면 냄새가 나서 가공된 것을 먹는다고들 한다. 그러나 마늘은 매운 마늘내가 나야 진짜 마늘이다.

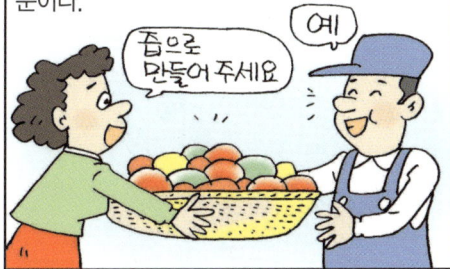 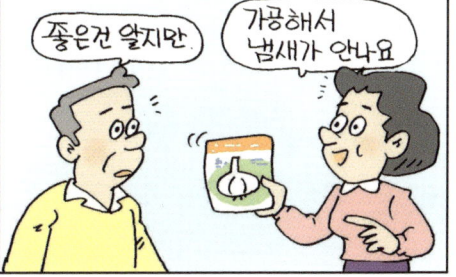

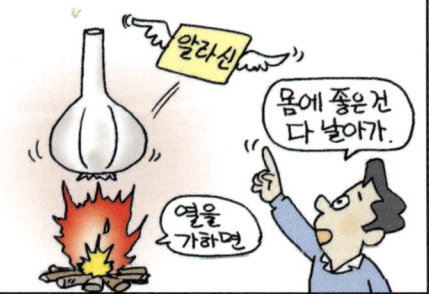
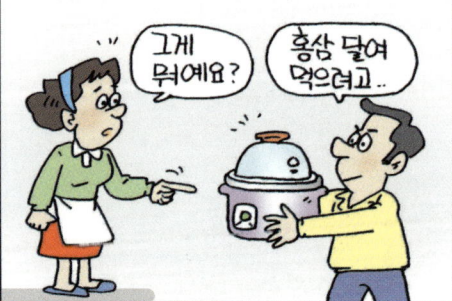
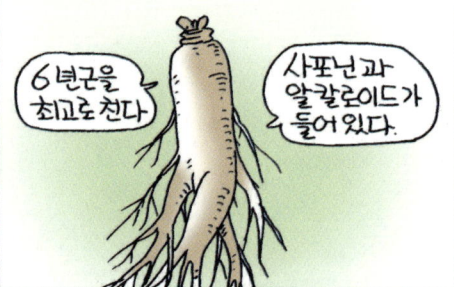
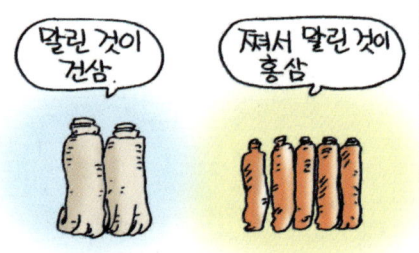
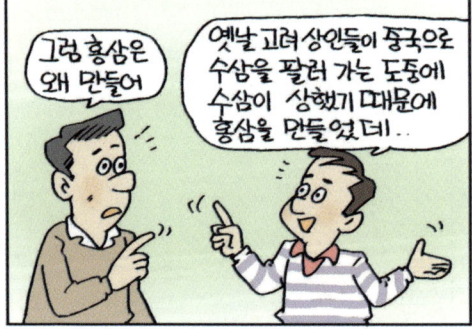
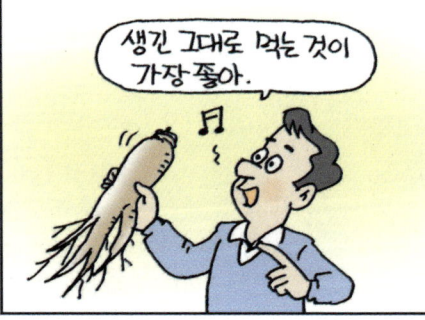

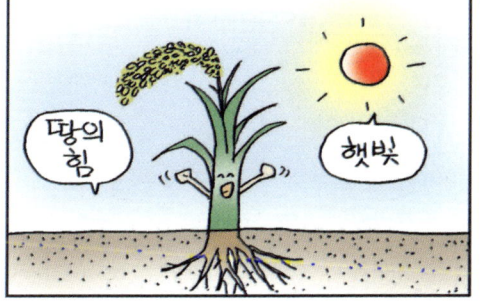

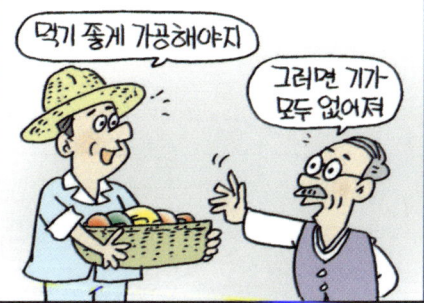

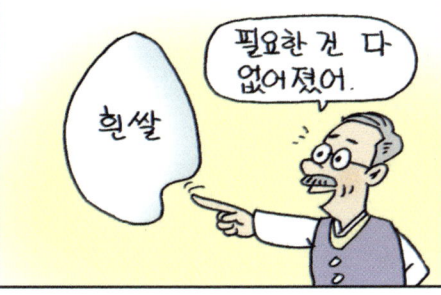

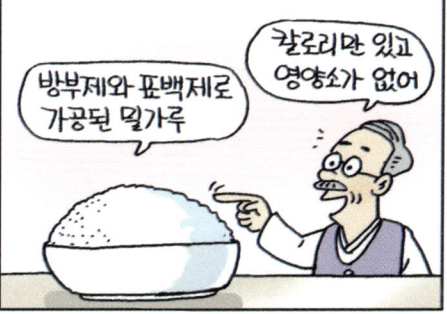

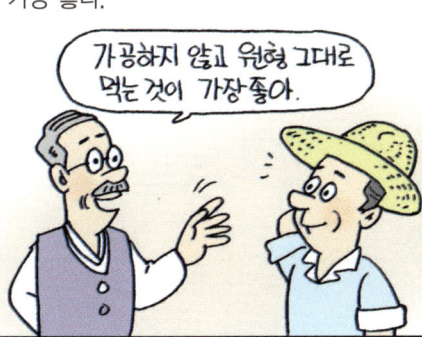

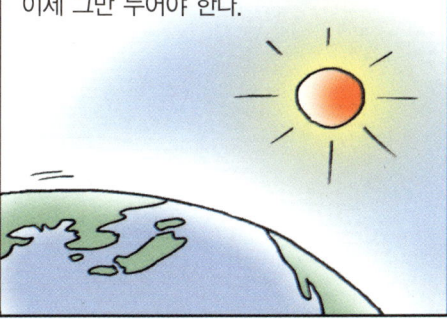

04 유기농을 먹어라

우리나라에 화학비료가 등장한 것은 1940년대 흥남 화학비료공장이 들어서면서 부터이다. 이 화학비료를 사용하자 추수량이 두배 가까이 늘어났다.

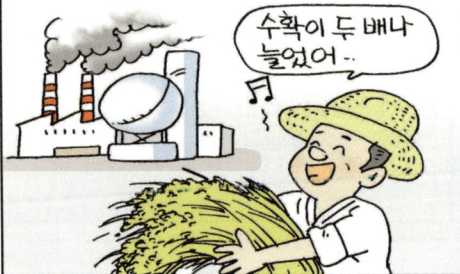

그러자 욕심이 생긴 사람들은 더 많은 비료를 뿌리고 더 강한 비료를 개발해냈다. 비료는 질소와 인산, 칼륨으로 만든 땅의 영양제이다.

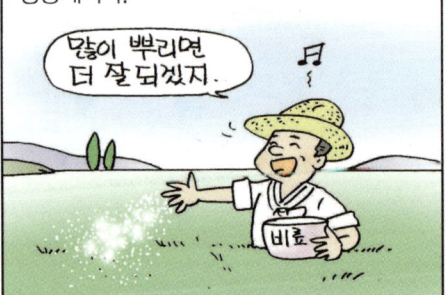

땅에 영양제를 뿌리고 수확을 많이 내게 된 것은 좋은데 영양제를 먹는 땅이 오히려 저항력을 잃고 약해져 갔다.

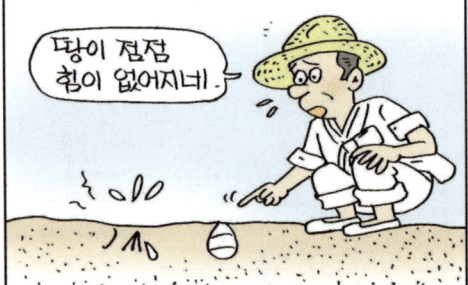

영양제를 넣어 준 땅이 왜 죽어갈까? 흙에는 질소, 인산, 칼륨, 산소, 탄소, 칼슘, 수소, 마그네슘 등 무려 20가지의 성분이 들어 있다.

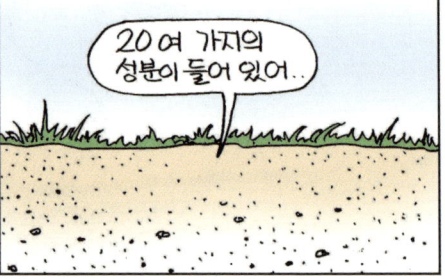

그런데 화학비료는 질소와 인산, 칼륨만을 보충해 주는 것이다. 화학비료를 섭취한 흙은 영양의 균형이 깨져 미생물들이 살 수 없게 되고,

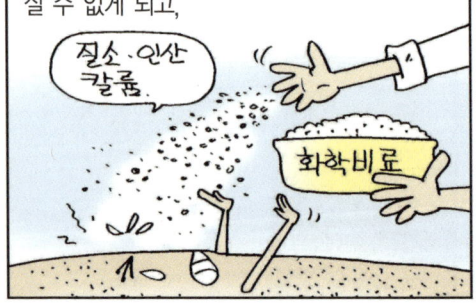

땅 속을 기어 다니며 흙을 갈아주고 기름지게 하는 땅강아지와 굼벵이, 지렁이가 살지 못하는 땅은 딱딱하게 굳어져 죽어버린다.

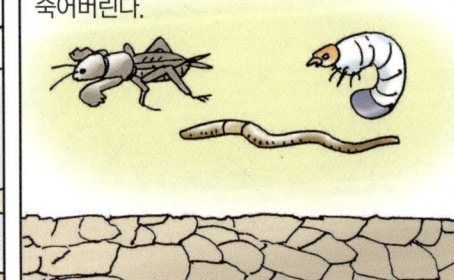

땅이 죽으니 물도 죽는다. 제 아무리 청정한 산정에서 발원한 샘일지라도. 화학비료로 죽어버린 땅을 흐르면 물도 못쓰게 되는 것이다.

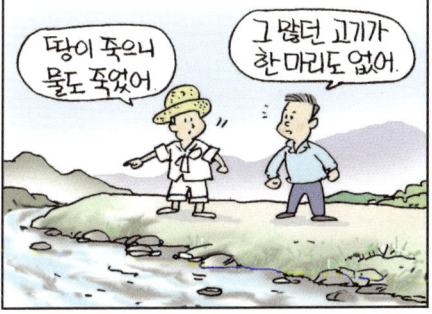

화학비료보다 더 나쁜것은 제초제와 농약이다. 저항력을 잃은 땅은 잡초가 더 무성해져서 어쩔 수 없이 벌레를 잡기 위한 농약이 개발되고, 잡초를 죽이기 위한 제초제가 만들어졌다.

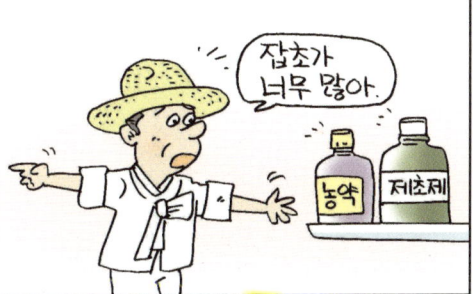

잡초를 죽이기 위해 제초제를 마구잡이로 뿌려대고도 우리가 온전하게 살 수 있겠는가?
제초제가 오로지 잡초에만 뿌려질 수 있을까?
제초제가 뿌려진 땅으로 물이 흐르면 그 물은 제초제로부터 안전할 수 있을까?

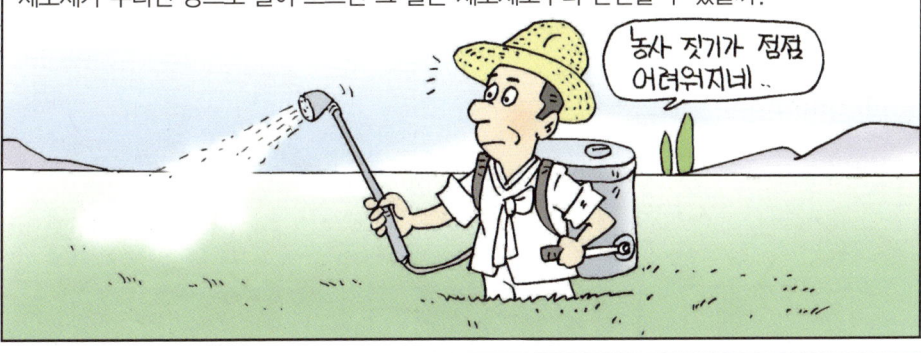

오염된 강물에서 자란 기형 물고기를 보면서도 왜 우리가 장차 그 꼴이 될 거란 생각을 하지 않는지 참으로 답답하다.

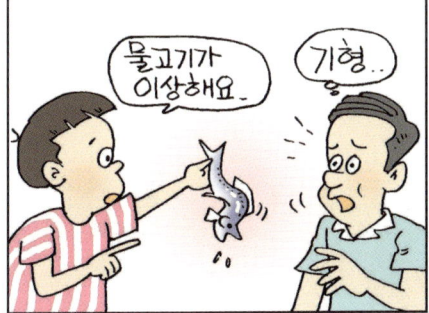

오염된 땅에서 나는 것을 먹는 사람이 바로 우리 자신인 것을 잊어서는 안 된다. 화학비료로 범벅이 된 땅에서 농약과 제초제를 뿌려 키운 곡식과 채소로는 우리 몸을 지킬 수 없다.

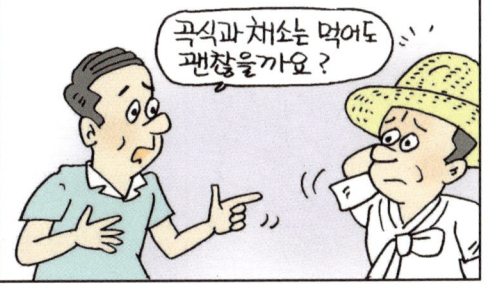

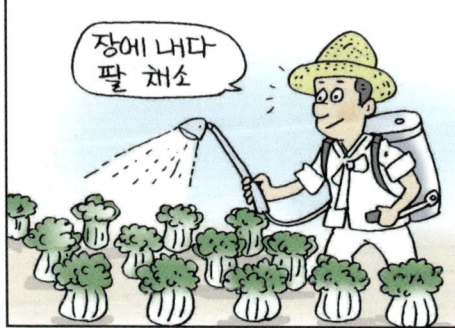
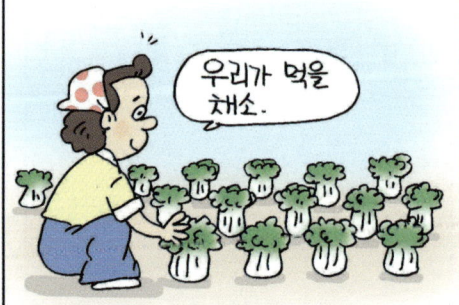
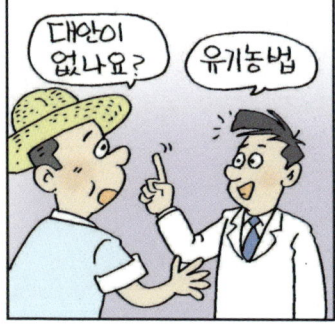
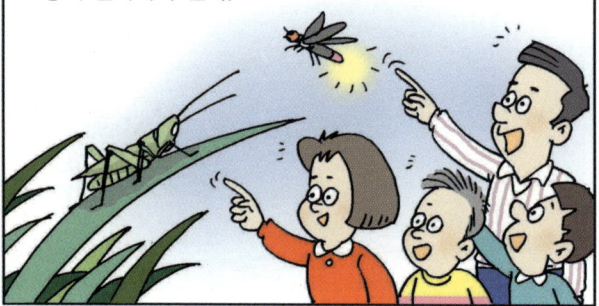
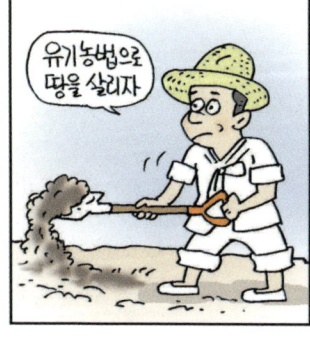
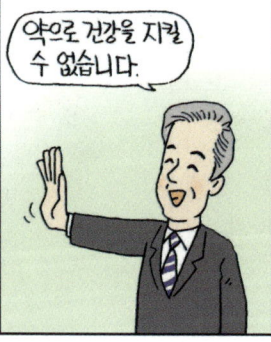
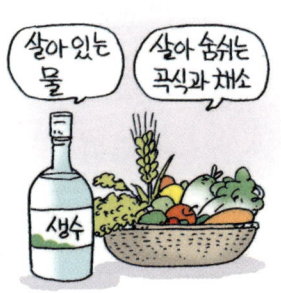

05 무엇이 유기농인가

유기농이란 화학적인 살충제와 방사능의 피해를 입지 않았어야 하며 유전자 변형식품이 아니어야 한다.

또 고기는 성장호르몬이나 각종 항생제 등이 투입되지 않아야만 유기농이라고 2002년 미국에서 정의한 바 있다.

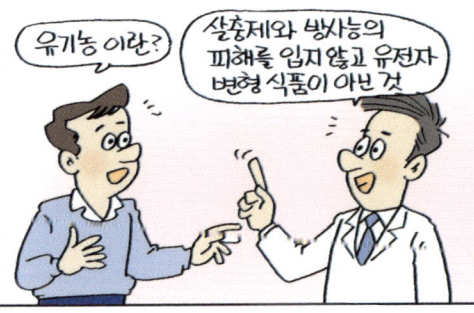

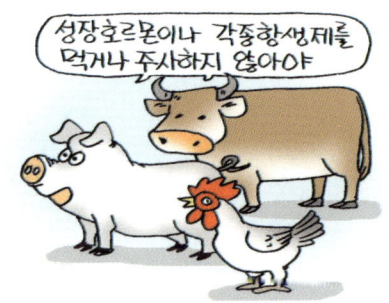

우리나라에서도 화학비료와 농약으로 인한 각종 피해사례가 보도되면서 유기농제품에 대한 관심이 높아지고 있다. 벼에 농약을 치는 대신 오리를 길러 재배한다든지 쌀을 도정할 때 나오는 쌀겨를 비료로 이용한다든지 매년 새로운 유기농법이 개발되고 있다.

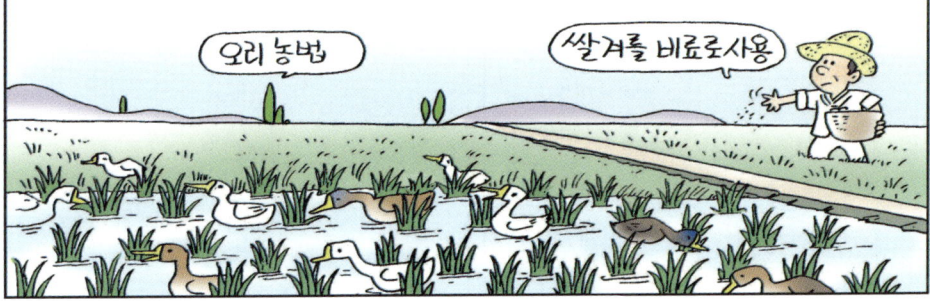

유기농업을 하면 농약을 치지 않음으로 잔류농약의 부담으로부터 해방될 수 있고 환경을 오염시키지도 않는다.

농사를 짓는 사람도 농약을 뿌릴 때 들이마시는 해독으로부터 벗어날 수 있어 안전하다.

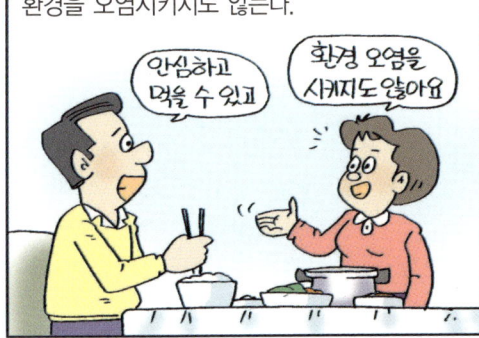

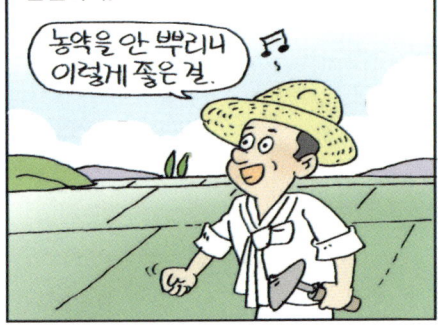

06 5:2:1의 규칙을 지켜 먹어라

사람의 치아는 사랑니를 포함해서 모두 32개이다. 앞니가 8개 송곳니가 4개 어금니가 20개이다. 어금니와 앞니 송곳니의 비율은 5:2:1이다.

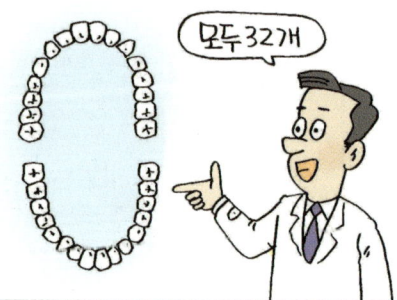

하나님은 왜 사람을 만드시면서 치아를 이와 같은 비율로 주셨을까? 우리 몸은 우리가 살아가는데 가장 합리적이고 편리하게 만들어져 있다.

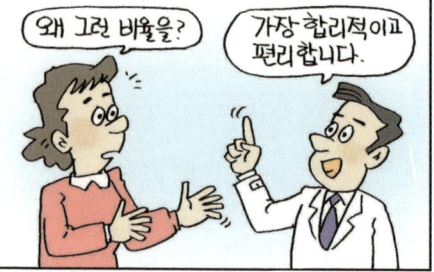

사람의 치아가 5:2:1의 비율을 가진 것은 그와 같은 비율로 먹으라는 것이다. 이렇게 먹는 것이 치아의 구조에 알맞게 먹는 것이다.

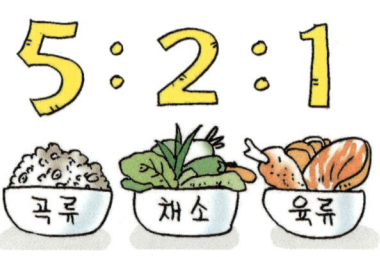

사람은 하나님이 주신 것을 골고루 먹어야 한다. 고기를 먹지 말라는 얘기가 아니다. 고기를 먹되 곡식과 채소 위주의 식사에서 벗어나지 말라는 것이다.

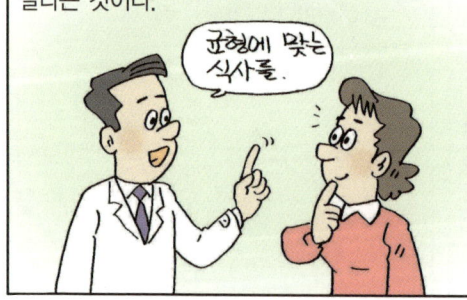

이 비율을 거꾸로 해서 먹을때 우리 몸은 반드시 병이 난다. 고기가 우리의 피를 더럽히기 때문이다.

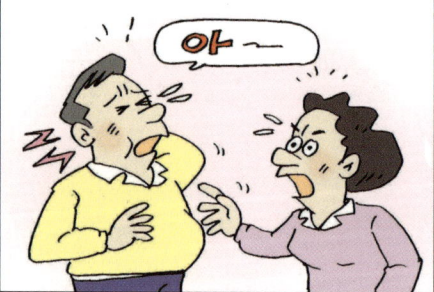

07 효소를 먹어라

효소는 일종의 곰팡이 같은 균으로 우리 몸의 장기에 서식하며, 우리가 먹은 음식물을 포도당과 아미노산으로 분해해 준다. 잘게 부수는 것까지야 치아가 한다지만 탄수화물이 포도당이 되어 흡수되는 데는 절대적으로 효소의 도움이 필요하다.

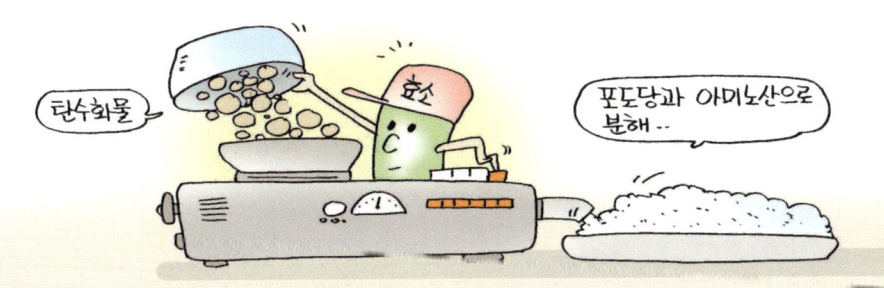

우리 몸속에서는 쉴새 없이 수 많은 종류의 화학반응이 일어나고 있다. 공기를 들이마셔서 피를 만들고 밥을 먹어 에너지를 얻으며 사는 것 자체가 화학반응이다.

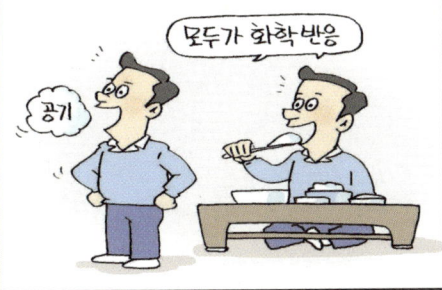

그런데 바로 이러한 화학반응을 위하여 우리 몸속에는 2,000여 종의 효소가 살고 있다는 것을 너무들 모르고 있다.

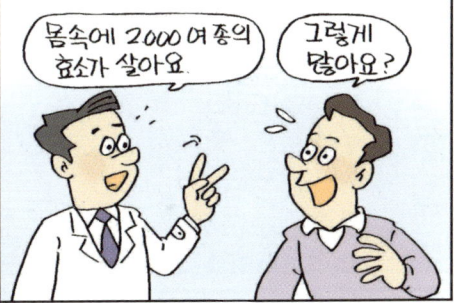

음식을 먹는다고 해서 그것이 그대로 피가 되고 세포가 될 수는 없다. 많은 과정을 거쳐 피가 되는데 그것을 도와주는 것이 바로 효소이다.

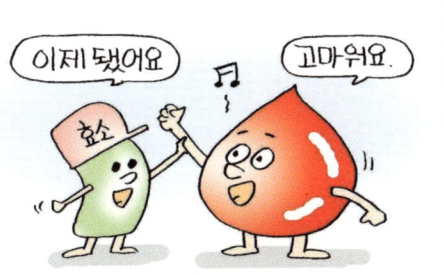

만일 우리 몸에 소화 효소가 부족하다면 소화가 제대로 될 리가 없다.

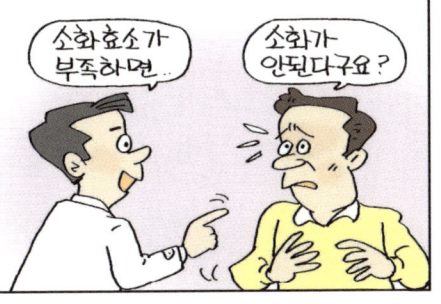

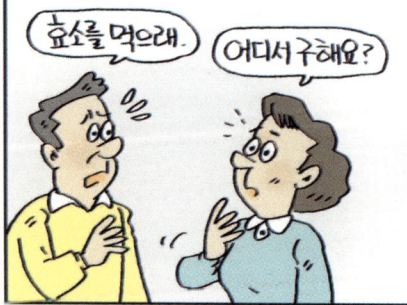
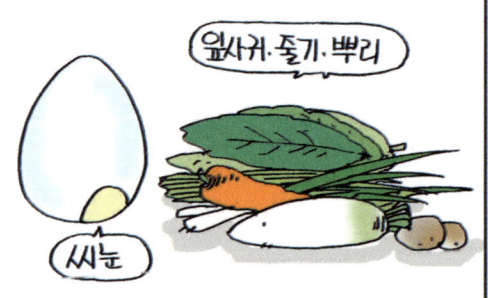
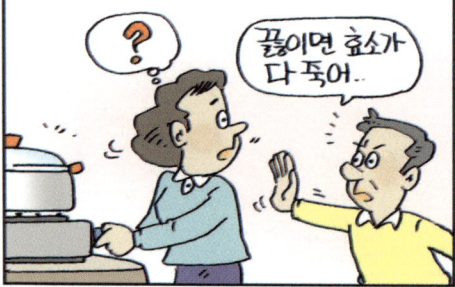
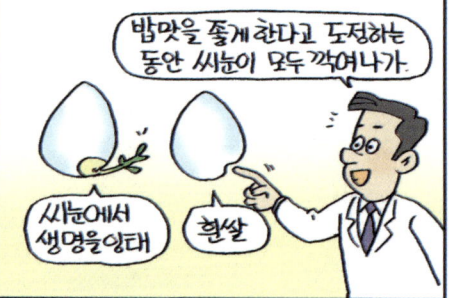
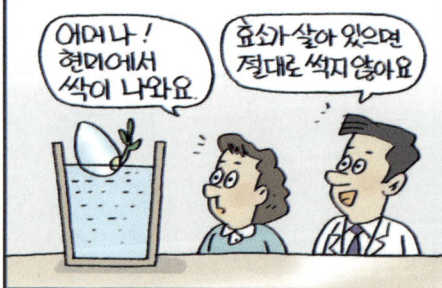
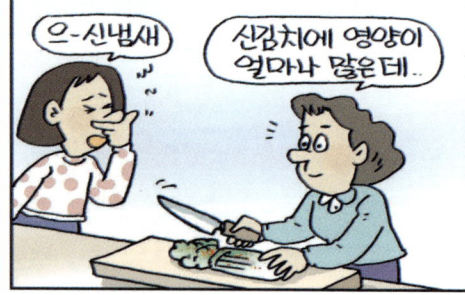

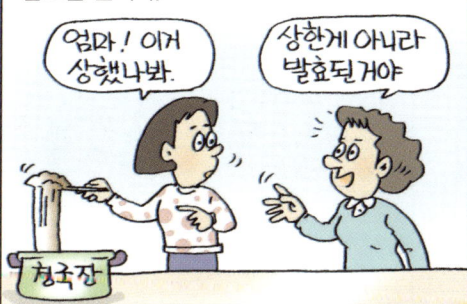
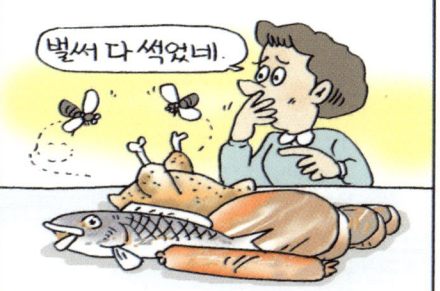
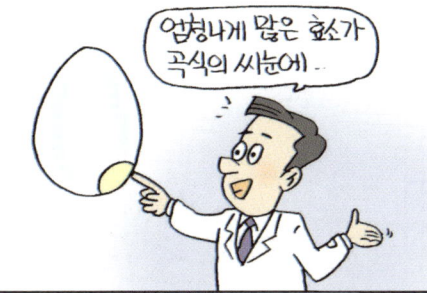
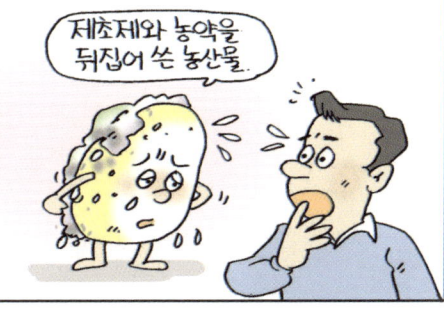
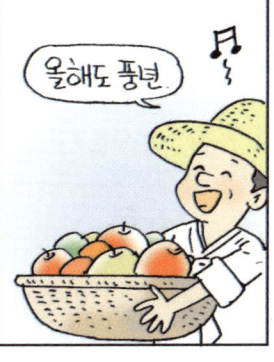
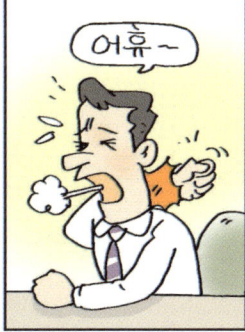
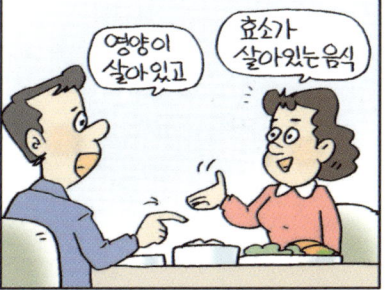

08 효소와 효모는 다른가

효모는 이스트라고 부르는 미생물로서 빵이나 맥주를 만들때 사용되는 물질이다. 효모는 곰팡이, 버섯과 같은 무리지만 균사가 없고 운동성도 없는 단세포 생물이다.

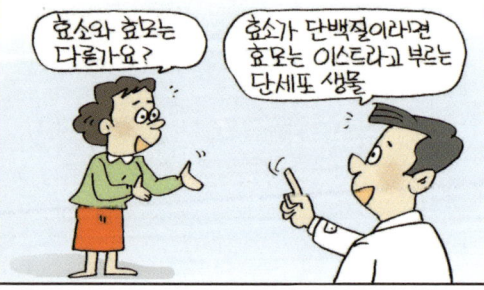

효모는 꽃의 꿀샘이나 과일의 껍질같이 달콤한 맛이 나는 곳에 살며 발효되면 이산화탄소가 생겨 거품이 난다.

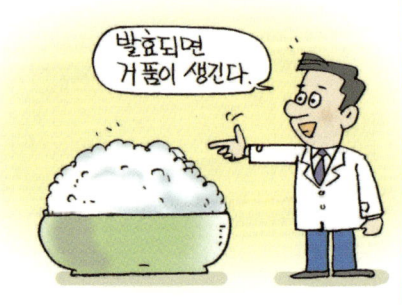

이스트는 기원전부터 빵을 만들거나 맥주를 발효시키는 데 이용돼 왔다. 우리나라의 김치나 된장 같은 발효식품의 맛을 내는것도 효모의 도움이다.

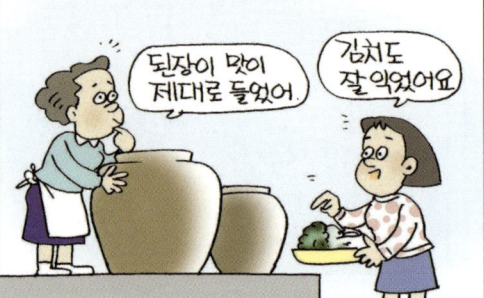

식용으로 가능한 효모는 맥주효모, 빵효모, 유효모가 있다.

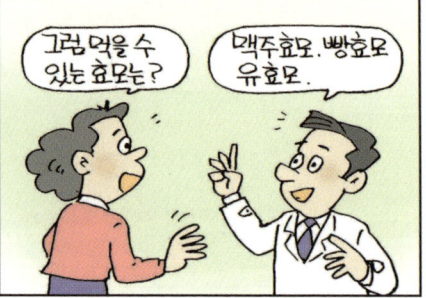

이중 빵효모와 맥주효모가 건강보조식품으로 널리 쓰이며, 맥주효모는 건강식품은 물론 사료로도 쓰인다.

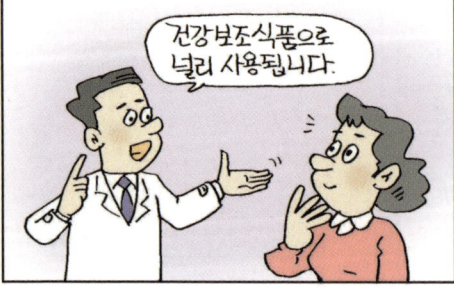

미국 영양학자 "아델데이비스"는 효모는 자연식품중 가장 완벽한 것이며 많은 영양소를 함유하고 있는 최고의 식품이라고까지 극찬했다.

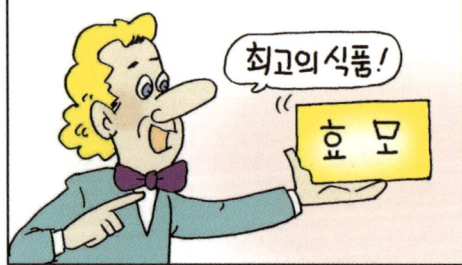

효모의 절반은 양질의 단백질이고 나머지는 식이섬유와 미네랄이다.

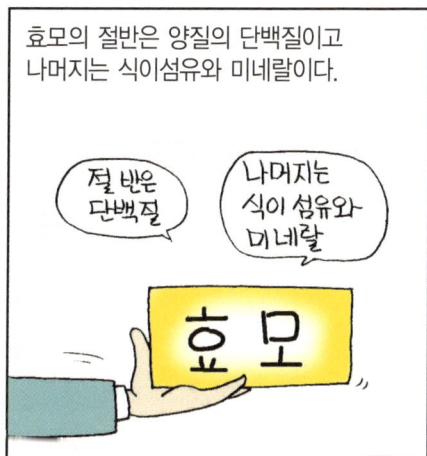

미네랄은 당뇨 치료에 효과가 좋은 아연과 크롬, 셀레늄이 풍부하며 비타민B가 그득한 훌륭한 식품이다.

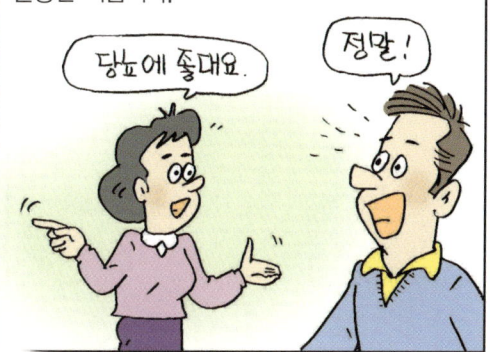

특히 빵효모는 단백질 함량이 치즈보다 높으며 비타민 B군이 함유되어 있으며 14종의 필수 미네랄 중 아홉가지가 들어있다.

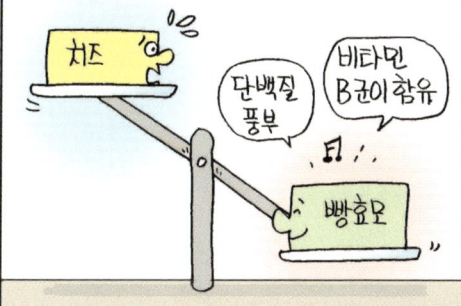

비타민 B군은 세포속의 ATP합성과 분해에 관여하는 물질로서 사람이 에너지를 만들고 생명을 유지하는 대사활동을 촉진시키는 일을 한다.

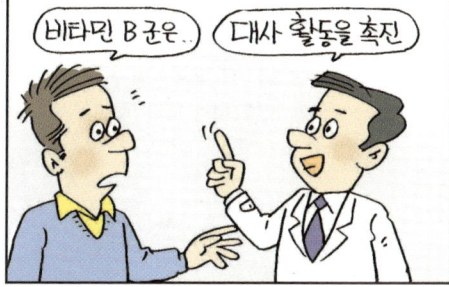

효모의 이러한 영양성분 때문에 효모를 건강식으로 먹는 사람들이 많다.
비타민과 미네랄이 절대 부족한 현대인에게 항산화제가 풍부한 효모는 훌륭한 보조식품이 된다.

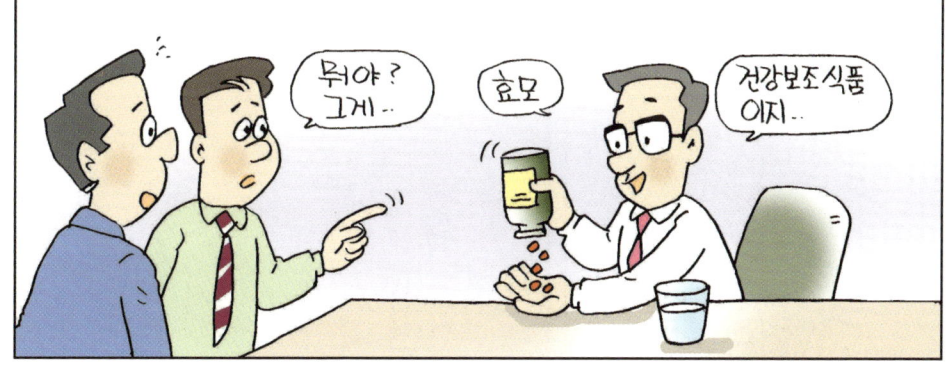

09 장내 유익균을 키워라

우리는 현대의학의 영향으로 세균이란 말만 들어도 발끈한다. 세균은 무조건 더러운 것이고 없애버려야 하는 것으로 세뇌교육이 되어 있다.

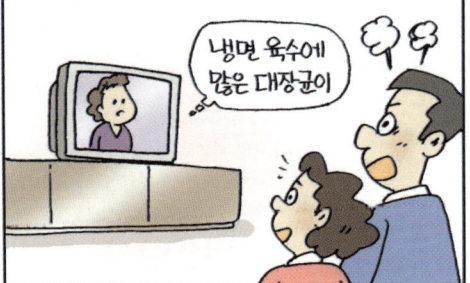

그러나 이것은 잘못된 생각이다. 우리 몸은 세균의 도움을 받으며 산다. 물론 세균중에는 질병을 일으키는 것들이 있지만 우리 몸을 지켜주는 세균들도 많다.

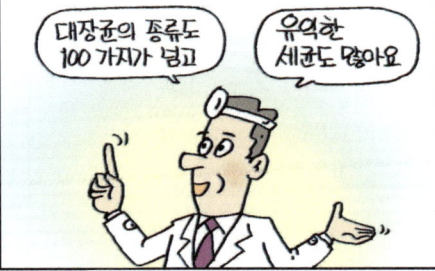

아직 과학적으로 확증된 것은 아니지만 당뇨가 이렇게 많아진 까닭이 당뇨를 막아주던 유익균이 우리 몸에서 없어졌기 때문이라는 주장도 있다.

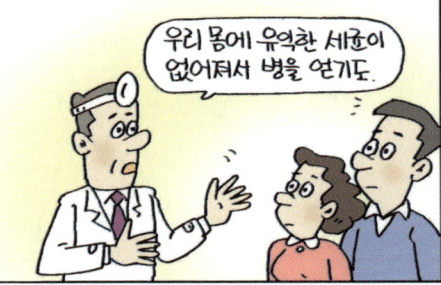

만일 본래부터 사람 몸속에 있었던 유익한 세균이 없어져서 당뇨가 지금처럼 만연하게 되었다면 현대인의 몸속 환경이 예전 사람들보다 많이 달라졌기 때문일 것이다.

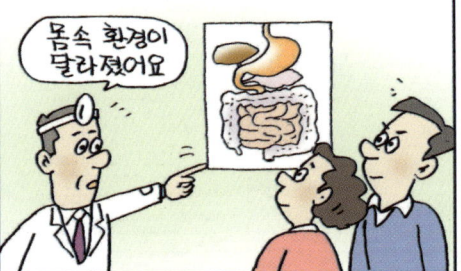

그것은 결국 현대인의 식생활의 변화와 먹을거리를 만드는 환경이 달라진 것에서 이유를 찾을 수밖에 없다.

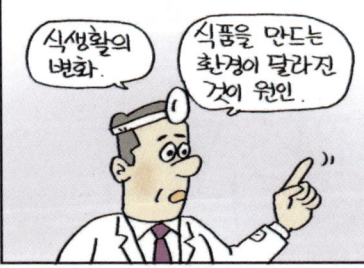

세균은 몸속에서 섬유질을 먹으며 섬유질에 붙어 살아간다. 그런데 섬유질이 모자라면 세균이 살 곳도 모자라고 먹을것도 부족해서 굶어죽고 만다.

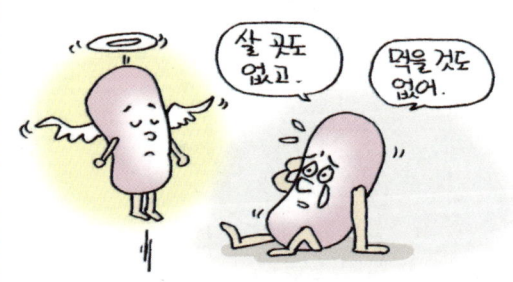

우리 몸에서는 끊임없이 세포가 죽고 또 새로운 세포가 생겨나는데, 죽은 세균에서 내뿜는 독소가 얼마나 강한지 유전자 정보를 바꿔버릴 수도 있고, 세포 재생에 문제를 일으킨다고 한다.

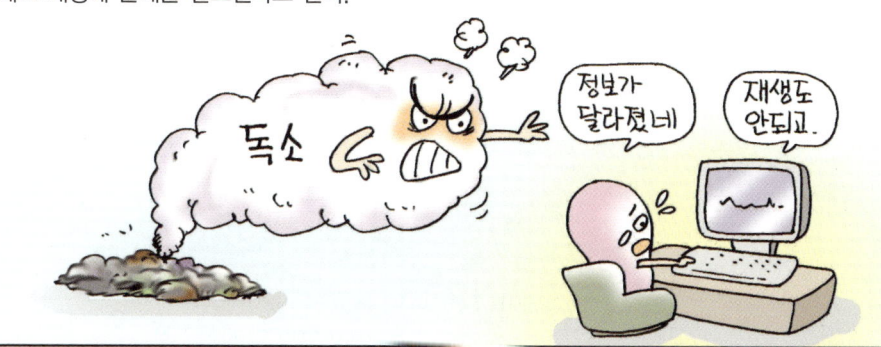

새로 생긴 세포의 유전자 정보를 교란시켜서 서로 다른 장기에 갖다 붙인다는 것이다. 그러면 맞지 않은 세포를 받아들인 장기에 문제가 생기고 그 때문에 암이 발생한다고 레이건 대통령의 주치의를 했던 사이먼 박사는 주장했다.

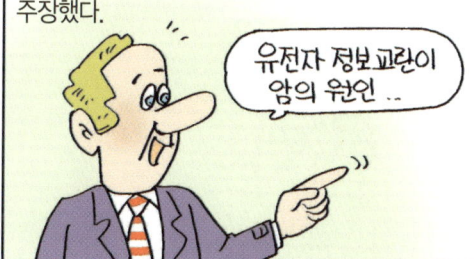

현대인의 절반 이상이 앓고 있는 병이 변비다. 변비를 일으키는 가장 큰 원인은 섬유질이 절대 부족한 식사에 원인이 있다.

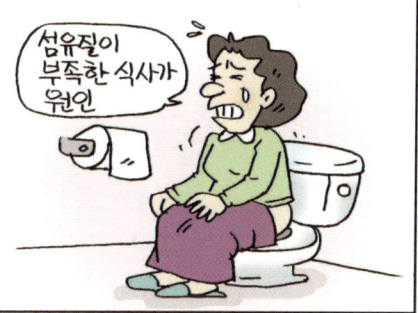

섬유질은 오곡잡곡밥과 갖가지 나물반찬 등에 많이 들어 있다. 현대인에게 변비가 많은 것은 우리 몸에서 세균들이 섬유질이 모자라 살 수 없어 일어나는 반란이다.
장내 유익균을 키워라. 그러려면 섬유질이 풍부한 거친 음식을 먹어라.

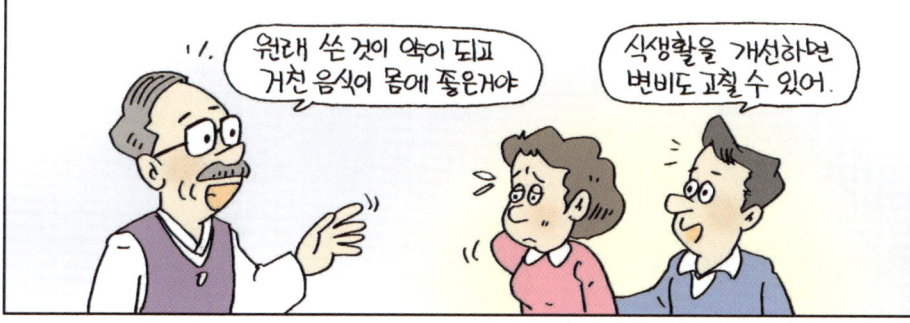

10 사람은 엽록소를 먹어야 산다

탄소동화작용이란 말을 기억하는가? 태양 빛이 푸른 잎사귀 속에 들어있는 엽록소를 통해 광합성 작용을 하는 것이다. 이때 엽록소는 물과 이산화탄소를 받아들여 산소와 포도당을 만들어낸다.

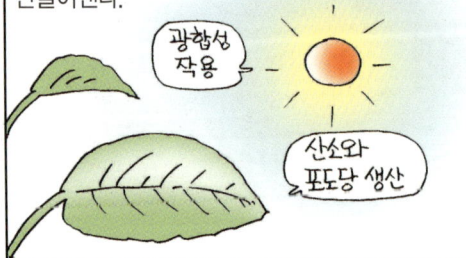

푸른 잎사귀는 탄소동화작용을 통해 대기중의 이산화탄소를 산소로 바꾸어주며 햇빛을 듬뿍 받아 에너지를 만들어내서 식물을 키우고 열매를 맺는다.

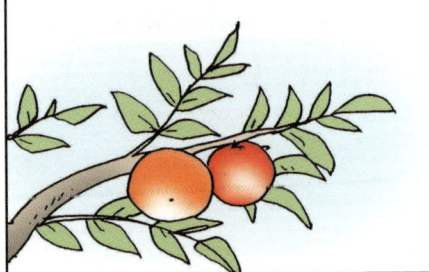

생명을 키우는 놀라운 일을 바로 식물의 세포속에 들어있는 엽록소가 해낸다. 식물의 잎사귀가 푸른빛을 띠는 것도 엽록소 때문이다.

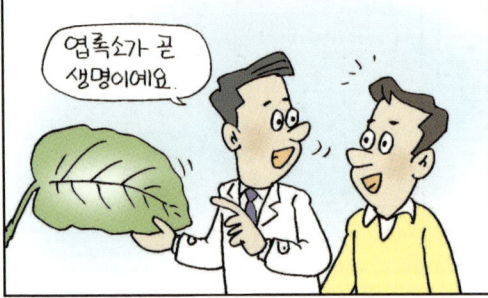

엽록소를 먹어야 산다. 엽록소가 있는 곳은 식물의 잎사귀이다. 엽록소는 우리 몸에서 피를 만들어 준다. 그것도 아주 질좋은 깨끗한 피를 만들어 준다.

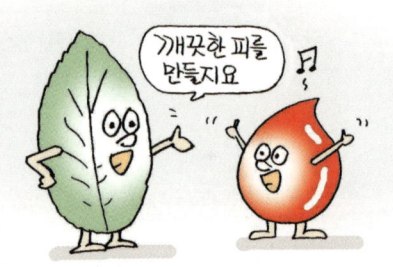

당뇨는 피가 더러워져서 생기는 병이라고 했다. 더러운 피는 혈관을 막히게 해서 발을 썩게 만들고 시신경을 망가뜨려 눈을 멀게 한다. 이렇게 무서운 병이 단지 피가 더러워져서 시작되는데 엽록소는 우리에게 깨끗하고 좋은 피를 만들어 준다니 얼마나 고마운가.

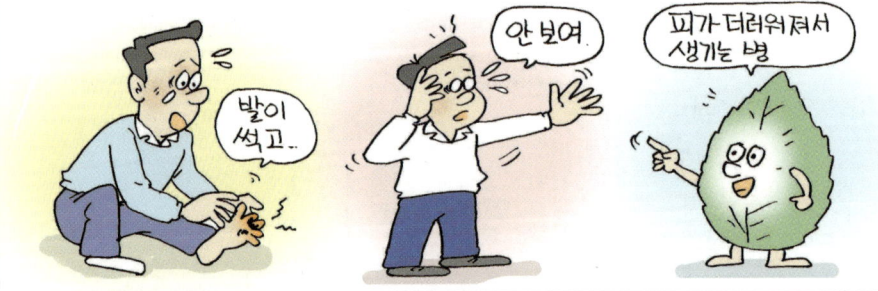

혈액속에 헤모글로빈이 부족하면 빈혈이 된다. 헤모글로빈이란 적혈구 속에 들어있는 아주 작은 단백질로서 혈액속의 피를 나르는 역할을 한다.

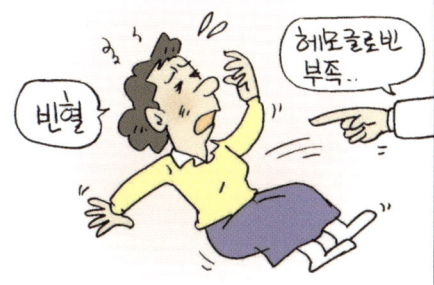

그러므로 빈혈이란 헤모글로빈이 부족해서 혈액속의 산소를 제대로 나르지 못하는 순환장애이다.

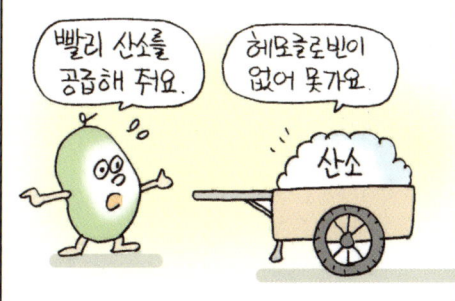

우리는 흔히 빈혈이 되면 철분을 먹어야 한다고 생각하는데, 사실은 엽록소도 피를 만들어 준다.

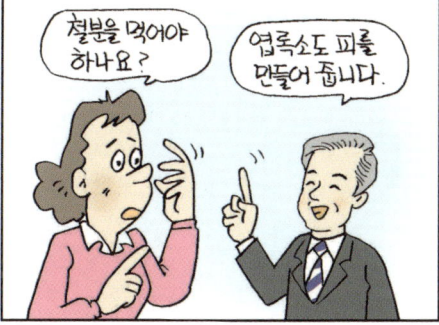

엽록소를 먹으려면 푸른 야채를 먹어야 한다. 푸른 야채에는 섬유질이 풍부하다. 엽록소를 먹으면 자연히 섬유질도 먹게 되니 1석2조라 할 만하다.

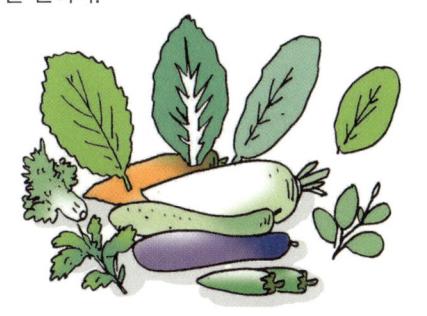

고기와 가공식품을 많이 먹어서 산성화된 전해질은 피를 더럽게 만드는 주범이다. 오죽하면 산성화된 전해질을 약 알칼리성으로 바꾸는 것을 체질개선이라고 하겠는가. 엽록소가 풍부한 야채를 먹으면 우리의 체질이 개선된다는 말이다.

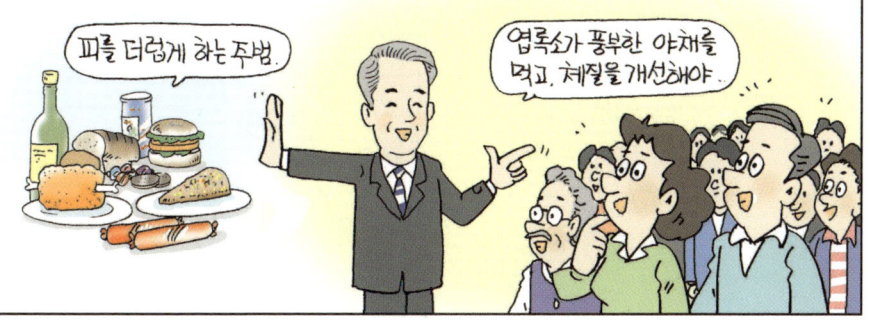

11 케일을 먹어라

몸집이 건장한 현대인이 하찮은 질병에도 약한 것은 비타민과 미네랄이 심각하게 모자라 영양의 불균형 상태에 빠졌기 때문이다.

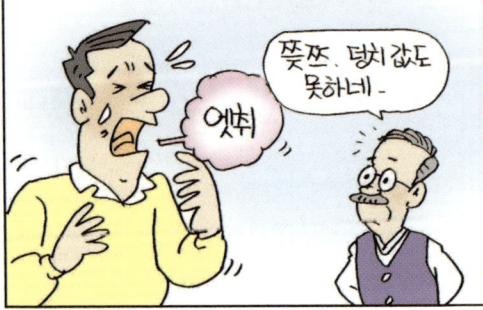

우리 몸에 비타민 C가 부족하면 아무리 다른 영양소가 충분하더라도 생명사슬이 끊어져 건강을 잃는다고 한다.

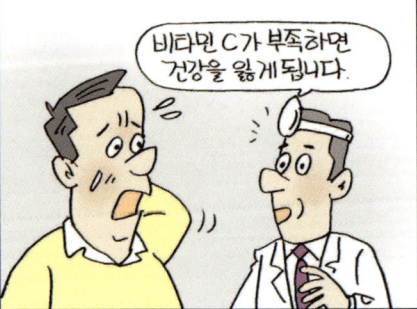

그런데 우리의 먹거리는 지나치게 칼로리 위주로 되어 있다. 생명사슬을 잇는 비타민과 미네랄이 아예 존재하지 않는 것들만 먹고 있는 것이다.

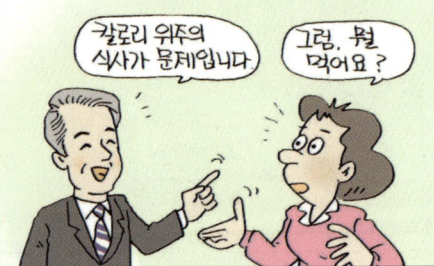

WHO에서는 비타민과 미네랄을 얻을 수 있는 최고의 야채는 케일이라고 했다.

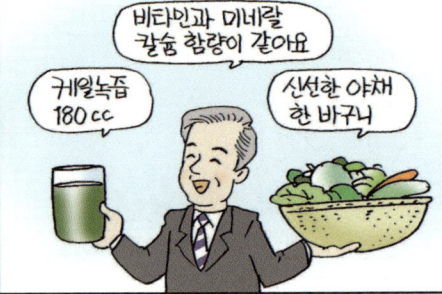

케일은 넓은 잎사귀에 햇빛을 듬뿍 받고자라 잎사귀가 짙푸르고 두텁다. 그 어떤 야채보다 엽록소가 풍부하게 들어있다.

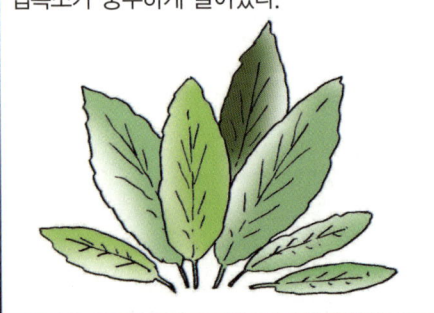

또한 케일은 니코틴이나 방사선 같은 유해물질을 해독시키는 작용을 한다. 엽록소가 풍부한 케일을 먹어 몸을 해독시키고 비타민과 미네랄을 충분히 공급해 주어야겠다.

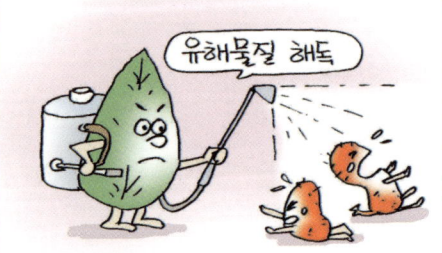

12 집에서 간단히 조리해 먹어라

외식의 횟수로 경제사정을 측정하는 시대다. 외식의 횟수가 늘어나면 경기가 좋아지는 것이고 줄어들면 불경기라고 한다.

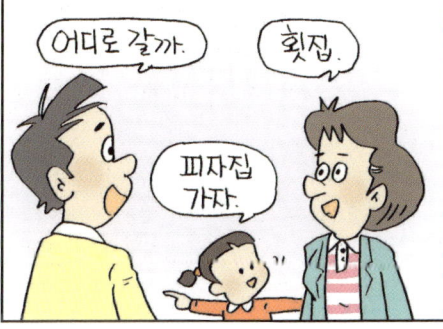

길거리에는 갖가지 음식을 파는 식당이 넘쳐난다.

아침을 못 먹고 나가도 걱정이 없다. 지하철역에 가면 샌드위치와 김밥을 파는 아주머니가 엄마같은 얼굴로 기다리고 있다.

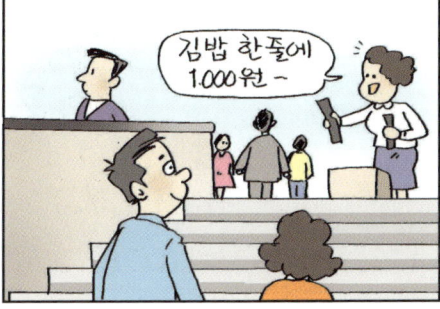

여름날 저녁 한강 둔치에 앉아 바람을 쏘이다가 배고프면 자장면이든 피자든 전화만 하면 기가 막히게 정확히 배달해 준다.

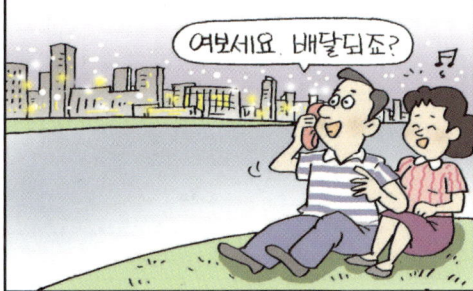

경포대 백사장에서도 자장면을 먹을 수 있는 나라가 우리나라이다.

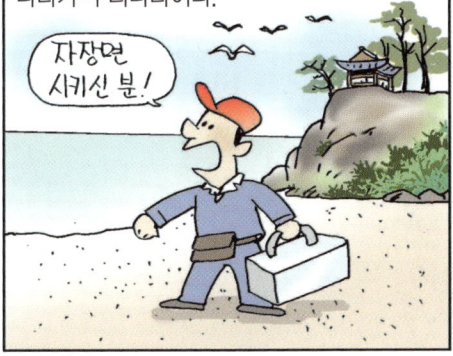

주말 저녁에 거리를 지나다 보면 이름난 음식점 앞에 번호표를 받아든 채 하염없이 기다리고 선 사람들을 어렵지 않게 볼 수 있다.

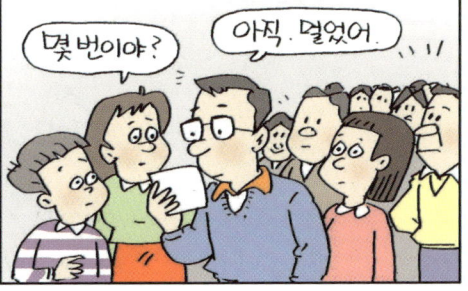

외식을 좋아하면 할수록 건강은 엉망이 된다. 외식을 한다는 것은 맛있는 집을 찾아간다는 것이다. 그런데 그 맛있다는게 무언가?

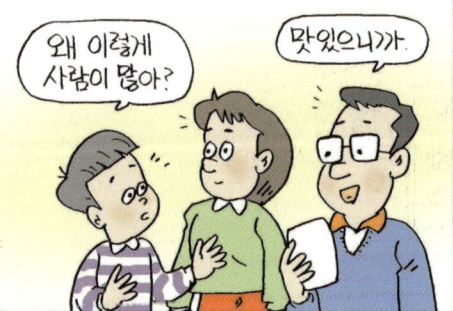

같은 요리라도 집에서 먹는 것보다 음식점에서 먹으면 맛있다. 음식점 불고기나 부대찌게가 어머니가 요리해 주는 것보다 더 맛있다.

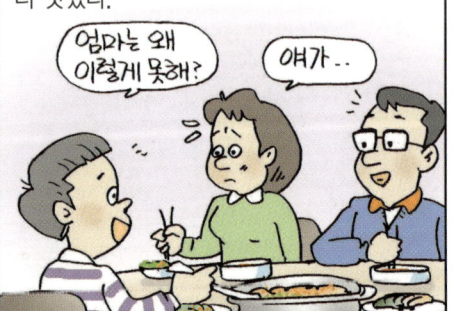

어머니가 음식을 못해서가 아니다. 음식점에서는 많은 양념을 쓴다. 어쩌다 TV의 맛집 프로그램에 소개된 음식점에서 양념을 넣는 모습을 보면 입이 다물어지지 않는다. 주재료보다 더 많은 양념이 순식간에 버무려진다.

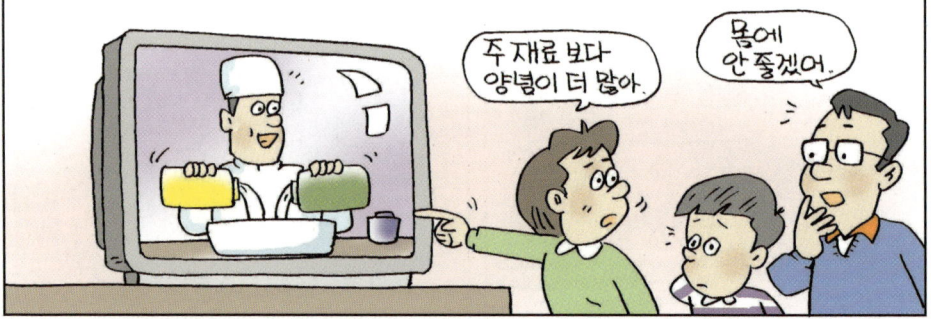

아마도 그 음식은 TV에 소개될 만큼 맛이 좋을 것이다. 그리고 분명히 짜고 맵고 달고 신 모든 맛을 갖고 있을 것이다. 집에서 어머니가 만들어주는 음식이 맛이 없다고 느껴질 만큼 강한 맛에 우리는 길들여지고 있다.

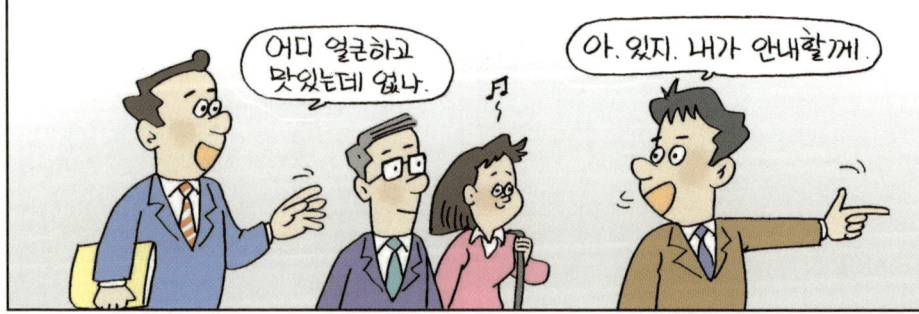

맵고 짜고 단맛은 우리의 피를 더럽힌다. 게다가 그 맛에 길들여지면 필연적으로 과식을 부르고 우리를 비만하게 만든다.

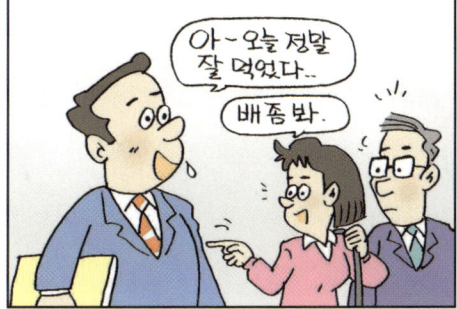

비만이 우리의 몸에 어떤 영향을 주는지는 더 이상 말할 필요조차 없다.

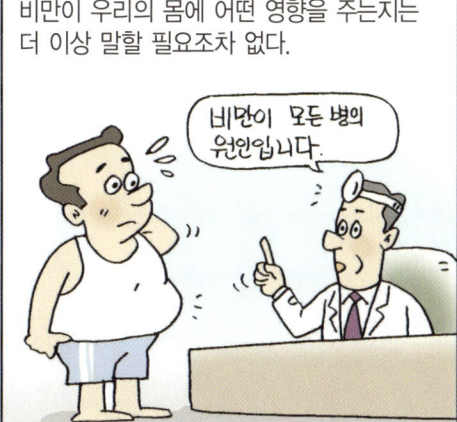

왜 집에서 조리해 먹으라고 하는지 주부들은 생각해 보아야 한다. 질 좋은 재료에 천연양념을 써서 영양소가 파괴되지 않도록 조리한 음식이 가족의 건강을 지켜 준다.

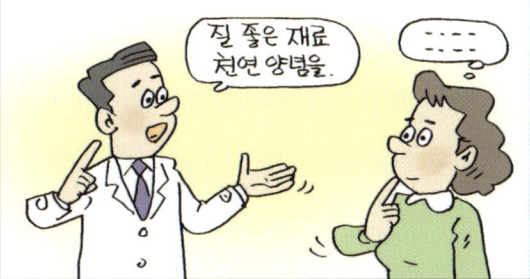

먹는 것에서 병이 온다고 아무리 소리쳐 보아도 주부가 변하지 않으면 아무 소용이 없다.

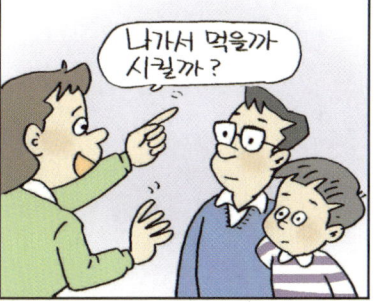

주부가 식구들을 위해 조리하는 기쁨을 알아야 한다. 그런데 그 조리는 되도록 간단한 것이 좋다. 요리 솜씨를 부린다고 갖가지 양념에 볶고 튀기는 것은 음식에 독을 넣는 것과 같다.

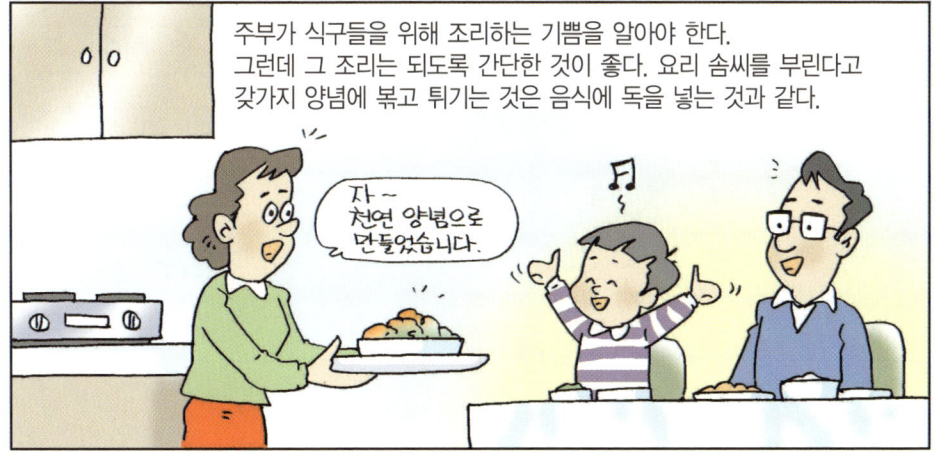

| 제5장 |

당뇨를 이기려면 생식만이 살 길이다

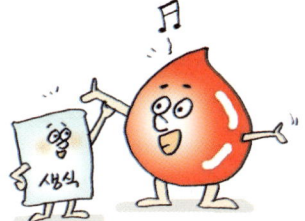

1. 양념없이 먹는 생식이 당뇨를 고친다
2. 생식으로 효소를 먹는다
3. 몸속에 쌓인 노폐물, 생식으로 내보낸다
4. 생식은 유익균을 키워 면역력을 기른다
5. 생식을 시작하는 네 가지 결심
6. 생식으로 당뇨를 이긴다는 믿음을 가져라
7. 생식은 ATP를 만든다
8. 생식으로 닫힌 세포의 문을 연다
9. 생식은 식사요법이 아니다
10. 생식은 자연식이 아니다
11. 생식은 선식이 아니다
12. 생식을 어떻게 먹나
13. 셀레늄? 생식으로 얻는다
14. 생식의 미네랄이 당뇨를 이긴다
15. 비타민C로 당뇨합병증을 예방한다
16. 생식은 제철에 난 유기농산물로 만든다

01 양념없이 먹는 생식이 당뇨를 고친다

당뇨에 걸렸다면 이미 피가 끈적거리는 상태가 된 것인데 소금을 많이 넣어 맛을 낸 음식은 피를 더럽게 만들고 콩팥을 혹사 시킨다.

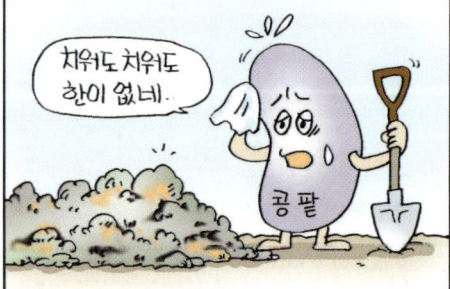

수십 년간 길들여진 입맛을 바꾸기란 쉽지 않은 일이다. 더구나 쌀밥은 싱거워서 반드시 짭짤한 반찬과 함께 먹어야만 맛이 난다.

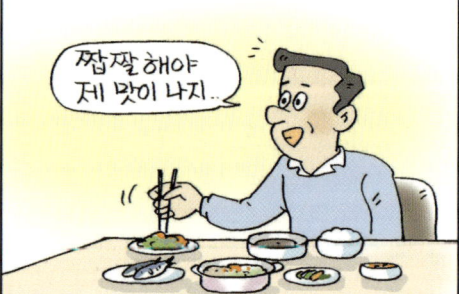

김치며 장아찌, 젓갈 등 우리의 먹거리가 모두 짠맛인 것은 싱거운 밥을 먹기 때문이다.

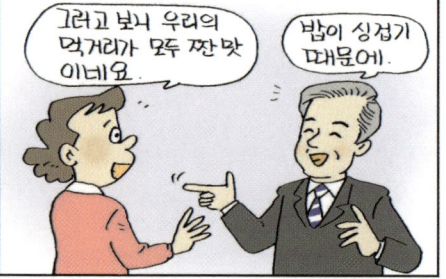

생식은 반찬없이 먹는다. 짜고 매운맛에 길들여진 사람도 생식이 싱거워서 먹지 못한다고는 하지 않는다.

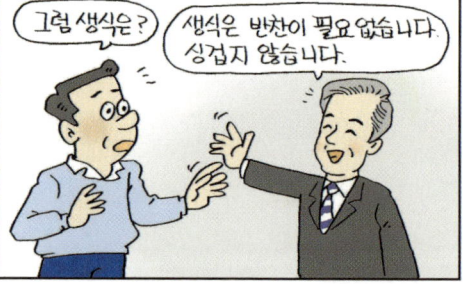

신경을 써서 잡곡밥을 먹는다고 해도 반찬 없이 먹을수는 없고, 모든 반찬은 갖은 양념으로 간이 되어 있다.

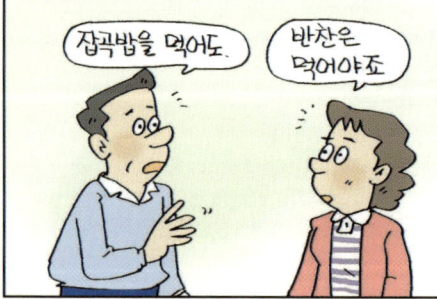

병을 고치고자 한다면 지금까지의 식생활을 완전히 바꿔야 한다. 당뇨에서 하루빨리 벗어나고 싶다면 양념된 반찬이 없어도 먹을 수 있는 생식을 해야 한다.

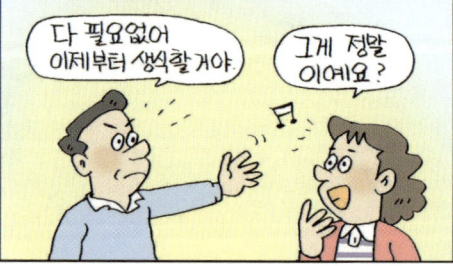

02 생식으로 효소를 먹는다

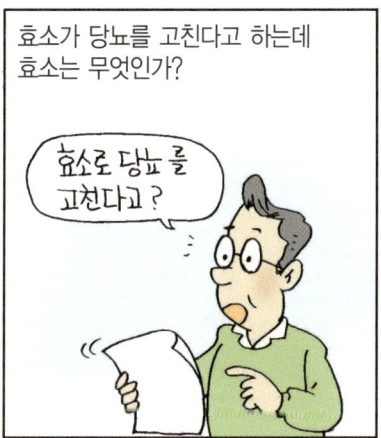

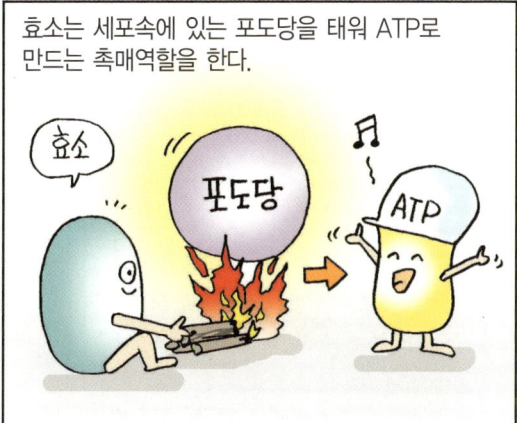

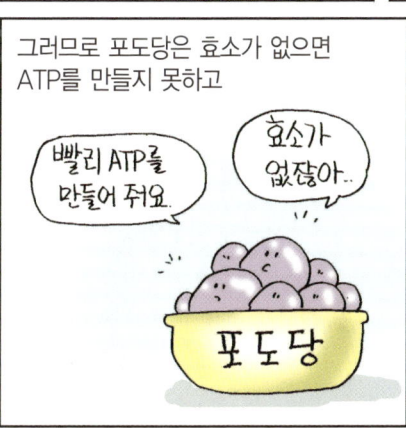

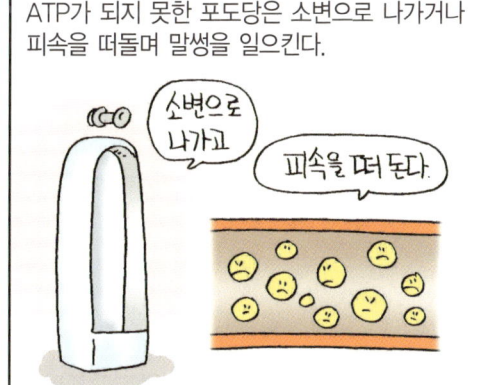

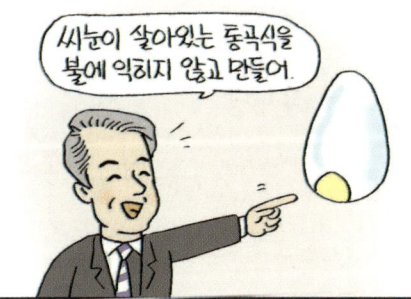
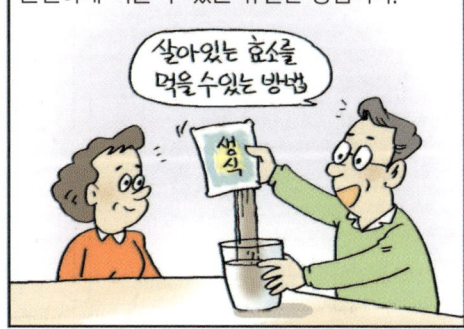
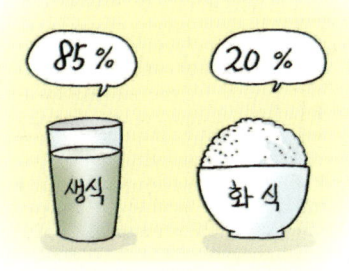
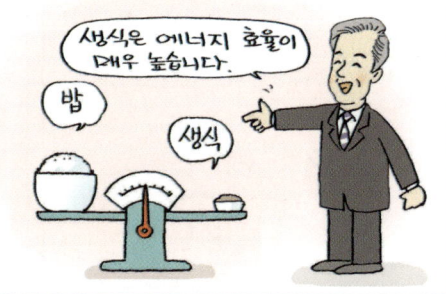
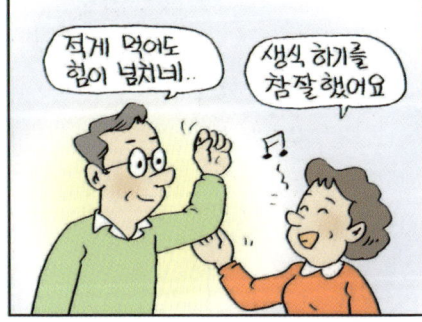
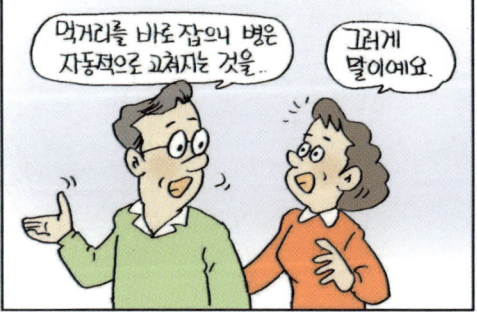

03 몸속에 쌓인 노폐물, 생식으로 내보낸다

현대인에게 흔한 대장암의 원인이 섬유질이 제거된 음식을 먹기 때문이라는 것은 이미 상식적인 얘기다.

이와 마찬가지로 당뇨도 섬유질이 제거된 정제식품, 가공식품을 많이 먹어 생기는 식원병이다.

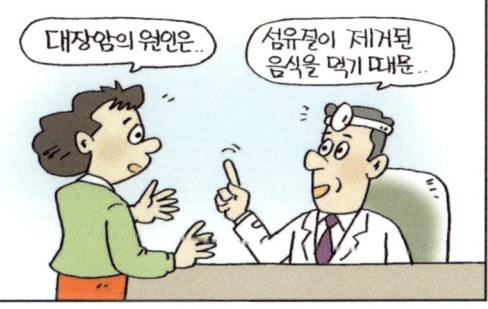

정제식품, 가공식품을 즐겨먹는 사람이 당뇨에 걸리게 되고, 당뇨에 걸린 사람이 역시 대장암의 위협을 받게 되는 것이다.

제아무리 영양분이 풍부한 음식을 먹어도 배설이 되지 않고 체내에 쌓이면 독이 되고 만다. 당뇨를 앓는 사람은 반드시 생식을 해야 한다.

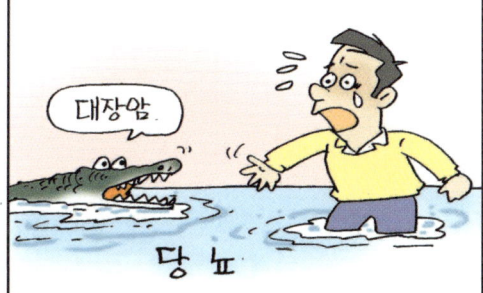

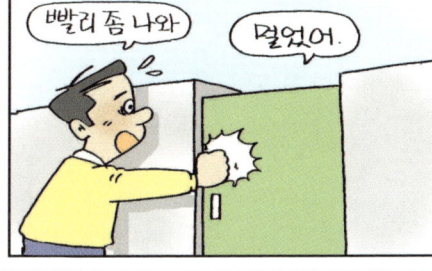

생식은 통곡식류와 콩류, 야채같은 복합 탄수화물로 만들어져 섬유질이 풍부하다.

섬유질이 많은 생식은 췌장의 부담을 줄여 주어 혈당을 떨어뜨리는 것은 물론 몸 안에 노폐물이 쌓이지 않게 배설작용을 도와준다.

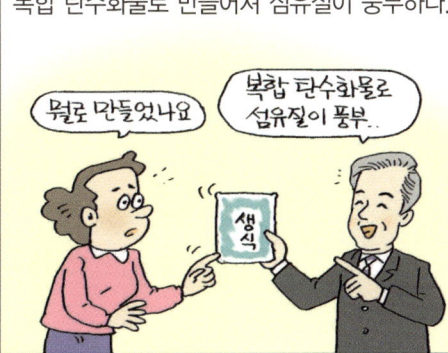

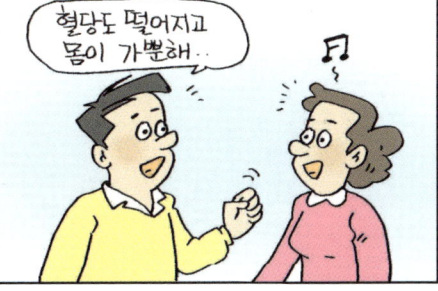

04 생식은 유익균을 키워 면역력을 기른다

오늘날 당뇨가 이처럼 만연하게 된 것은 장에 살던 유익균이 없어졌기 때문이라는 이론이 있고 그에 관한 연구가 활발히 진행 중이다.

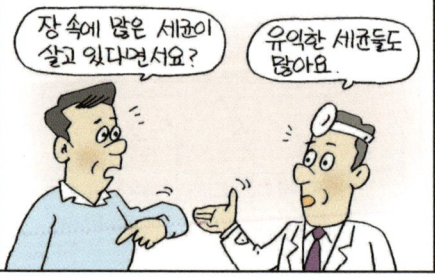

지금까지 밝혀진 유익균중 가장 널리 알려진 것이 비피더스균이다. 비피더스균은 어린 아이의 소화를 돕고 병에 대한 면역체계를 발달시키는 중요한 역할을 한다.

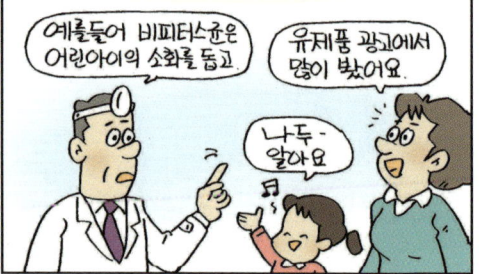

면역력이 떨어지면 사람은 병에 걸릴 수 밖에 없다. 비피더스균처럼 면역체계를 발달시키는 유익균이 살아가려면 섬유질이 풍부한 식사를 해야 한다.

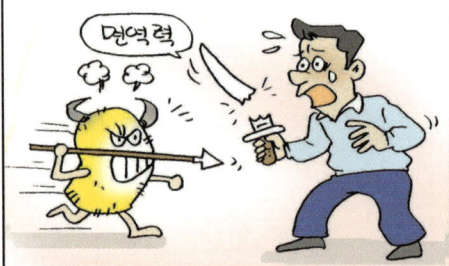

장에서 사는 균들은 섬유질에 집을 짓고 섬유질을 먹이 삼아 살아간다. 섬유질이 제거된 정제식품과 가공식품, 고기를 먹어서는 장에 세균이 살 수 없다.

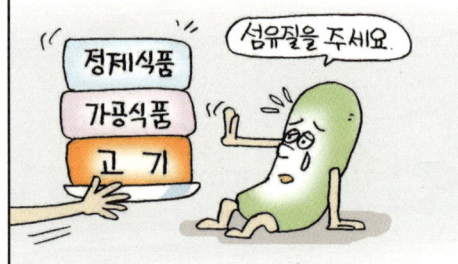

체질이 약 알칼리성으로 유지될 때 가장 자연치유력이 뛰어나다. 고기와 가공식품을 먹어 산성화된 체질을 약 알칼리성으로 바꾸려면 생식을 해야 한다.

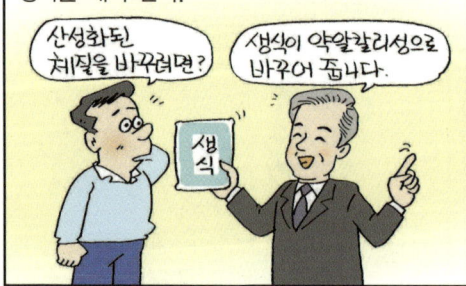

장내 세균을 키우는 먹이가 되는 섬유질과 살아있는 효소가 가득한 생식은 자연치유력을 키워준다. 면역력을 키워 질병을 스스로 이겨 내는 힘을 주는 것이다.

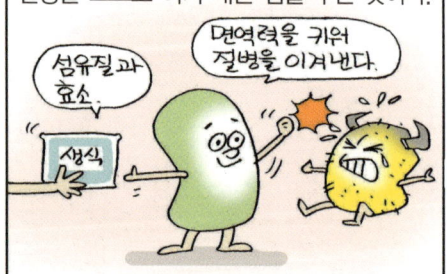

05 생식을 시작하는 네가지 결심

1. 살아있는 것을 먹어야 한다.
생식을 하려면 곡식과 야채, 과일을 생것으로 먹어야 한다. 생것에는 씨눈과 효소가 그대로 살아 있다.

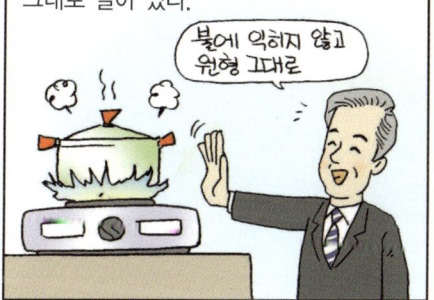

금붕어를 키우면서 끓인 물을 주는 사람은 없다. 누구라도 끓인 물에서 금붕어가 살지 못한다는 사실을 알기 때문이다. 끓인 물은 대장균을 없앤 깨끗한 물이지만 생명체를 살릴 수 없는 죽은 물이다.

사람도 생명체이다. 생명체를 살리는 데는 살아있는 음식이 필요하다. 죽은 음식으로는 사람을 살릴 수 없다.

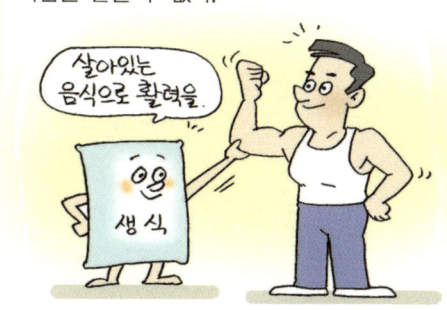

2. 첨가물을 섞지 않아야 한다.
법적으로 음식에 넣을 수 있는 식품첨가물은 320여 가지나 되고 거기에는 277여 종류의 독성물질이 들어있다.

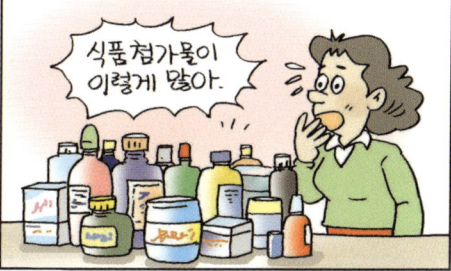

식품의 맛을 내기 위해 법이 허용하는 최소량의 첨가물을 사용하지만 그 속의 독성물질은 우리 몸에 차곡차곡 쌓인다.

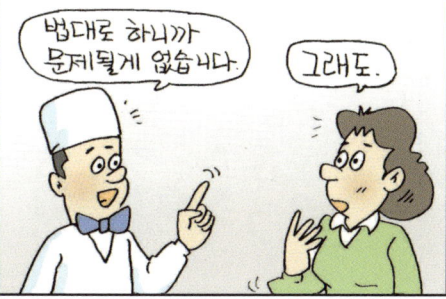

티끌이 모여 태산이 되는 날, 우리 몸은 아프기 시작한다. 당뇨는 소리없이 10년씩 진행된다는 것이 바로 이런 것이다.

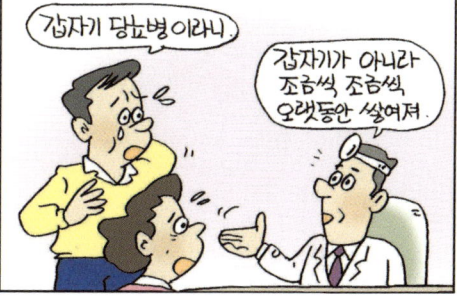

아주 적은 양이지만 매일 식사때마다 쌓여온 독소가 피를 더럽히고 혈관을 상하게 하고 마침내 췌장의 기능을 망가뜨려 더 이상 혈당을 조절하지 못하게 한다.

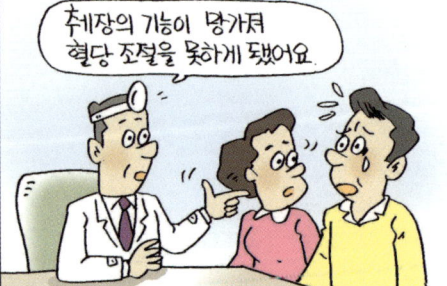

3. 고기를 먹지 않아야 한다.
당뇨를 고치려고 생식을 시작한다면 고기먹기를 단념하는 게 좋다. 피를 더럽히는 주범이 고기이기 때문이다.

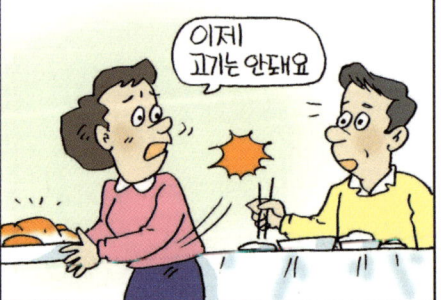

단백질은 부패하면서 독소를 내뿜는다. 그 독소가 피를 더럽혀서 당뇨를 앓게 만들었다는 것을 잊지 마라.

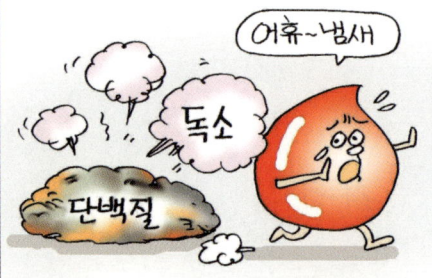

4. 절대로 과식하지 말아야 한다.
당뇨는 부자병이다. 많이 먹어서 걸리는 병이고 치료하는데 많은 돈이 들어서 부자병이다.

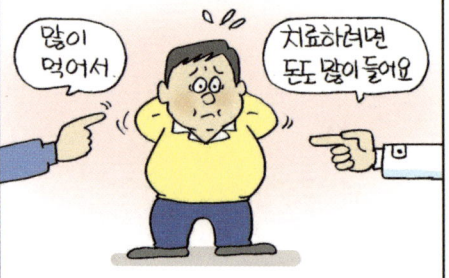

많이 먹는 사람의 몸에는 독이 가득하다. 과식한 음식물이 분해되지 못한 채로 피에 엉겨붙어 끈끈하고 온갖 노폐물이 혈관에 쌓여 피를 흐르지 못하게 한다.

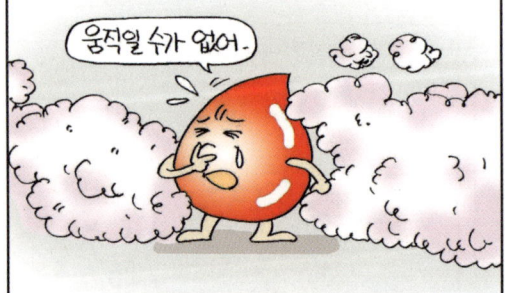

피가 흐르지 않으면 혈관이 말라붙고, 혈관이 말라버린 발가락이 감각을 잃고 썩어버리도록 미련한 사람은 제 몸에 독을 쌓는다.

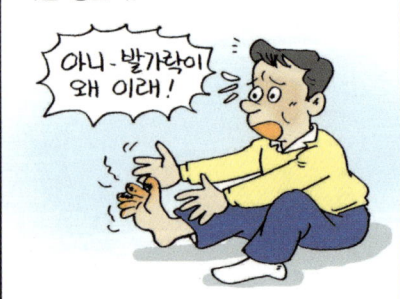

06 생식으로 당뇨를 이긴다는 믿음을 가져라

당뇨가 생겼다는 것은 자기가 잘못해서 생긴 증상이란 것을 인정해야 한다.
자기 입맛대로 함부로 먹고, 자기 하고 싶은 대로 늘어져서 운동 안하고, 아무때나 화를 내서 간을 혹사시키며 제 마음대로 살아온 댓가이다.

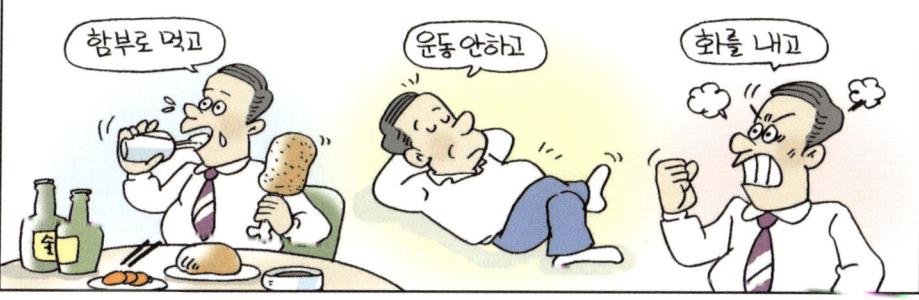

잘못 살았다면 그 순간부터 자신의 생활방식을 100% 완전히 바꿔야 한다. 그렇지 않으면 절대 낫지 않고 병은 더욱 깊어갈 뿐이다.

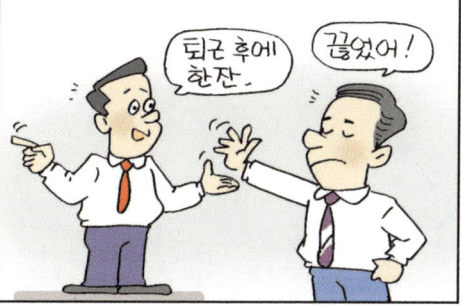

이렇게 잘못된 식습관으로 인한 당뇨는 생식으로 얼마든지 고칠 수 있다. 혈당이 300까지 오르던 사람도 생식을 하면 혈당이 내린다.

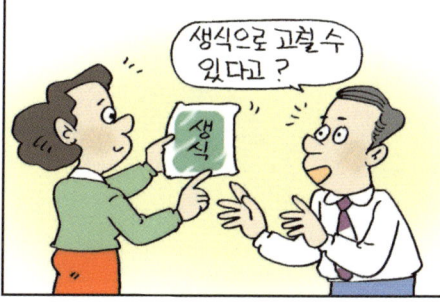

문제는 혈당강하제를 먹지 않고도 생식으로 당뇨를 고친다는 믿음이다. 병원에 가면 의사의 말을 믿어야 하는 것처럼 그런 믿음이 필요하다.

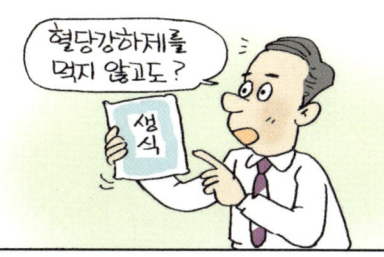

그렇게 믿어야만 지금까지 살아온 삶의 방식을 바꿀 수 있기 때문이다. 생식으로 당뇨를 치료하는 첫걸음은 생식에 대한 절대적인 믿음에서 시작된다.

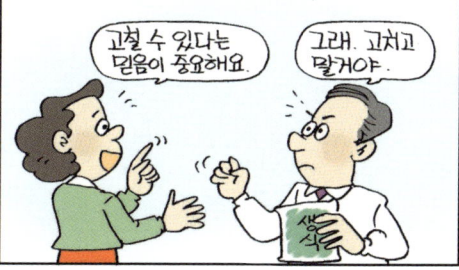

07 생식은 ATP를 만든다

생식으로 당뇨를 고칠 수 있다는 근거는 바로 ATP에 있다. ATP는 인슐린이 혼자서 만드는게 아니다.

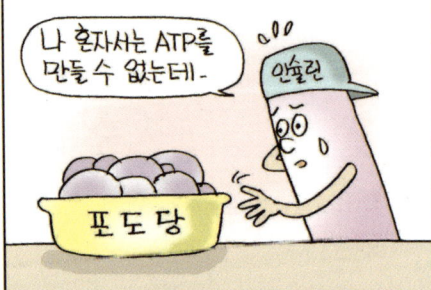

인슐린은 포도당을 분해할 때 내당인자(GTF)의 도움을 받는다. GTF는 아연과 칼슘, 마그네슘, 비타민 B_6를 비롯한 각종 미네랄이다.

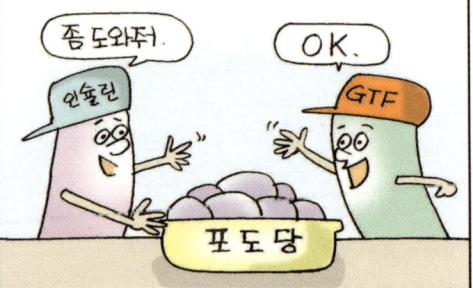

다시 말해 포도당을 분해해서 ATP를 만드는 것은 인슐린만의 일이 아니기 때문에 인슐린을 인공적으로 공급하는 것만으로는 치료를 못한다.

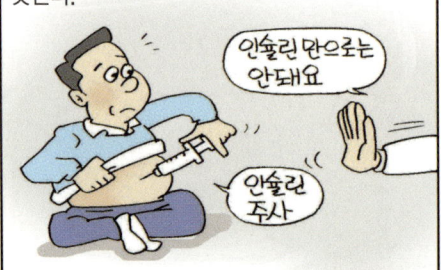

그 보다는 인슐린의 기능을 돕는 비타민과 미네랄을 공급하는게 더 효과적인 당뇨치료다. 생식에는 살아있는 효소와 비타민, 미네랄이 가득하다.

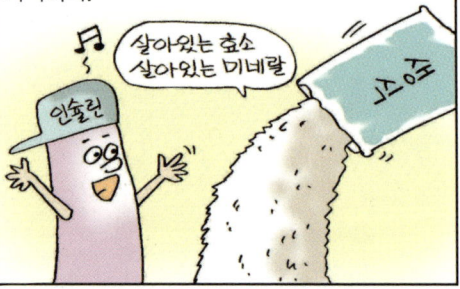

생식을 먹음으로써 우리 몸속에 절대 부족한 효소와 비타민, 미네랄이 충분히 공급되면 포도당은 얼마든지 ATP로 전환되어 에너지를 만들고 피를 몸 구석구석까지 순환시킬 수 있게 된다.

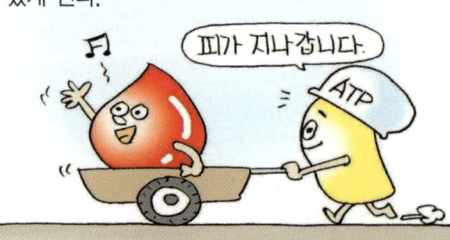

피를 깨끗하게 만들고 포도당으로 ATP를 만들어 에너지를 얻으면 당뇨는 이미 치료된 것이다. 당뇨를 생식으로 고쳐야 하는 이유가 바로 이것이다.

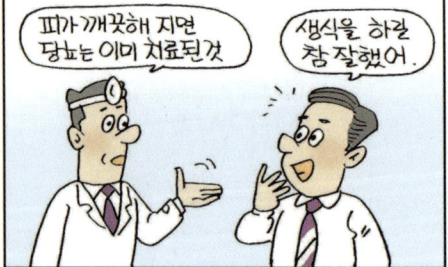

08 생식으로 닫힌 세포의 문을 연다

인슐린이 모자라 포도당을 세포속으로 보내지 못한다는 것이 현대의학이 설명하는 당뇨이다.

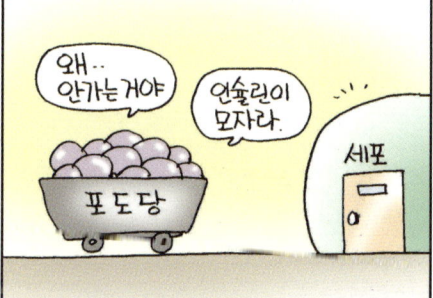

그러나 또다른 현대의학은 세포에 문이 있어서 당뇨를 가진 사람들은 세포의 문을 열지 못한다는 것을 밝혀냈다.

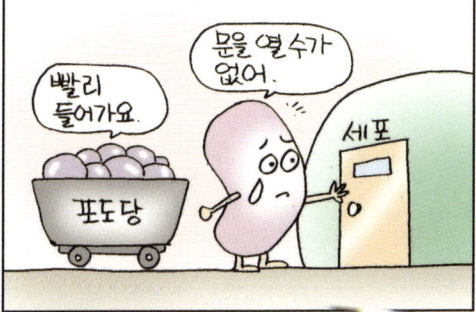

세포학자들에 의하면 세포의 문에는 리셉타라고 하는 유전자가 있어서 세포를 열고닫는 초인종 역할을 한다고 한다.

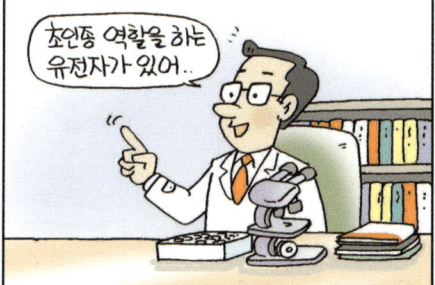

췌장에서 생성된 인슐린이 세포의 초인종을 누르면 세포가 문을 열고 포도당을 받아들인다는 것이다.

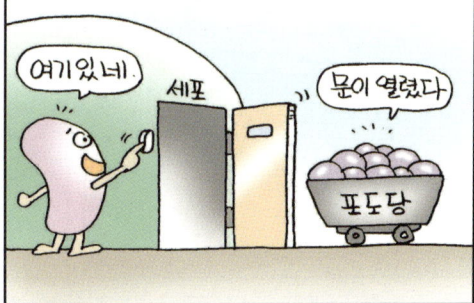

이 이론에 따르면 당뇨는 인슐린 부족이 아니라 초인종 유전자가 제 할일을 소홀히 하기 때문이다. 초인종 유전자가 일을 하지 않는 이유는 두 가지로 밝혀졌다.

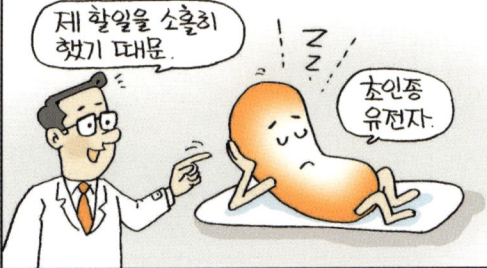

첫번째는 복부비만이 심해 초인종에도 지방이 잔뜩 끼어서 일을 할 수 없게 됐기 때문이고

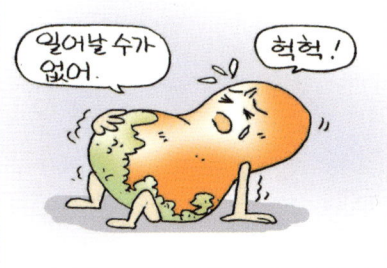

두번째는 사람들이 운동을 하지 않자
몸 스스로가 에너지를 만들 필요가 없어서
세포의 문을 닫아 버린 것이었다.

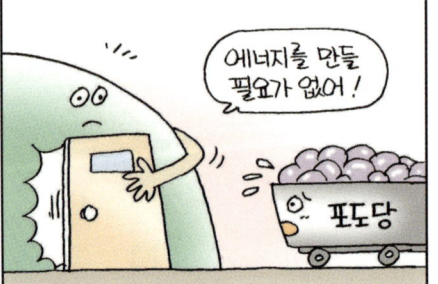

당뇨는 과식, 특히 지방의 과잉섭취와 운동
부족때문에 생기는데 당뇨에 걸린 사람이
먹는 것을 줄이기란 참으로 어렵다.

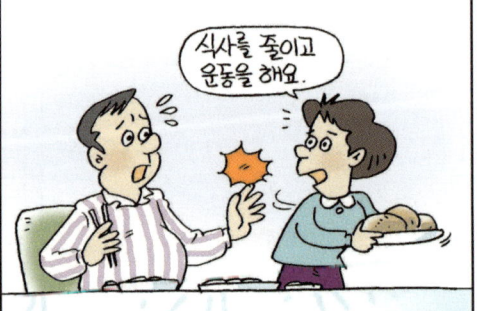

병원에서 정해주는 식단을 지켜
혈당을 관리하기란 여간 어려운
일이 아니다.

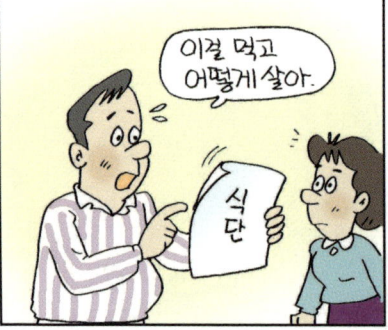

그렇지만 효소의 도움으로 엄청난 에너지를 내는
생식은 기운을 충만하게 만들어 과식을 막는다.
또 생곡식과 생야채만을 원료로 한 것이어서
자연스레 복부비만을 줄여준다.

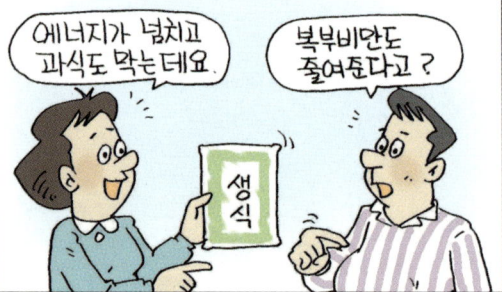

복부비만이 없어지면 내장 사이에 낀 두꺼운
지방도 사라지고 세포의 문을 열어주는
초인종유전자도 활발하게 일할 수 있는
환경을 만들어주게 된다.

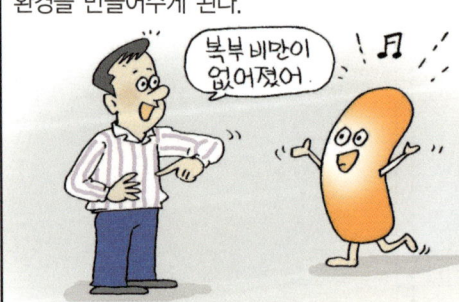

닫힌 세포의 문이 열리도록
초인종유전자를 뒤덮은 지방을
없애주는 힘, 그것도 생식에 있다.

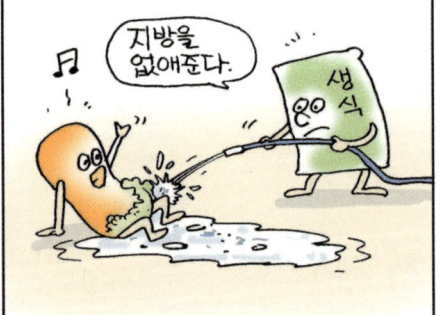

09 생식은 식사요법이 아니다

당뇨에 걸리면 병원에서는 식사요법을 시킨다.
카드처럼 만들어진 식품교환표를 늘 갖고 다니면서 무엇을 먹든지 자기 몸무게에 맞춘 적정 칼로리를 넘어서지 않도록 주의한다.

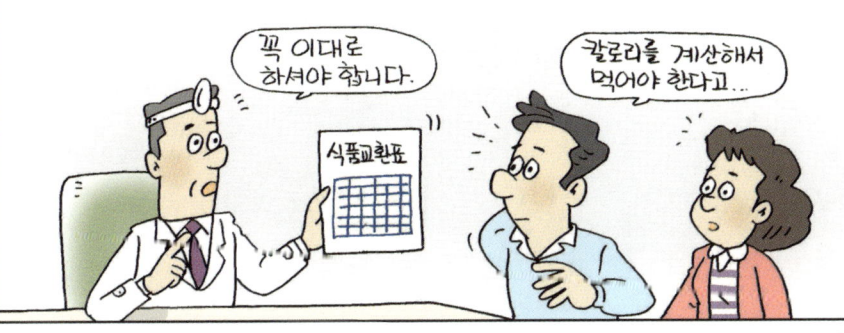

칼로리만 넘지 않는다면 튀김요리라도 괜찮다고 하니 적정칼로리만 맞춰주면 혈당관리에 문제가 없다는 식이다.

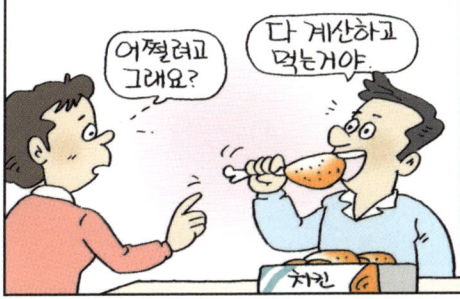

그러나 당뇨 치료는 결코 혈당관리가 아니다. 식사요법이 당뇨의 치료를 위해 최소한의 음식 조절이라면 생식은 보다 더 완벽한 식사요법이다.

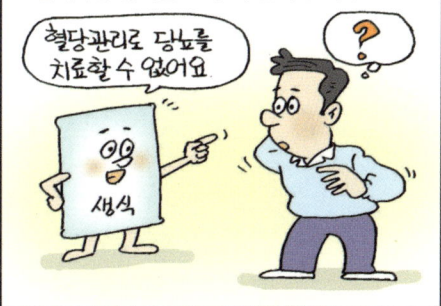

생식을 한다는 것은 지금까지 밥을 먹으며 살아온 삶을 통째로 바꾸는 일이다.

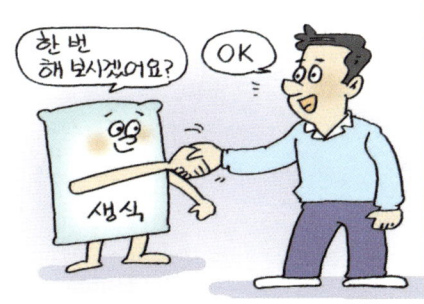

자신의 잘못된 삶을 완전히 바꿔서 새 사람으로 거듭나야만 피가 깨끗해진다. 피가 깨끗해져야 당뇨가 낫는다.

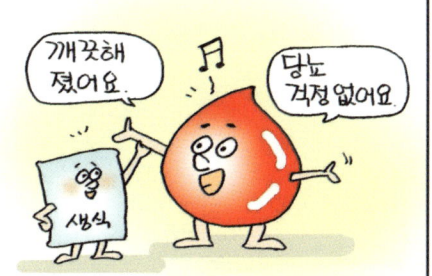

10 생식은 자연식이 아니다

생식은 지금까지와는 전혀 다른 식생활이다. 흔히 요즘 유행하는 자연식과 혼동할 수도 있으나 자연식은 생식이 아니다.

자연식이란 우리 식탁을 원시상태의 것으로 복원시키려는 노력이다.

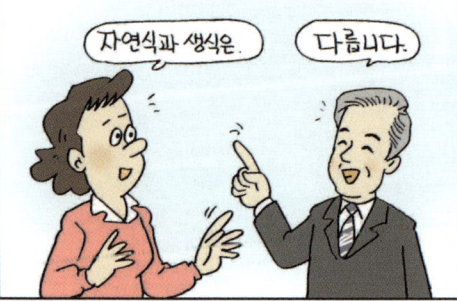

화학조미료를 넣지 않고, 자연이 준 것으로 맛을 내며 화학비료를 쓰지 않고 유기농으로 농사지은 채소를 먹는 것이 자연식이다.

자연식은 원칙적으로 화식을 말한다. 불에 익힌 된장찌개와 뜨거운 밥을 먹을 수 있다.

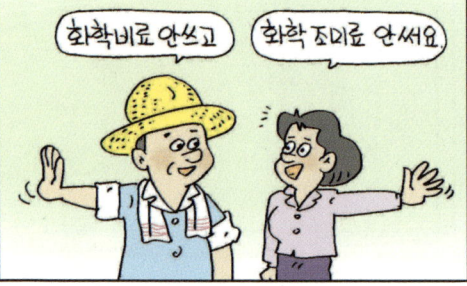
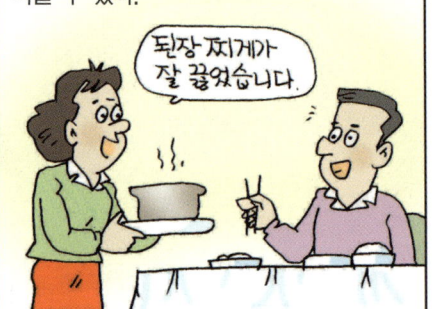

그러나 생식은 불을 쓰지 않고 요리하기 때문에 밥을 지을 수 없다. 찌개도 끓일 수 없다. 고기도 구울 수 없다.

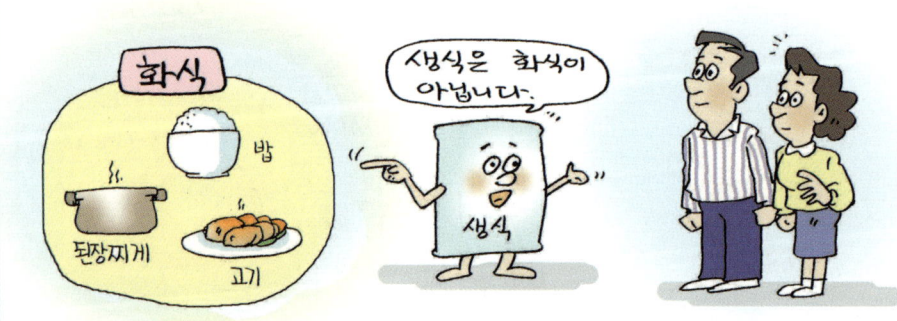

생식은 자연이 준 것을 원형 그대로 먹는 것이다. 그래서 생식은 자연식이지만 자연식은 생식이 아닌 것이다.

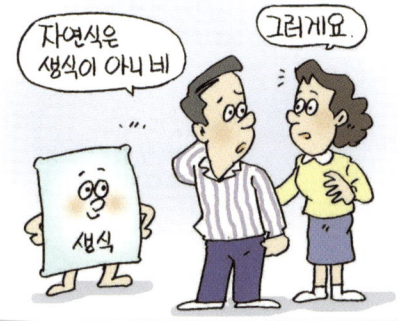

먹는 것 때문에 병이 생긴다는 것을 알았으면 당장 먹는 것을 고쳐야 한다.

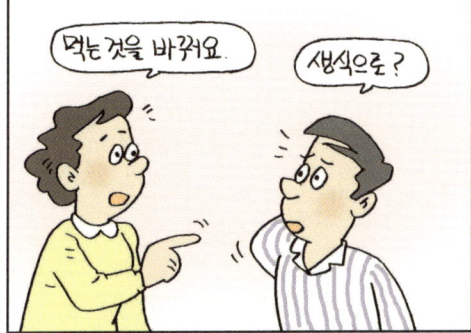

그런데도 사람들은 여전히 맛 집 찾기에 여념이 없고 고치지 못하는 고질병은 늘어만 간다.

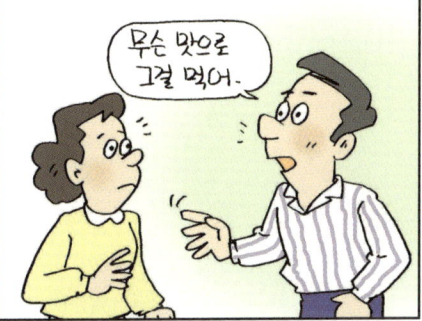

당뇨와 맞서 싸워 이기려면 난순한 자연식으론 부족하다. 피를 더럽히기는 쉽지만 더러워진 피를 깨끗하게 만들기란 생각만큼 쉽지 않은 일이다.

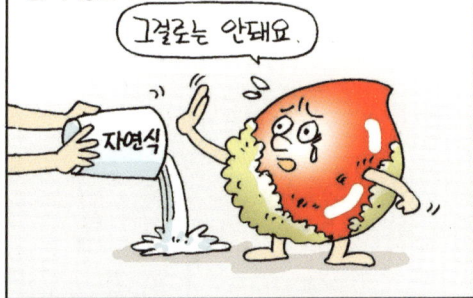

몸이 건강하다면 자연식만으로도 충분히 지금의 건강을 지킬 수 있지만 이미 병이 들었다면 보다 적극적인 방법이 필요하다. 굳이 지금까지 먹어온 화식을 버리고 입맛에 낯선 생식을 해야하는 이유가 그것이다.

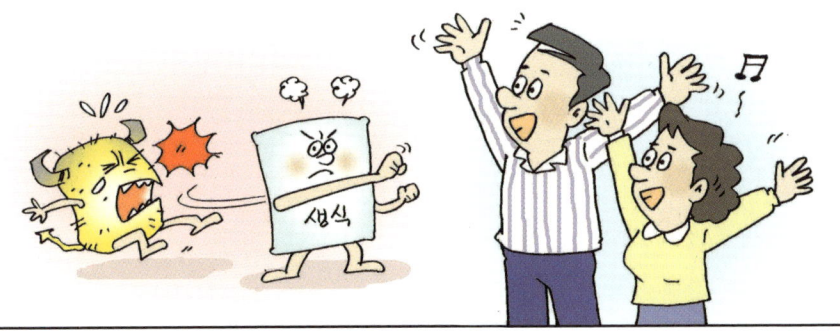

11 생식은 선식이 아니다

선식은 몸에 좋은 곡식을 먹기 쉽게 만든 훌륭한 식품이기는 하지만 생식과는 전혀 다르다. 선식은 밥을 짓고 불에 볶아 만든 화식이다.

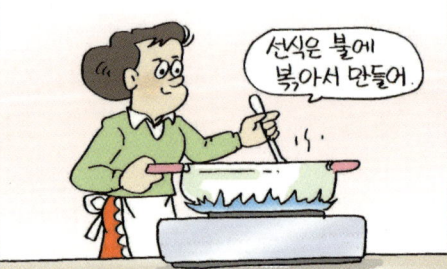

생식을 해야하는 이유는 불에 익히지 않아야만 곡식의 생명이 살아있기 때문이다. 불에 익히는 순간 씨눈속의 효소는 죽고, 단백질과 비타민 B군은 변형된다.

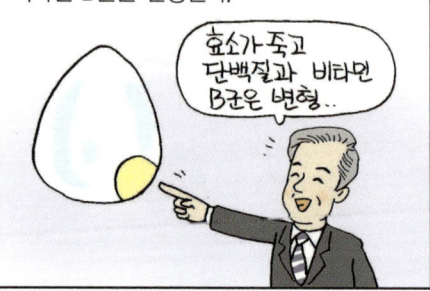

같은 곡식이지만 선식으로 먹는것과 생식으로 먹는것은 전혀 다른 결과를 낳는다. 당뇨를 비롯한 수많은 질병은 먹거리를 익혀 먹는데서 비롯됐다.

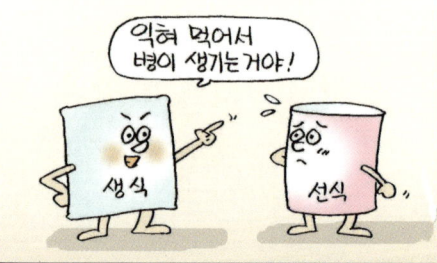

선식과 생식의 또 다른 확실한 차이는 재료에 있다. 선식은 재료를 불에 익혀야 하므로 곡식만으로 만든다. 8곡이니 12곡이니 하는 말도 곡물의 숫자를 말한다.

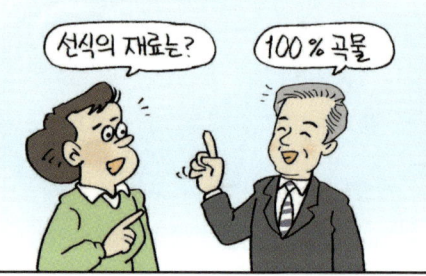

하지만 생식은 재료를 영하 40도 이하에서 얼린 다음 저온에서 말린 것으로 곡식은 물론 야채와 버섯, 뿌리채소등 자연의 모든 것을 담을 수 있다.

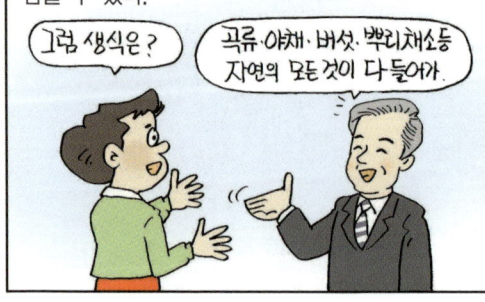

선식도 곡물을 이용한 식품이기는하나 당뇨를 고치는 먹거리가 될 수는 없다. 왜냐하면, 살아있는 자연을 원시 그대로 먹는 방법은 생식뿐이기 때문이다.

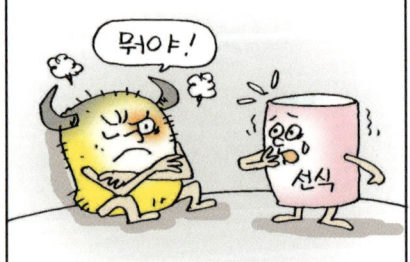

12 생식을 어떻게 먹나

어떻게 하면 생식을 쉽게 먹을 수 있을까 고심하고 연구했다.

그 결과 찾아낸 방법이 동결건조방식이었다.

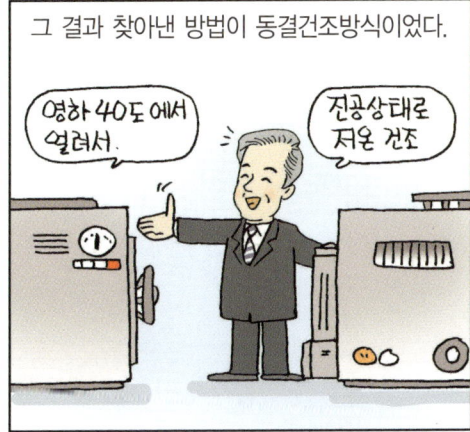

동결건조방식은 원래 주사약을 만드는 방법이었는데 식품의 맛과 영양소를 그대로 보존할 수 있어서 생식을 만드는 방법으로는 최적의 것이었다.

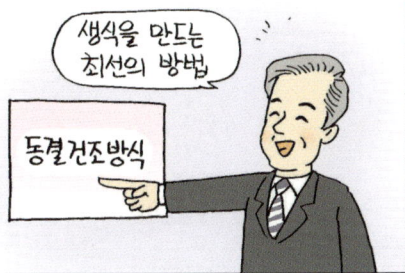

수없이 많은 시행착오끝에 우리나라 최초의 생식인 다움생식이 탄생한 때가 1988년이었다.

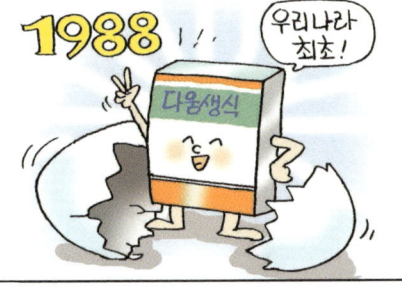

그로부터 20년이 흐른 지금, 건강의 붐을 타고 생식을 만드는 회사들도 많아져서 여러가지 제품들을 대리점이나 백화점, 할인점에서 손쉽게 구할 수 있게 되었다.

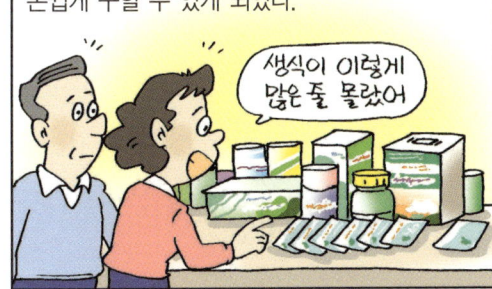

곡식은 물론 야채와 버섯들까지 얼리고 말려서 만든 분말생식 덕분에 생식을 먹기는 한결 쉬워졌다.

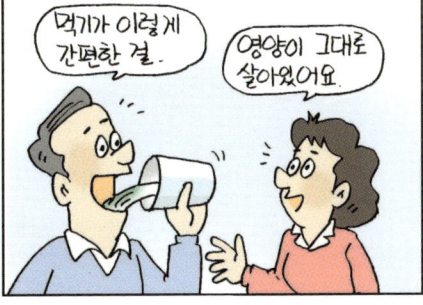

생수 한 컵에 분말생식을 넣어 잘 저어 마시면 씨눈의 효소가 살아 숨쉬는 생명력이 몸 안에 그대로 전달된다. 생식은 잡곡밥을 짓고 나물반찬 만들어 먹는 자연식보다 훨씬 더 쉽고 간편한 식사법이다.

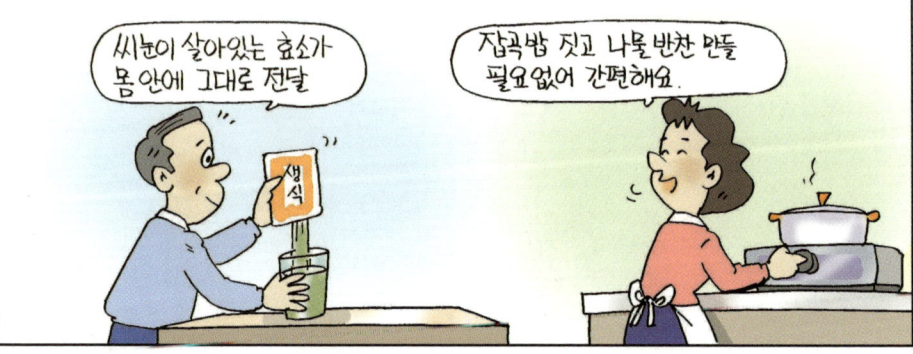

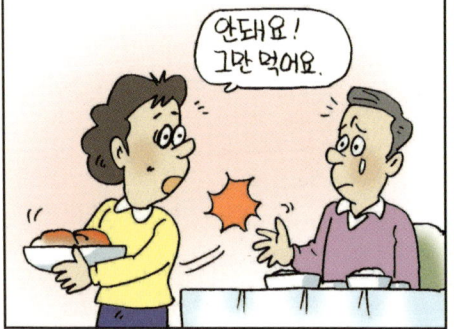

당뇨 때문에 잡곡밥을 먹고 칼로리를 계산해야 하는 것은 이루 말할 수 없는 스트레스이다.

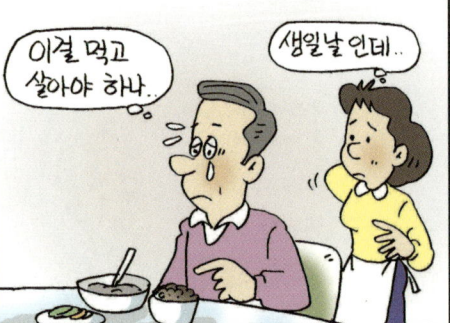

스트레스가 얼마나 심했으면 자신의 생일날 시커먼 보리밥과 멀건 미역국을 앞에 놓고 울어버린 당뇨환자의 고백도 있다.

생식은 당뇨를 앓는 사람들에게 음식으로 인한 스트레스를 덜어준다. 스트레스는 당뇨의 원인이기도 하고 당뇨를 악화시키는 요인이기도 하다. 생식은 바로 그러한 스트레스로부터 자유로움을 가져다 준다.

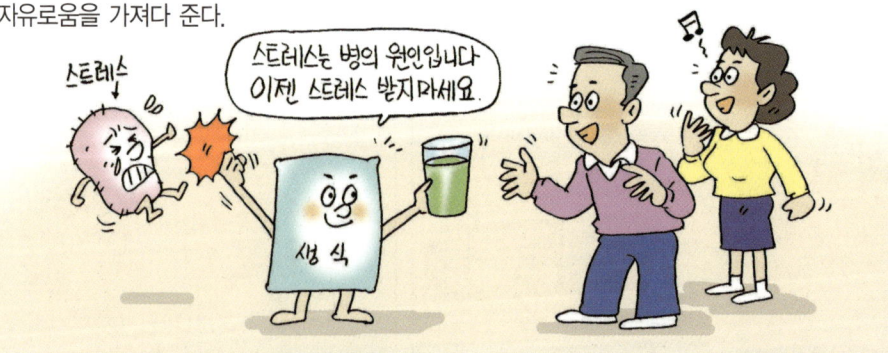

13 셀레늄? 생식으로 얻는다

셀레늄은 미네랄이다.
그것도 농약이나 제초제의 독성을
제거할 수 있는 항산화제이다.

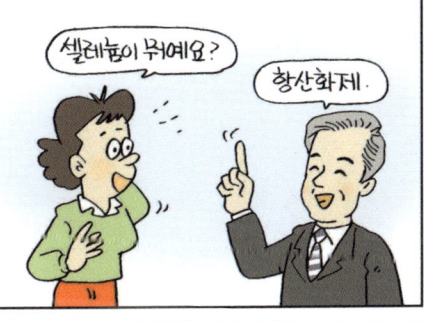

화학비료와 농약, 제초제로 범벅이 된
농산물을 먹을 수 밖에 없는 현대인들에게
반드시 필요한 물질이다.

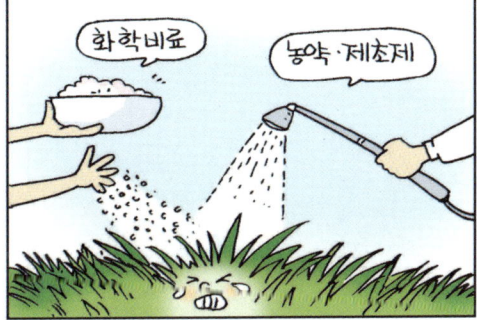

항산화제는 따로 돈을 내고 사 먹어야 하는
영양제가 아니다. 항산화제는 곡물의 씨눈과
신선한 야채속에 듬뿍 들어있는 물질이다.

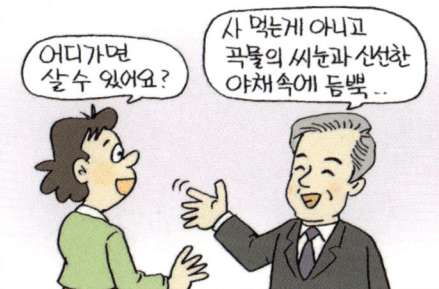

그러므로 셀레늄을 통해 농약과 제초제의 맹
독성에서 벗어나고 싶다면 씨눈이 달린 곡식
과 신선한 야채를 먹으면 저절로 해결된다.

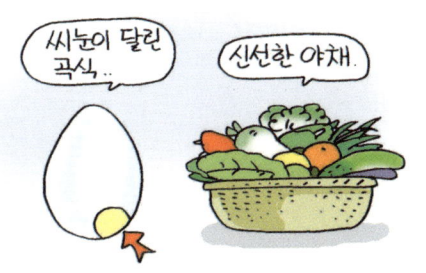

비타민을 비롯한 셀레늄 같은 항산화제의
도움으로 농약에 오염된 농산물로
더렵혀진 피를 맑게 하고 인슐린의
기능을 회복시킬 수 있다.

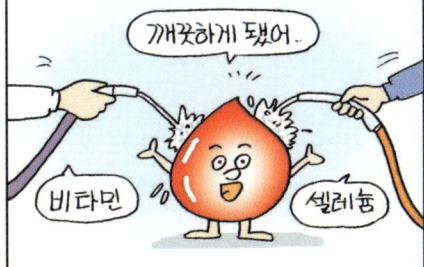

그리고 그 귀한 항산화제, 셀레늄은 생식으로
얼마든지 얻을 수 있다. 이것만으로도 왜
당뇨에 생식을 해야 하는지에 대한 답이 된다.

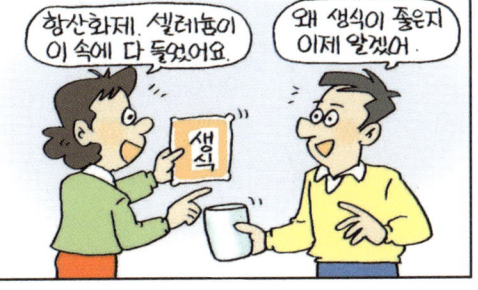

14 생식의 미네랄이 당뇨를 이긴다

인슐린이 발견되기 전에는 당뇨의 원인을 당분을 많이 먹어서 발생되는 것으로 알고 단 것을 안 먹으면 낫는다고 생각했다.

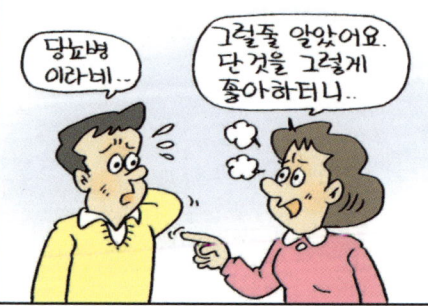

그러나 지금은 당뇨를 인슐린의 부족으로 보는 게 대세이지만 이것도 언제 바뀔지 모르는 일이다.

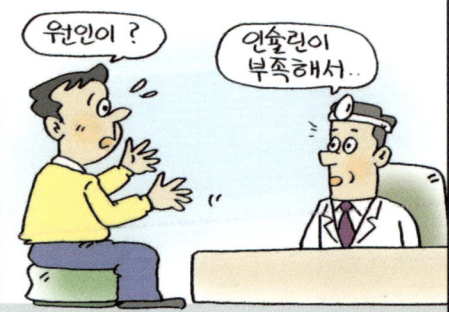

미국 콜로라도 의대의 "캔 필드"박사는 크롬이나 아연 등의 미네랄이 부족해서 당뇨가 생긴다고 말한다.

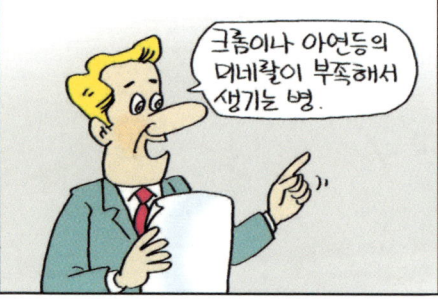

그럼 이처럼 중요한 크롬은 어디에서 얻을 수 있을까? 크롬은 미네랄이다. 미네랄은 정백식품, 가공식품에서는 찾을 수 없다.

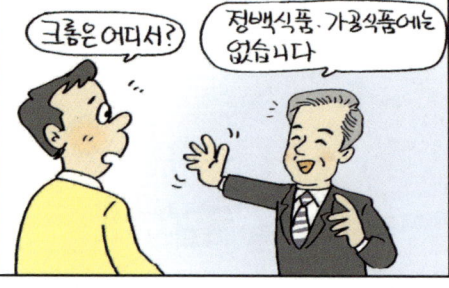

우리가 먹거리를 부드럽게, 맛있게 만드는 동안 잃어버리는 물질이 미네랄이다. 그러므로 자연이 주는 먹거리를 주어진 그대로 먹으면 미네랄은 저절로 섭취된다.

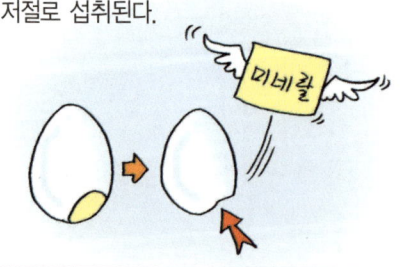

미네랄에는 크롬만이 인슐린의 작용을 돕는 것이 아니다. 아연은 인슐린의 생합성에 반드시 필요한 물질이며, 칼륨과 칼슘은 인슐린이 활발히 작용하도록 도와준다.

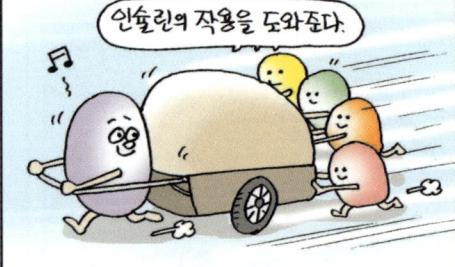

15 비타민C로 당뇨합병증을 예방한다

당뇨의 세계적인 권위자 시카고 의대의 고 윤지원 박사는 당뇨는 여러가지 복합적인 요인에 의해 발생한다고 한다.

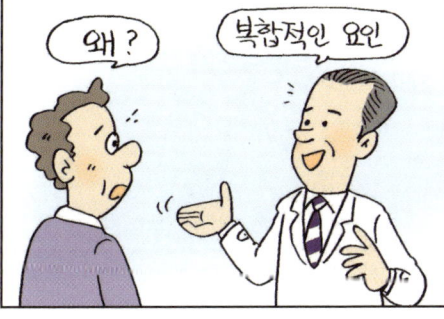

1. 유전적 요인

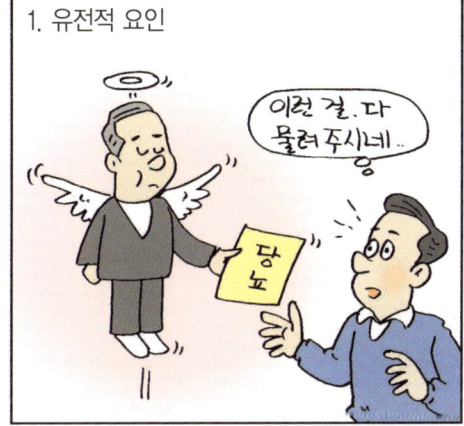

2. 콕스사키라는 바이러스가 췌장의 인슐린 분비샘을 파괴해서이며

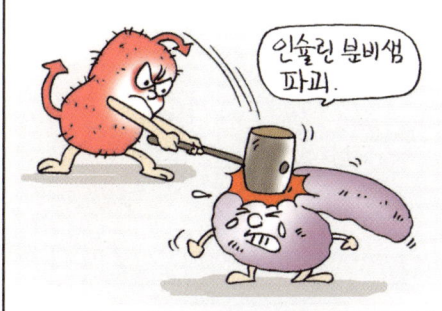

3. 면역세포들이 자기의 세포를 외부에서 들어온 항원으로 잘못 인식해서 자기조직에 대한 면역반응을 일으켜서 인슐린 분비샘을 파괴하는 것

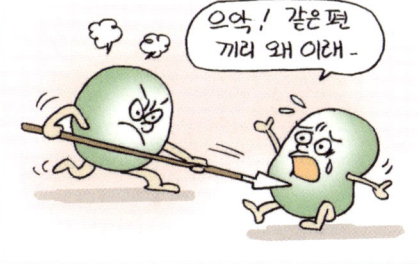

4. 갖가지 독소가 췌장의 인슐린 분비샘을 공격하기 때문에 당뇨에 걸리게 된다고 한다.

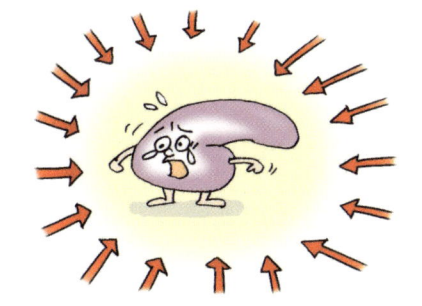

이러한 원인 중 유전적인 요인은 어쩔 수 없지만 나머지 이유로 생기는 성인형 당뇨와 인슐린 비의존성 당뇨는 비타민C의 도움으로 얼마든지 이겨낼 수 있다고 주장하였다.

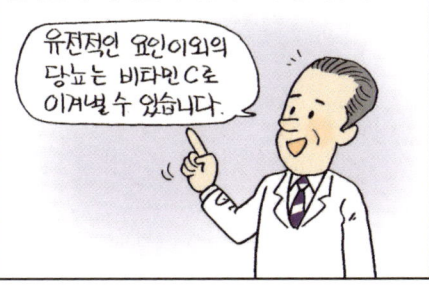

당뇨 합병증은 활성산소(Free Radical)가 원인이므로 강력한 항산화제인 비타민C와 E를 투여하면 합병증의 위해에서 벗어날 수 있다고 한다.

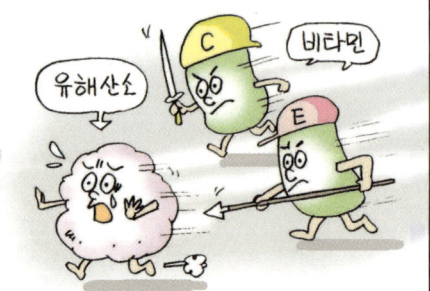

당뇨 합병증은 유해산소가 원인이므로 당뇨 환자에게 비타민C를 투여하면 혈중인슐린 농도가 증가하고 혈당치가 현저하게 감소한다는 임상보고는 꾸준히 발표되고 있다.

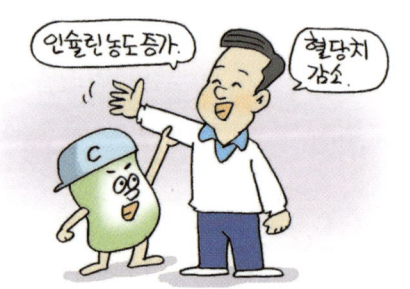

고혈당은 미세혈관에 손상을 입히고 그로 인해 동맥경화를 일으킨다.

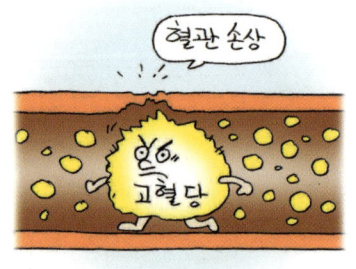

그런데 그 원인은 다름 아닌 유해산소이다. 유해산소는 강력한 항산화제로 없앨 수 있는데 항산화제는 비타민류에 다량 함유되어 있다.

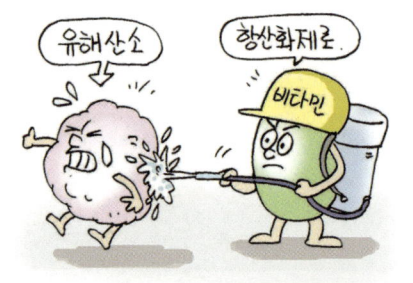

그러므로 신선한 야채류를 많이 먹으면 자연히 항산화제를 섭취하게 되고 동맥경화를 막아 당뇨 합병증의 고통에서 벗어날 수 있다.

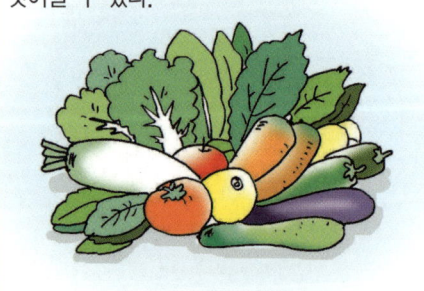

신선한 제철야채를 동결건조한 생식은 비타민C를 가장 손쉽게 섭취할 수 있는 수단이다.

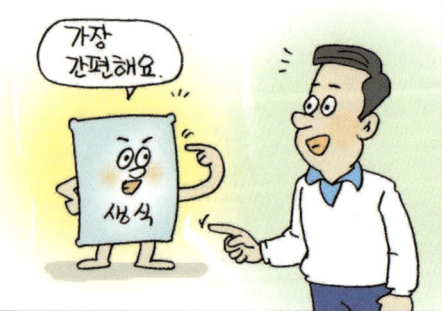

16 생식은 제철에 난 유기농산물로 만든다

생식은 곡식과 채소를 날로 먹는 것이므로 농약이 묻은 것을 절대로 쓸 수 없다. 맹독성 농약을 뿌려 키운 곡식을 그대로 먹는다면 독을 먹는것과 다를 바 없다.

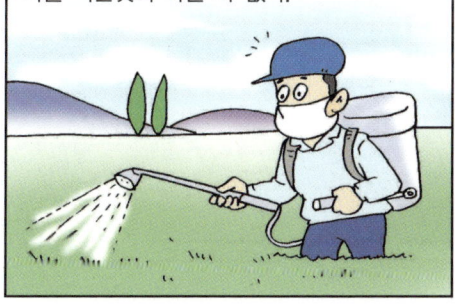

그래서 생식을 만들때는 반드시 유기농법으로 지어진 유기농산물을 사용해야 한다.

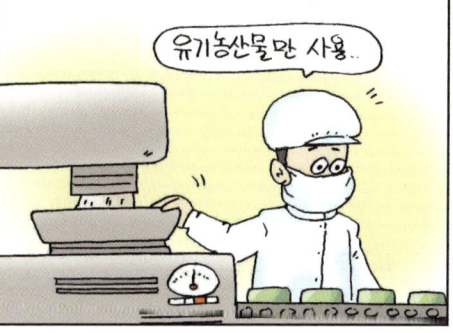

그렇게 만든 생식만이 건강한 효소와 미네랄, 비타민을 우리에게 줄 수 있고 피를 깨끗하게 만들 수 있다.

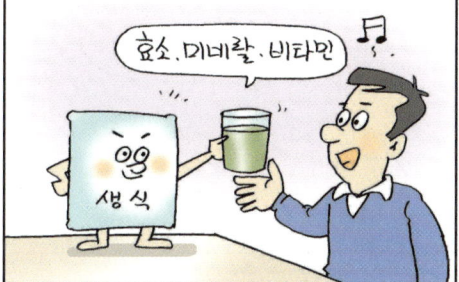

우리 땅에서 제철에 나는게 제일 좋다. 이 땅에서 난 농산물은 우리 민족을 수천년간 먹여 살려온 것이다. 우리의 몸은 우리 농산물에 길들여져 있다.

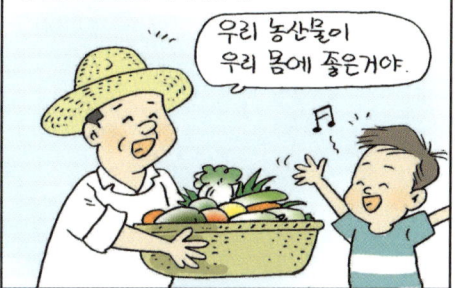

봄에 씨 뿌리고 여름에 햇빛을 받고 자란 농산물에는 자연 에너지가 가득하다.

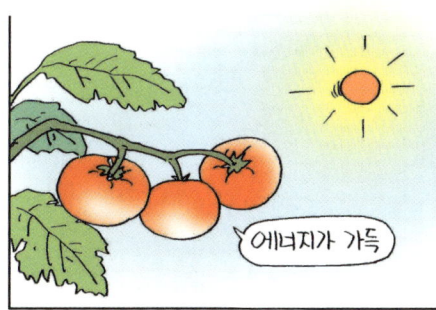

그러나 비닐이 덮인 온실에서 보일러의 뜨거운 온도에 맞춰 자란 농산물에는 성장을 촉진시키는 물질이 묻어 있을 뿐이다.

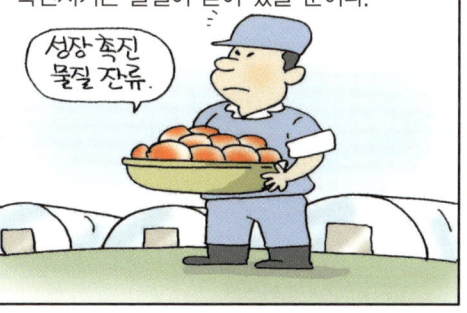

햇빛은 비닐하우스의 두터운 비닐을 뚫고 들어가 엽록소를 만들지 못한다. 엽록소가 없는 푸른잎 채소는 우리에게 생기를 주지 못한다.

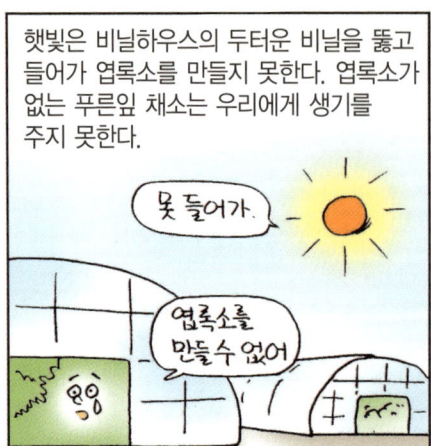

봄이 오는 들녘에서 캐낸 냉이에서는 알싸한 향기가 풍긴다. 된장을 풀어 국을 끓여도 그 향내는 없어지지 않는다. 그걸 봄내음이라고 했다. 하지만 온실에서 키운 냉이에는 향기가 없다.

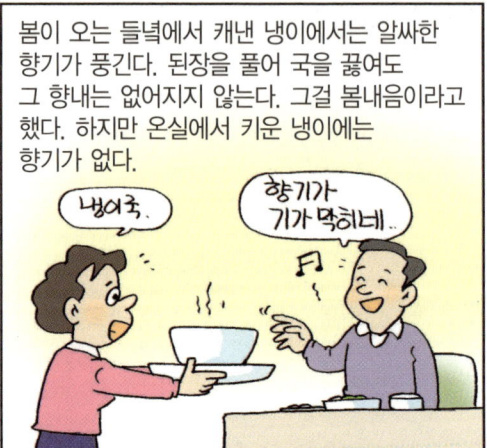

밭에서 캔 시금치의 밑동을 잘라보면 뽀얀 진이 방울방울 배어나는 걸 본다. 그러나 비닐하우스에서 자란 시금치에는 뽀얀 진이 나지 않는다. 자연이 준 것을 사람의 노력으로 흉내 낼 수 있다. 그렇지만 자연과 같이 만들어내지는 못한다. 우리가 먹어야 할 것은 자연이지 자연을 흉내 낸 것이 아니다.

생식은 자연을 먹는 것 자연의 생명력을 먹는 것이다.

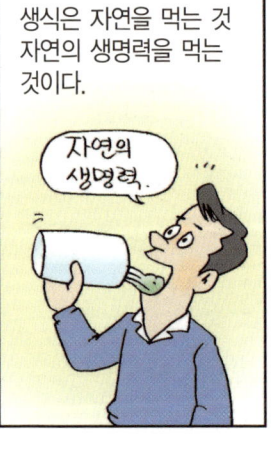

화학비료나 제초제를 쓰지않고

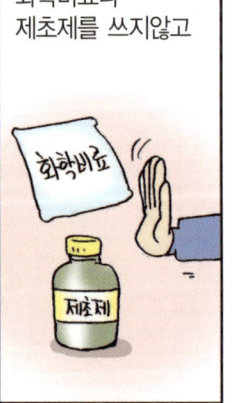

우리 땅에서 햇빛과 바람을 듬뿍 받으며 자란 제철 농산물로 만들어야 한다.

| 제6장 |

당뇨, 이렇게 하면 반드시 낫는다

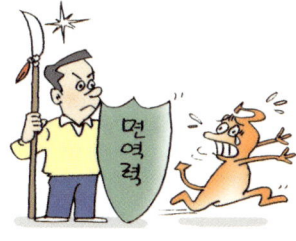

1. 꼭 생식만 먹어야 하나.
2. 먹던 약은 어떻게 하나.
3. 혈당 체크, 정말 안 해도 되나.
4. 생식의 효과를 높이는 방법
5. 생식에도 명현반응이 있다.
6. 반드시 운동을 하라.
7. 따뜻하면 살고 차가워지면 죽는다.
8. 당뇨는 잘못된 생활습관을 알려주는 고마운 표지판이다.

01 꼭 생식만 먹어야 하나

당뇨라고 해도 그 증상의 정도에 따라 생식을 하는 방법은 차이가 있다. 만일 혈당이 200이상으로 올라 당뇨란 진단을 받은 직후라면 하루 한끼 생식으로도 충분히 혈당을 낮출 수 있다.

한 끼를 생식하고 나머지 두 끼는 오곡잡곡밥과 야채 위주의 식사를 하며 주말 같은때는 세끼를 생식으로 하는것도 좋다.

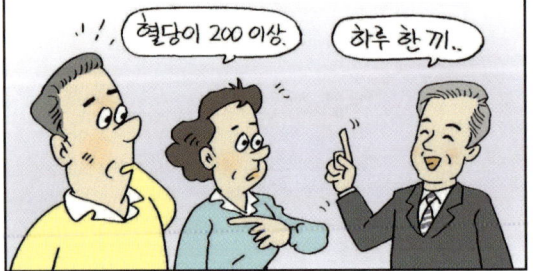 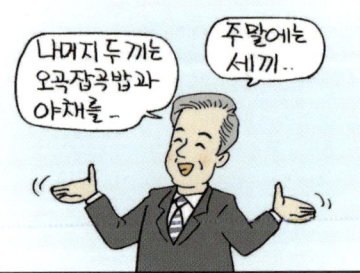

그 외에 생식의 효과를 더 높여주기 위해 엽록소와 비타민, 미네랄을 보충해주며 여섯달 정도만 지나면 혈당은 완전히 정상을 찾을 수 있다.

또 아직 당뇨 합병증이 나타나지는 않았지만 당뇨를 앓은지 오래 되었다면 적어도 하루 두끼는 생식을 해야 한다.

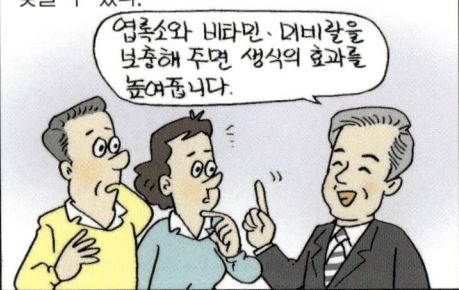 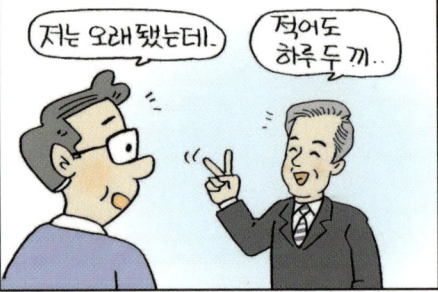

아침과 저녁을 생식으로 하고 점심은 오곡잡곡밥과 야채, 버섯을 먹는게 좋으며 주말의 하루나 이틀쯤은 완전 생식을 하는게 좋다.

그리고 엽록소와 미네랄, 비타민을 보충할 수 있는 케일과 산야채 효소 등의 도움을 받는게 좋다.

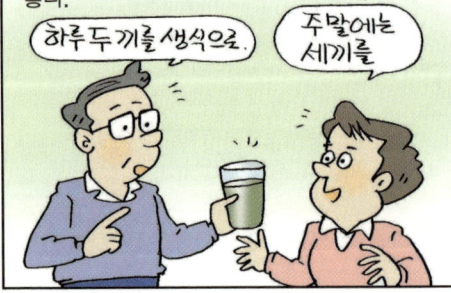 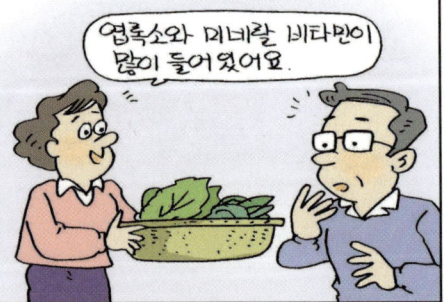

마지막으로 시력이 떨어지고 발바닥의 감각이 둔해졌다거나 남성의 경우 발기부전의 증세가 나타났다면 당장 모든 식사를 생식으로 바꿔야 한다.

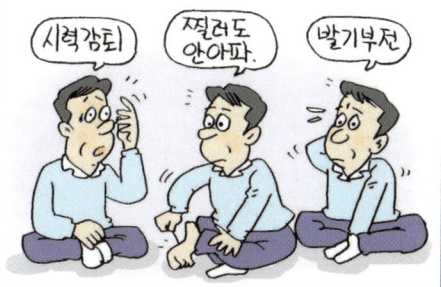

이때는 생식전문가의 도움을 받아 최소 여섯 달 이상 완전생식을 하며 몸속의 노폐물이 모조리 빠져 나가도록 생수를 많이 마시고, 운동을 꾸준히 하며 섭생에 철저히 주의하면 당뇨는 반드시 낫게 된다.

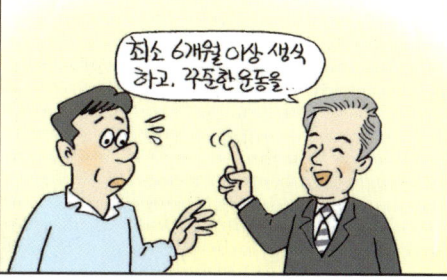

생식은 화식에 비해 인체의 에너지 효율이 높아서 적은 양을 먹어도 전혀 허기가 들지 않는다.

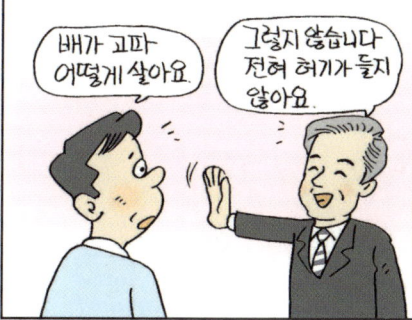

생식을 하면 노폐물의 배출이 활발해지므로 자연히 살이 빠지는데, 그렇다고 해서 체력이 떨어지는 것이 절대 아니다. 오히려 몸이 가볍고 활기가 넘쳐 체력이 더 좋아지는 것을 경험할 수 있다.

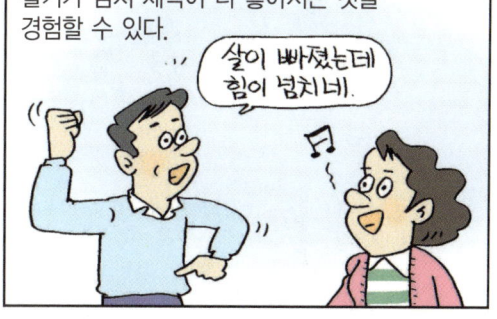

만일 생식을 하면서도 군것질을 하던 습관을 끊지 못해 힘이 든다면……

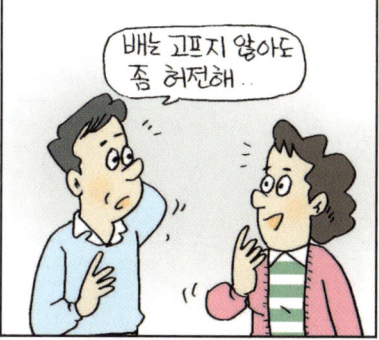

제철에 나는 과일이나 홍당무, 오이같은 신선한 야채, 그리고 칼로리가 거의 없는 도토리묵이나 메밀묵, 현미에 검정콩을 넣은 떡이나 신선한 견과류를 간식으로 먹는 것도 좋다.

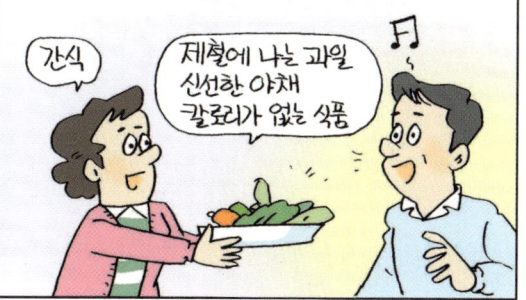

02 먹던 약은 어떻게 하나

자기 정체성이란게 있다. 나는 누구인가? 무엇을 하는 사람인가, 내가 무엇을 위해 사는 사람인가를 깨달아야만 진정한 내가 생긴다.

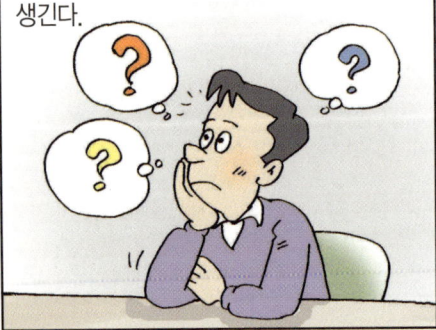

병을 고칠 때도 마찬가지다. 내 병이 무엇인지, 내 병을 낫게 하는 방법이 무엇인지, 내가 그 방법을 믿고 있는지를 확실히 알아야만 병을 고칠 수 있다.

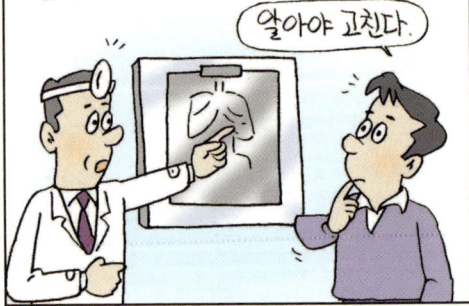

생식으로 병을 고치고 싶다면 생식이 병을 고치는 이유와 원리를 정확히 알고 그것을 확실히 믿어야 한다.

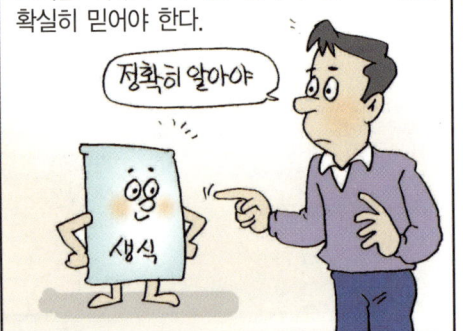

남들이 좋다니까 나도 한번 해봐야지 하는 기분으로 시작한다면 성공할 수 없다.

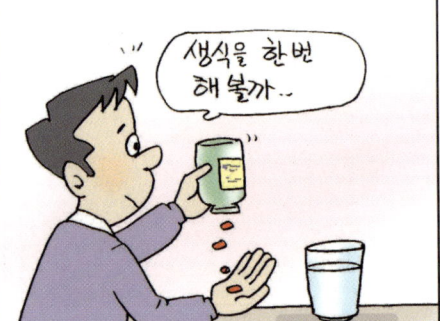

당뇨를 고치려 한다면 당장 먹던 약을 끊고 생식으로 돌아서야 한다. 그래야만 살 수 있다는 확고한 믿음을 가져야 한다. 생식을 시작하기 전에 그러한 믿음부터 먼저 가져야 한다.

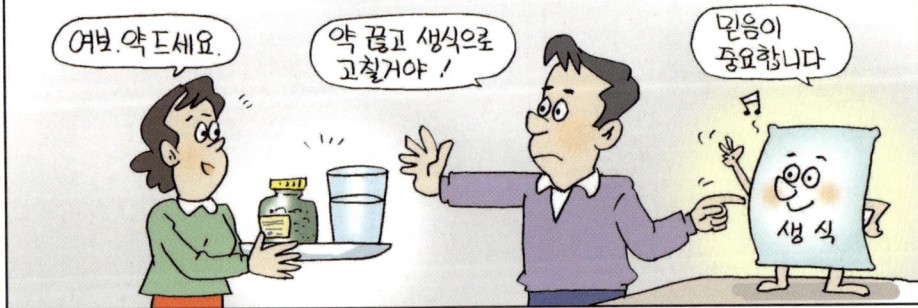

03 혈당 체크, 정말 안 해도 되나?

생식을 결심하고 여태껏 먹고 있던 혈당강하제를 끊은 사람일지라도 마지막까지 끊지 못하는 것이 혈당측정기다.

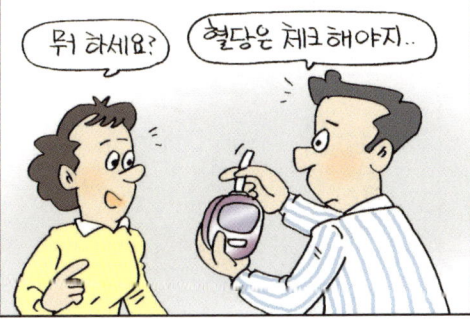

당뇨를 단순히 관리하지 않고 당뇨와 싸워 이기고자 한다면 혈당치를 잊어버려라.

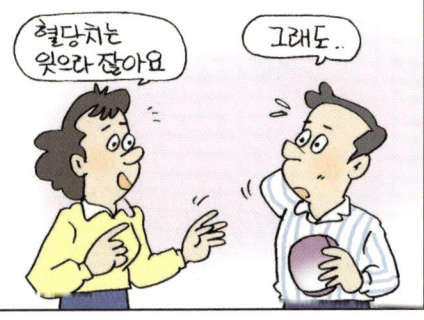

혈당의 스트레스에서 벗어나려면 혈당측정기로부터 자유로워야 한다. 당뇨와의 싸움은 하루이틀에 끝나지 않는다.

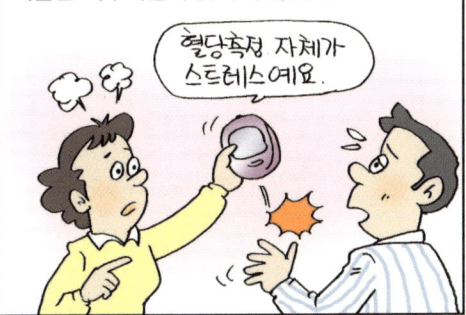

혈당측정기에 매달려 하루에 몇 번씩 일희일비해서 긴 싸움을 해나가기가 어렵다. 좀 더 느긋한 마음을 갖고 차츰 자신을 변화시켜 보자.

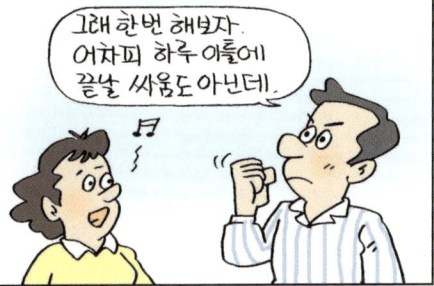

생식을 하면 반드시 혈당이 떨어진다는 것을 100% 확신하면서 망가진 몸을 바르게 고쳐나가야 한다.

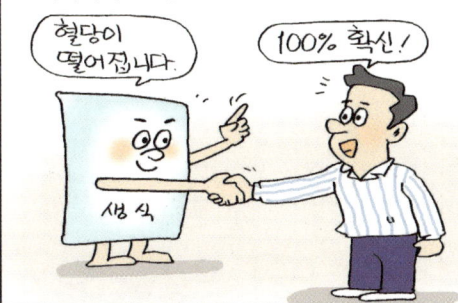

우리 몸에 쌓인 노폐물이 다 빠져나가고 더럽혀졌던 피가 다시금 깨끗해지면 당뇨는 저절로 낫는다.

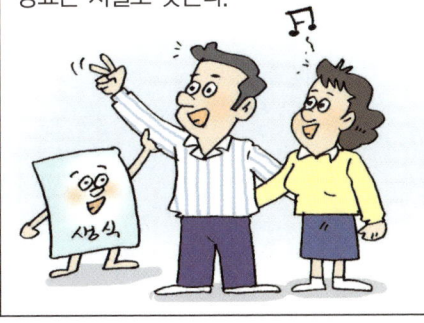

04 생식의 효과를 높이는 방법

생식을 하면서 가장 참기 힘든게 언제쯤 좋아질까 하는 초조감이다. 아무리 생식의 효과를 믿고 시작해도 아픈 사람의 마음은 쉽없이 흔들린다.

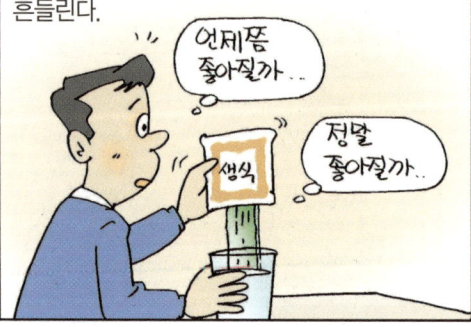

일반적으로 생식을 시작하고 3개월 정도 지나면 누구라도 전과 달라지는 것을 느낄 수 있다.

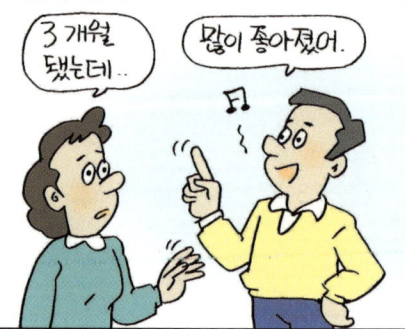

생식을 함으로써 산성인 체질이 약 알칼리성으로 변하면서 면역력이 좋아지고, 우리 몸은 스스로 병을 치료할 힘을 갖게 된다.

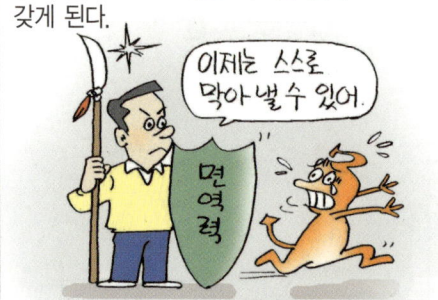

당뇨는 병이 아니라 증상일 뿐이므로 원인이 제거되면 저절로 낫는다.

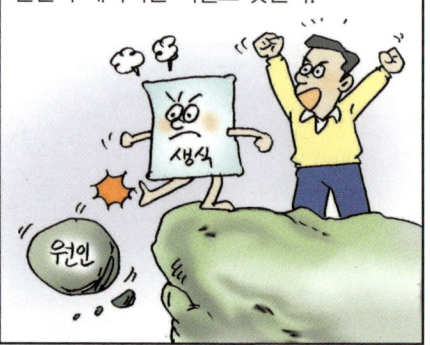

우리 몸에서 세포가 나서 자라고 늙어 죽는데는 3년 가량 걸린다. 그러므로 우리 몸의 세포를 새롭게 바꾸려면 적어도 3년 이상이 걸린다.

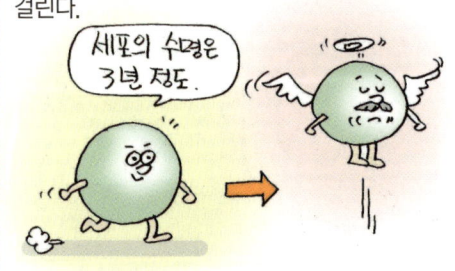

혈당이 떨어지고 당뇨의 증상이 없어졌다고 하더라도 생식을 중단하지 말고 계속하는 것이 병을 완치하는데 도움이 된다.

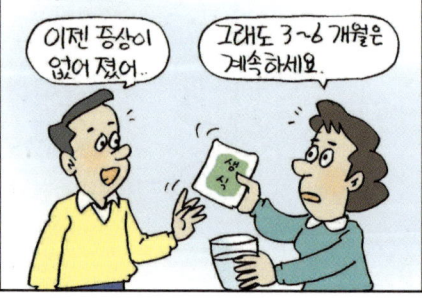

사람의 몸은 70%가 물로 되어 있다. 이 물속에는 전해질을 비롯한 각종 체액이 섞여있다. 물은 몸속을 흐르며 피의 순환을 도와주고 노폐물을 몸 밖으로 내보낸다.

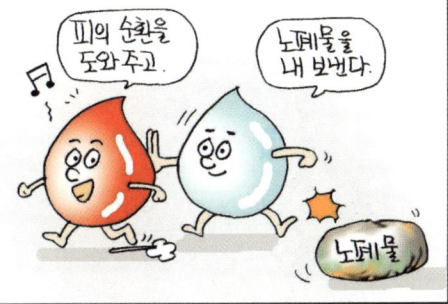

당뇨환자의 혈액속에는 정상인들보다 훨씬 많은 노폐물이 쌓여 있어서 혈관벽을 좁아지게 만들어 고혈압과 당뇨, 신경증 등을 일으킨다.

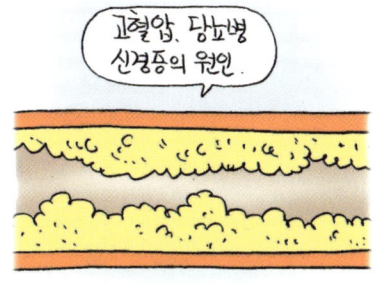

그러므로 당뇨를 고치려면 좋은 물을 많이 마셔야 한다. 좋은 물이란 살아 있는 물이다. 자연에서 얻어지는 물은 생수, 즉 살아있는 물이다.

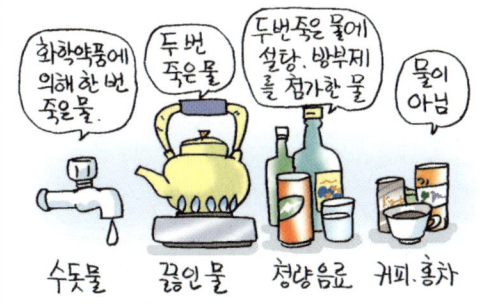

생식을 하면서 먹어야 하는 물은 말 그대로 살아있는 물인 생수를 마셔야 한다. 생수만이 우리 몸을 살릴 수 있다.

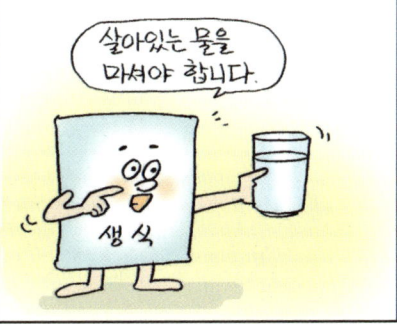

생식을 하는 동안에는 적어도 1~2ℓ 정도의 생수를 하루종일 조금씩 나눠마셔야 한다.

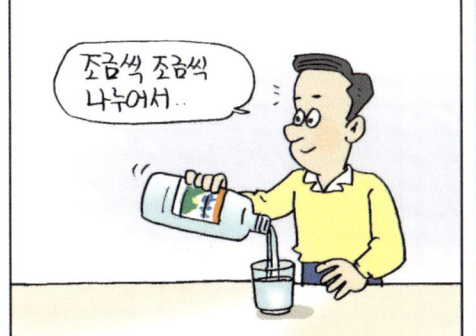

그렇게 천천히 마셔야만 생수가 혈액속을 흐르며 포도당으로 끈적거리는 피를 깨끗하게 만들어 줄 수 있다.

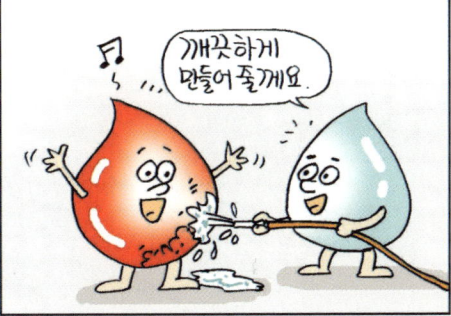

05 생식에도 명현반응이 있다

명현이란 한약이나 건강보조식품을 먹었을 때 일시적으로 통증이나 설사, 발진이 나거나 몸이 으슬으슬 추워지는 현상이다.

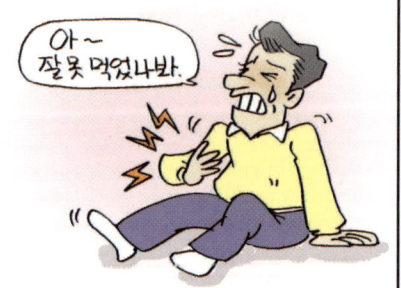

특히 당뇨환자가 생식을 하면 뇨당이 오히려 증가하고 손발이 붓고 전신에 힘이 빠지는 무기력증이 나타날 수 있다.

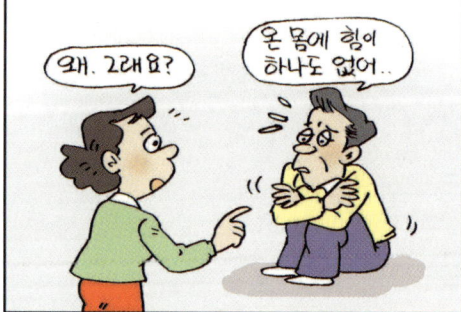

이런 증상이 보이면 혹시 병이 악화되는게 아닌가 하여 겁이 덜컹 나서 생식하기를 주저하게 된다.

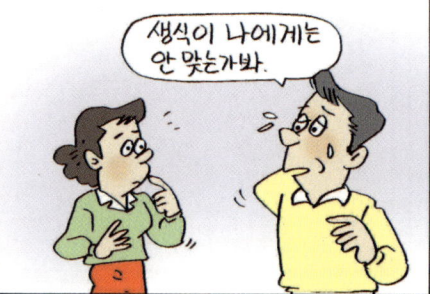

그러나 명현반응은 그동안 우리 몸에 쌓여있던 독소가 빠져나가며 일시적으로 나타나는 현상이므로 걱정하지 않아도 된다.

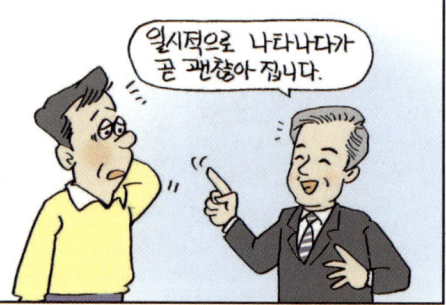

우리는 잘못된 먹거리를 먹음으로써 우리 몸속에 수많은 독소를 들여보낸다. 다행스럽게도 우리 몸에는 자연치유력이 있어서 땀이나 소변, 대변으로 독소와 노폐물을 다시 배출시킨다.

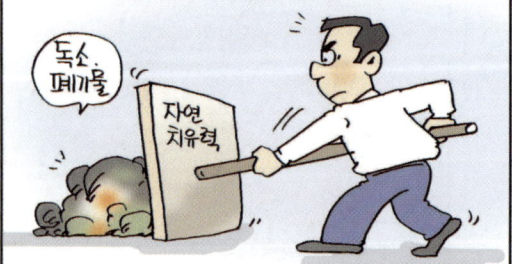

그렇지만 우리 몸에 이상이 생겨 자연치유력이 떨어지면 독소와 노폐물을 배출해내는 힘이 떨어져 몸속에 쌓인다. 그것이 병이다.

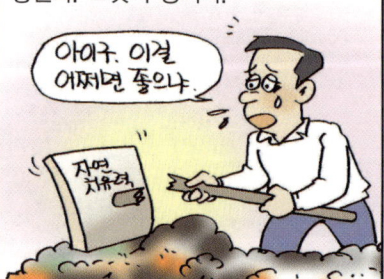

그런데 독소와 노폐물을 배출해내는 힘이 있는 생식을 하게 되면 몸속에 쌓여있던 독소가 한꺼번에 배출되면서 명현반응이 나타나는 것이다. 그러니까 명현반응이란 우리 몸이 새로운 먹거리에 적응하면서 스스로 자연치유력을 회복해 가는 도중에 나타나는 일시적인 현상이다.

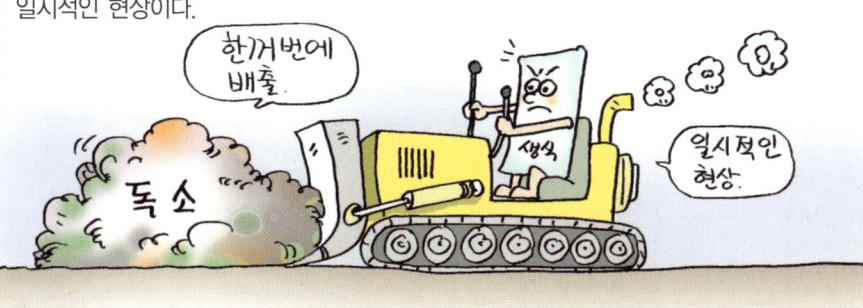

명현반응은 대개 생식을 시작한지 2주일쯤 되었을때 나타나서 사나흘 지나면 자연스레 사라진다.

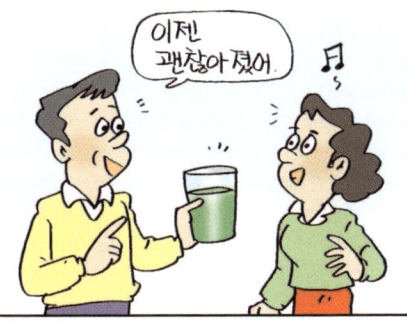

하지만 당뇨가 심한 사람은 20일 이상 여러달씩 명현반응이 계속되기도 한다. 그만큼 몸속에 독소와 노폐물이 많이 쌓여있기 때문이다.

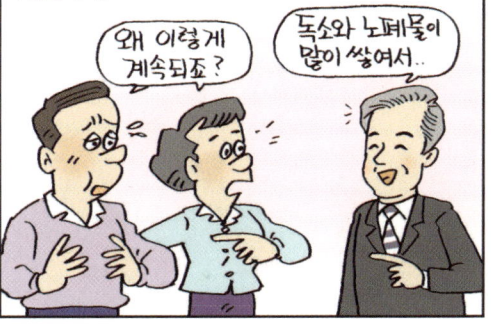

생식을 하더라도 병이 하루 이틀에 낫는건 아니다. 생식이 당뇨를 고친다는 믿음을 갖고 흔들리지 않아야 병을 이길 수 있다.

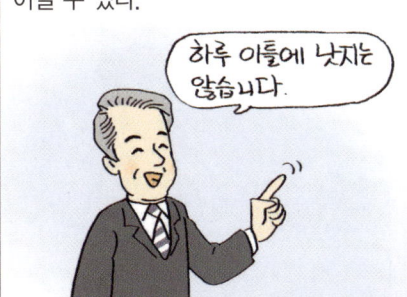

명현반응이 나타나도 불안해 하지 말고 견뎌야 한다. 명현반응을 다른 말로 호전반응이라고 한다는 걸 기억하라.

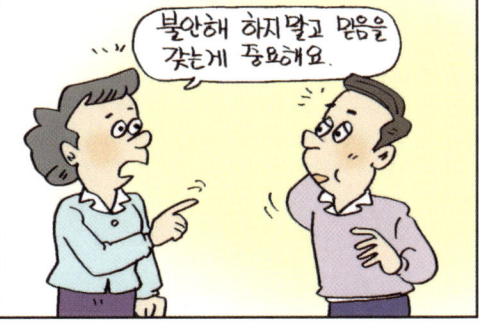

06 반드시 운동을 하라

현대의학이 당뇨를 치료하는 방법으로 꼽는 3대 요법은 칼로리를 제한하는 식사요법과 인슐린을 투여하는 약물요법, 그리고 운동요법이다.

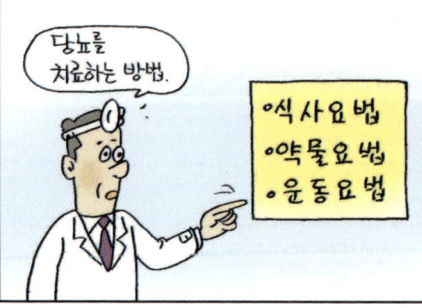

운동을 하면 칼로리가 소모되고 스트레스가 풀려서 혈당이 조절되며 궁극적으로는 혈관장애로 인한 당뇨합병증을 예방해 준다.

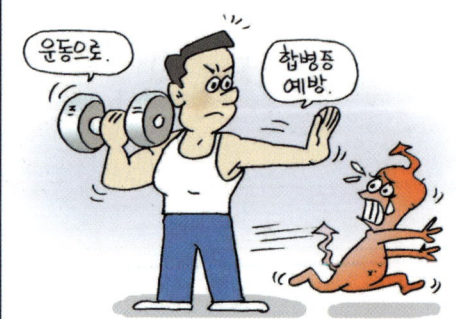

약물이 아닌 생식으로 병을 고치고자 해도 운동은 반드시 해야 한다.

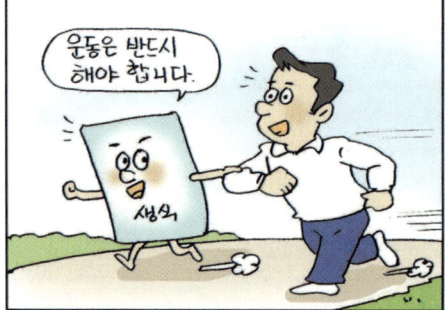

당뇨에 걸리면 늘 피곤하고 쉽게 지쳐서 운동하기가 쉽지 않지만 병을 고치겠다는 확고한 결심을 하고 운동을 거르지 말아야 한다.

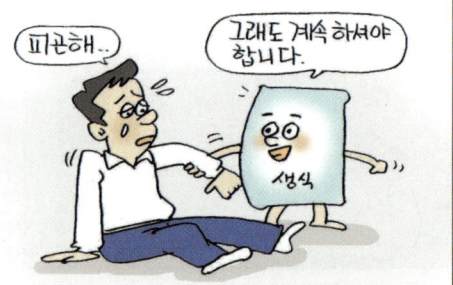

우리 몸은 에너지가 필요하면 스스로 에너지를 만든다. 운동을 하면 뇌는 에너지가 필요하다는 메시지를 보내고 세포는 메시지에 따라 세포의 문을 열고 포도당을 받아들여 에너지를 만든다.

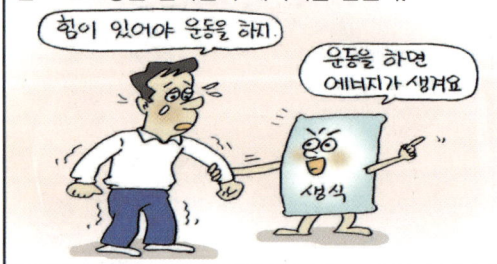

하루에 30분 혹은 한시간 정도 마음을 쉬게 하며 동네를 한바퀴 돌며 걷는 것도 훌륭한 운동이 된다.

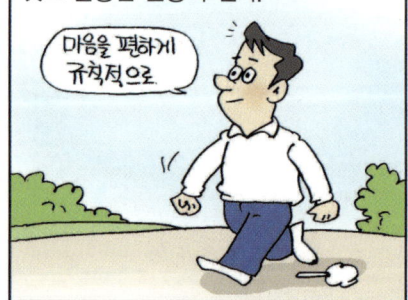

07 따뜻하면 살고 차가워지면 죽는다

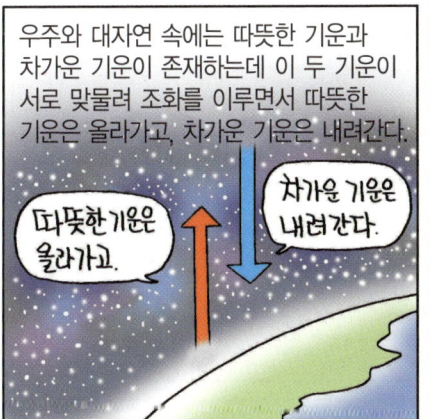

우주와 대자연 속에는 따뜻한 기운과 차가운 기운이 존재하는데 이 두 기운이 서로 맞물려 조화를 이루면서 따뜻한 기운은 올라가고, 차가운 기운은 내려간다.

따뜻한 기운 올라가고.
차가운 기운 내려간다.

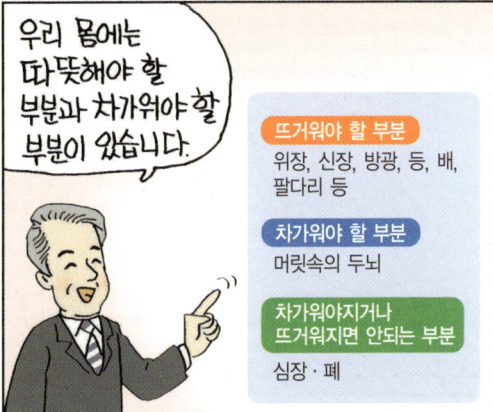

우리 몸에는 따뜻해야 할 부분과 차가워야 할 부분이 있습니다.

뜨거워야 할 부분
위장, 신장, 방광, 등, 배, 팔다리 등

차가워야 할 부분
머릿속의 두뇌

차가워야지거나 뜨거워지면 안되는 부분
심장·폐

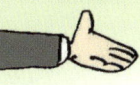

사람의 몸이 차가워지는 6가지 현상.

1. 몸이 굳어간다.
2. 적(병과 화)이 쌓인다.
3. 통증이 생긴다.
4. 각종 염증과 전염병, 암을 유발한다.
5. 부종이 생긴다.
6. 죽는다.

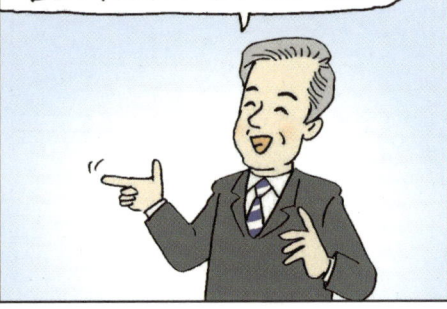

그렇다면 사람을 건강하게 하는 따뜻한 생활문화 즉, 어떻게하면 몸을 따뜻하게 할 수 있을까요?

❶ 따뜻한 음식은, 위장에서 분해하여 발효(소화)시키기 좋아 건강 유지에 도움이 된다.

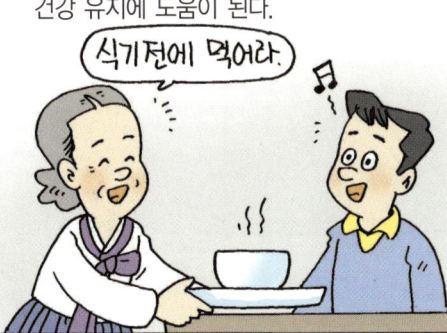

식기전에 먹어라.

❷ 아침 일찍 일어나 따뜻한 차 한잔! 틈틈히 기회 있을 때마다 따뜻한 차를 마셔라.

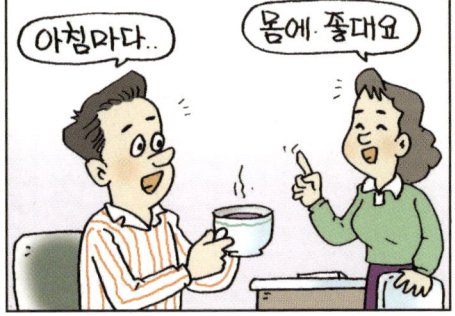

아침마다..
몸에 좋대요

❸ 마늘은 위가 따뜻해져 암을 이긴다.

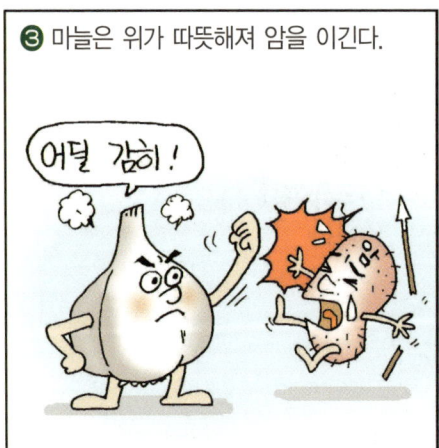

❹ 배를 따뜻하게 해주면 머리가 맑아지고 마음이 차분해지기 때문에 존댓말을 사용한다.

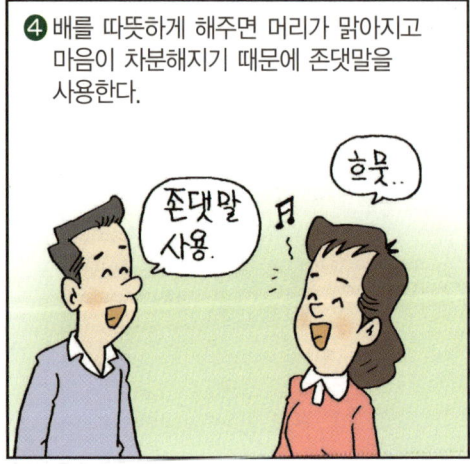

❺ 목욕은 신진대사를 원활하게 하여 오장육부를 따뜻하게 해 준다.

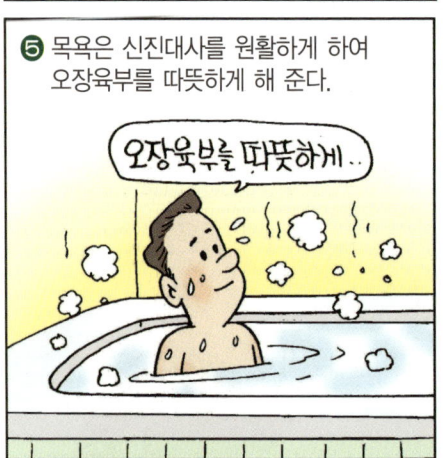

❻ 배가 차면 기운이 없으므로 발끝을 붙이고 등허리를 쭉 펴면 바른 자세가 되며 배에 힘이 생겨 따뜻해진다.

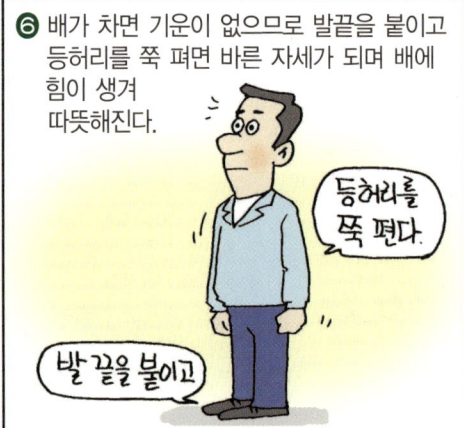

또한 몸이 마른 사람은 뱃속에 쌓여 있는 '적(병과 화)'을 풀어내면 배가 따뜻해진다.

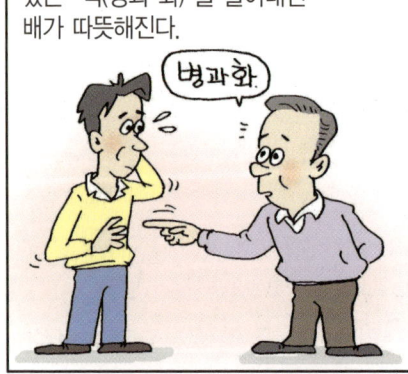

'두한족열' 즉 머리는 차갑고 몸은 따뜻하게 하면 정신은 맑아지고 마음은 차분해져서 생각이 넓고 지혜로워지므로 당뇨 치유에 중요한 혈액 순환에 도움이 된다.

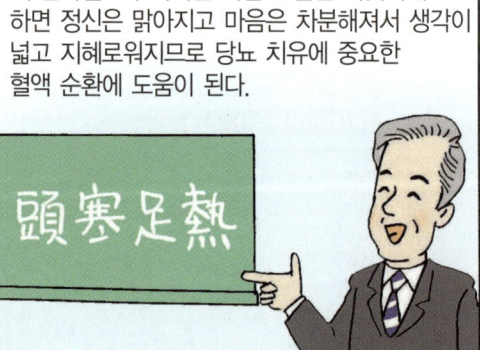

08 당뇨는 잘못된 생활습관을 알려주는 고마운 표지판이다

당뇨는 본인의 잘못된 생활습관을 통해 얻어진 결과산물이다. 생활습관을 바꾸면 당뇨는 반드시 완치될 수 있다. 이 책을 통하여 당뇨로 고통받는 모든 이가 건강하고 행복한 삶을 영위하기를 간절히 바라는 마음이다.

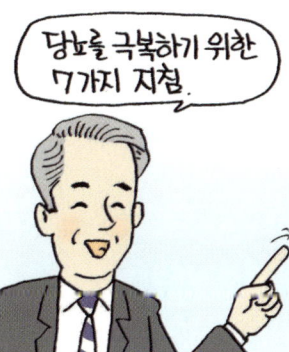

당뇨를 극복하기 위한 7가지 지침

1. 좋은 공기와 물을 마시자.
2. 적당한 운동을 하여 몸의 순환을 좋게 하자.
3. 긍정적이고 낙천적인 생각으로 마음을 안정시키자.
4. 몸과 마음의 피로를 줄이자.
5. 몸은 항상 따뜻하게 유지하자.
6. 좋은 원료(물, 공기, 마음), 좋은 음식으로 건강한 몸을 만들자.
7. 생식요법으로 당뇨를 완치하자.

당뇨는 병이 아니다. 잘못된 생활습관을 알려주는 고마운 표지판이다.

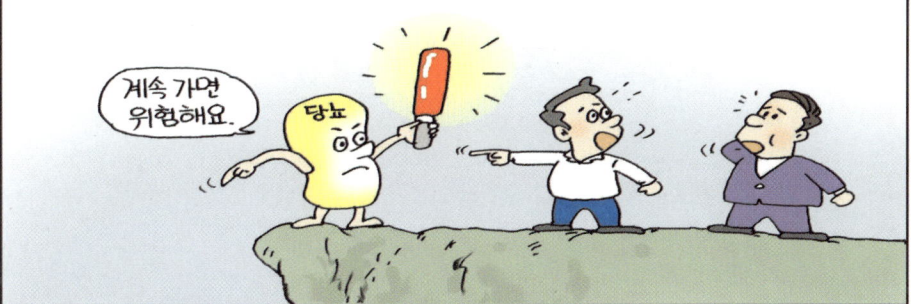

당뇨와 생식요법의 연관성 (생식요법이 좋은 이유)

1. 정제되지 않은 통곡식, 콩류, 야채류 등 복합 탄수화물과 섬유소가 풍부한 식품을 섭취한다.
2. 인슐린 작용을 돕는 아연, 칼슘, 마그네슘, 크롬 등의 각종 비타민, 미네랄, 효소가 풍부하다.
3. 식품에 열, 가공, 조리 등을 전혀 거치지 않아 혈당 상승을 막아준다.
4. 혈액(피)을 깨끗이 정화시켜 혈액순환을 원활히 해준다.
5. 인체내 노폐물 배출과 독소를 해독시킨다.
6. 50여 가지의 원료가 골고루 함유되어 균형적인 영양공급을 한다.
7. 에너지 효율이 높아 150칼로리의 초소식만으로도 충분한 영양섭취가 가능하다.

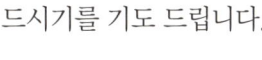

이 책에 실린 생식에 대한 모든 내용은 '당뇨의 치유', 더 나아가 '건강한 삶'을 위한 자료들입니다.

누구도 건강을 건네 드릴 수는 없습니다. 다만 건강을 위한 갖가지 자료와 건강을 위한 여러가지 방법을 제시할 뿐입니다. 선택은 각자의 몫입니다. '진료와 치료는 의사의 몫' 입니다.

건강한 삶을 위한 많은 정보, 그리고 그 중에서도 가장 훌륭한 정보들을 전하고 싶습니다. 건강을 위한 주체는 바로 여러분 자신입니다.

이 책을 통해서 건강에 대한 좋은 정보들을 습득하여 스스로 올바른 생활습관을 실천하도록 노력하시기를 바랍니다. 그리고 건강한 삶을 스스로 만드시기를 기도 드립니다.

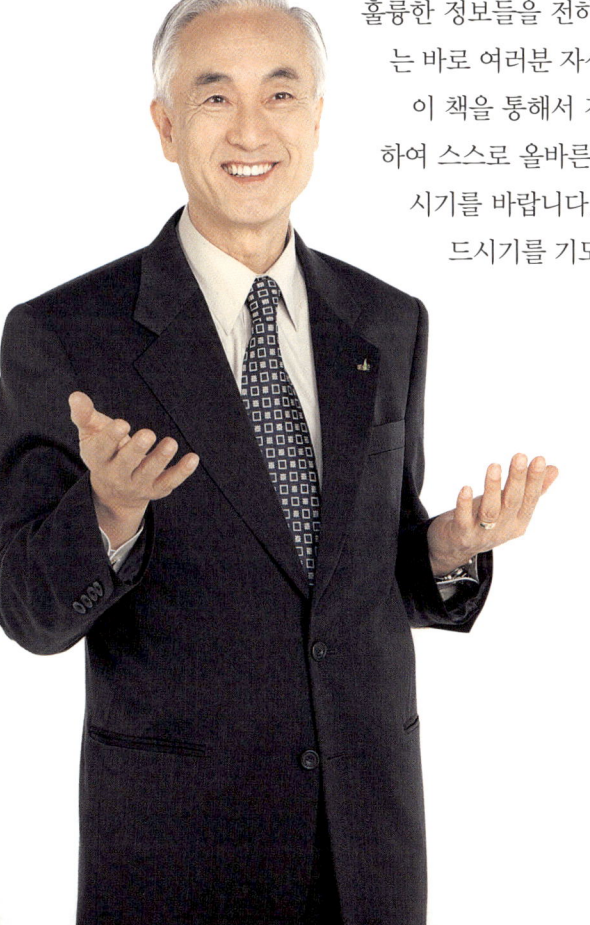

Healthy life with Nature
자연담은 건강으로 행복합니다.
Happy life with daoom

생식의 역사
(주) 다 움
SINCE 1988

■ 다움은 문화입니다.
다움의 이념은 올바른 먹거리를 통해서 올바른 문화를 정착시키자는 것입니다.
다움은 올바른 먹거리를 통하여 건강한 사회, 맑은 환경과 기쁨이 넘치는 사회를 만들고사 합니다.
다움은 땅을 살리고 환경을 회복하며 생명을 살리는 생식전문제조업체입니다.

■ 최초의 생식 개발
김수경 박사는 1988년 최초로 생식을 개발해 그 이론적 근거를 마련했으며 20여 년간의 생식 개발 노하우를 보유하고 있습니다.

■ 특허 및 기술력
다움은 '당뇨환자의 혈당조절 생식식품 및 그 제조방법 특허'와 '동결건조 두유의 제조방법 특허'를 보유하고 있으며 INNO-BIZ(기술혁신)인증을 받은 기술력으로 제품을 생산하고 있습니다.

■ 체계적인 생식제조 노하우!
농산물의 생산, 집하에서 세척, 가공, 동결건조 공정, 생식 및 건강기능식품 제조, 포장에 이르기까지 다움은 전 과정을 독자적으로 보유하고 있습니다.
맛, 색, 향, 영양소의 파괴를 최소화할 수 있는 동결건조공법을 사용합니다.

■ 엄선된 원료, 신뢰할 수 있는 생산시스템
(주)다움은 국내 최대의 동결건조 시스템을 갖춘 생식 전문기업으로서 2004년 1월 31일 시행된 건강기능식품법에 의하여 식품의약품안전청으로부터 건강기능식품전문 제조업을 허가 받았으며, 국제적으로 인증된 ISO 9001 시스템을 갖추고 있습니다.

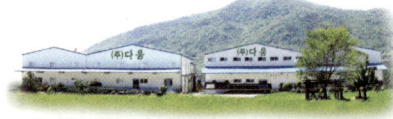

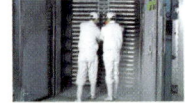 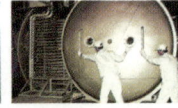 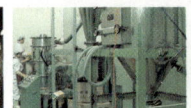 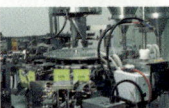

nature's smile
daoom

국내에서 인정받는 다움생식

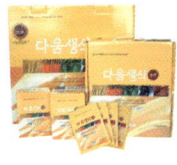

다움생식 온백
내용량 : 분말 900g (15g×60포),
분말 3,600g (15g×240포)
특 징 : 20여 년간 생식만을 연구해온 (주)다움이 심혈을 기울여 만든 품격있는 생식으로 60여종의 다양한 원료인 곡류, 야채류, 해조류, 버섯류, 균류 등의 원료를 사용하였습니다.

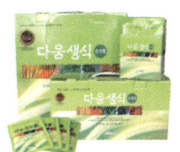

다움생식 온가족
내용량 : 분말 1,200g (40g×30포),
분말 4,800g (40g×120포)
특 징 : 국내 최초로 국산 콩을 원료로 한 동결건조두유를 넣어 부드러운 맛과 콩의 영양을 더했습니다.

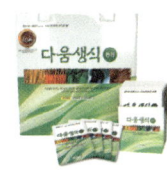

다움생식 한끼
내용량 : 분말 4,800g (40g×120포)
특 징 : 바른 생식, 생식 애호가 들을 위한 생식으로 49가지의 엄선된 원료가 들어 있습니다.

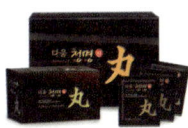

다움 청명 진
내용량 : 환 900g (10g×30포×3개입)
특 징 : 껍질류의 영양성분과 기능성 약재등을 배합한 환 형태로 언제 어디서나 간편하게 드실 수 있습니다.

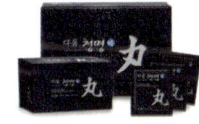

다움 청명 미
내용량 : 환 900g (10g×30포×3개입)
특 징 : 식이섬유, 비타민, 미네랄이 살아있어 식전 및 식간 섭취로 공복감 해소 및 포만감 해소에 도움을 줍니다.

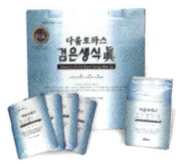

다움로하스 검은생식眞
내용량 : 분말 4,800g (40g×120포)
특 징 : 국내산 흑미, 흑향미, 약콩, 검은팥, 검은깨 등 대표적인 블랙푸드의 영양과 고소함이 다양한 종류의 곡류, 채소류, 과일류 등과 함께 어우러져 맛이 좋은 블랙푸드 생식입니다.

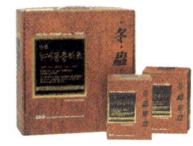

다움 누에동충하초
내용량 : 액상 4,800ml (80ml×60포)
특 징 : 농촌진흥청 특허특허번호: 0187897)
"살아있는 누에에서 자란 동충하초"를 함유하고 있는 차별화된 제품으로 누에동충하초 외에 표고버섯, 영지버섯, 산수유, 복분자, 둥굴레, 맥문동을 혼합하여 추출하였습니다.

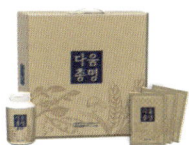

다움 총명
내용량 : 총명 분말 4,000g(40g×100포),
총명플러스 환 300g
특 징 : 공부하는 학생들을 위하여 머리가 맑아지고 긴장감 및 스트레스 해소, 심리적인 안정감을 주며 두뇌활동에 도움을 줍니다.

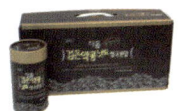

다움 동결건조 검은약콩낫도청국분말
내용량 : 분말 810g(270g×3개입)
특 징 : 일반대두가 아닌 무농약 검은약콩에 특허종균으로 발효시켜 냄새가 적으며, 남도의 햇살과 보성의 해풍이 키운 보성산 유기농 녹차, 유산균, 김치추출물, 효모를 첨가 하였습니다.

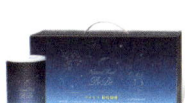

다움생식 베베
내용량 : 분말 1,920g (480g×4개입)
특 징 : 곡류, 야채류, 해조류, 과실류에 락토페린, 비피더스, 정제어유분말 등 30가지의 다양한 원료를 골고루 담은 생식입니다.

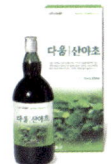

다움 산야초
내용량 : 액상 1,100ml
특 징 : 산과 들에서 자란 40여종의 산야초를 채취하여 만든 액myśl추출차로 현대인에게 훌륭한 음료가 되며 생식이나 케일과 함께 타 드시면 맛이 더욱 좋습니다. 인공색소, 보존료, 향료를 넣지 않았습니다.

다움 생식제품과 일반식품

다움 건강식품

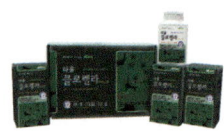
다움 클로렐라
내용량 : 정제 459g(170mg×900정×3개입)
특 징 : 클로렐라는 핵산 및 단백질, 엽록소, 섬유소 등의 성분을 함유하였으며, 체질개선, 건강증진 및 유지에 도움을 줍니다.

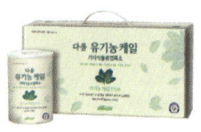
다움 유기농케일 기타식물류엽록소
내용량 : 분말 675g(225g×3개입)
특 징 : 유해 산소를 예방하며 피부건강, 건강 증진 및 유지에 도움을 줍니다. 또한 100% 동결건조 유기농케일을 사용하여 일상식사에서 야채 섭취가 부족하다고 느끼시는 분에게 좋은 건강기능식품입니다.

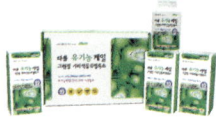
다움 유기농케일 그린정 기타식물류엽록소
내용량 : 정제 540g(200mg×900정×3개입)
특 징 : 유해 산소를 예방하며 피부건강, 건강 증진 및 유지에 도움을 줍니다. 또한 동결건조 유기농케일에 토코페롤, 스피루리나를 첨가하여 현대인들의 영양보급에 좋은 건강기능식품입니다.

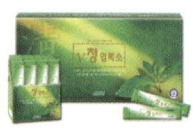
다움 V-청 엽록소
내용량 : 과립 450g (5g×90포)
특 징 : 동결건조공법으로 엽록소의 영양을 그대로 섭취할 수 있으며 명일엽, 케일 등의 식물류엽록소를 비롯하여 각종 허브 등 총 31가지의 원료가 한포 속에 담겨 있는 제품입니다.

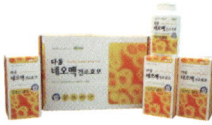
다움 건조효모
내용량 : 정제 540g(200mg×900정×3개입)
특 징 : 효모는 양질의 비타민B군, 무기질, 핵산, 효소 등이 골고루 함유된 식품입니다. 다움 네오맥은 저온건조효모와 유산균을 함유한 효모제품으로서 영양의 불균형을 개선시켜 주며 건강증진 및 유지와 신진대사기능에 도움을 줍니다.

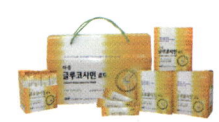
다움 글루코사민 골드
내용량 : 과립 300g(2.5g×120포)
특 징 : 관절과 연골의 구성성분인 글루코사민(일본산)을 함유한 건강기능식품으로 관절 및 연골의 건강에 도움을 줍니다.

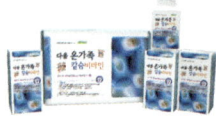
다움 온가족 칼슘비타민
내용량 : 정제 675g(250mg×900정×3개입)
특 징 : 유기식품인증을 받은 해조칼슘, 유기농 인증을 받은 바나나와 더불어 제철, 제고장에서 자란 곡류, 엽채류, 과실류 등의 깨끗한 원료를 담은 남녀노소 먹기 좋은 건강기능식품입니다.

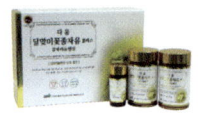
다움 감마리놀렌산 류
내용량 : 연질캅셀 280g(500mg×180캅셀×3병), 휴대용 : 500mg×20캅셀)
특 징 : 감마리놀렌산은 우리 몸에 꼭 필요한 필수지방산의 공급원으로 콜레스테롤개선과 혈행을 원활히 하는데 도움을 주며, 여러 가지 생리활성물질을 함유하고 있습니다.

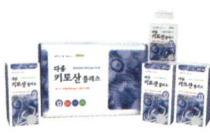
다움 키토산 플러스
내용량 : 정제 270g(250mg×360정×3개입)
특 징 : 다움 키토산 플러스는 수용성키토산을 주원료로 하며 건조효모, 흰들버섯(아가리쿠스) 추출물, 해조칼슘 등의 엄선된 원료를 플러스 하여 더욱 이롭습니다.

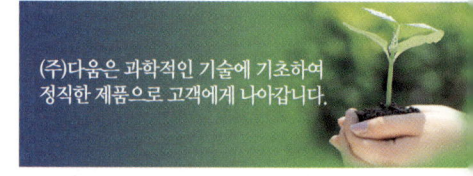
(주)다움은 과학적인 기술에 기초하여 정직한 제품으로 고객에게 나아갑니다.

다움 체중조절용조제식품

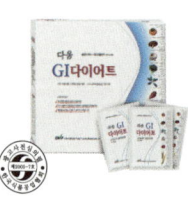
다움 GI다이어트
내용량 : 분말 2,400g (40g×60포)
특 징 : 우리 몸에 필요한 단백질, 비타민, 미네랄 등 필수 영양소와 식이섬유, 각종 식물성원료가 들어있어 영양의 균형을 유지하면서 체중조절을 할 수 있도록 도와주는 체중조절용 조제식품입니다.

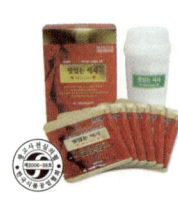
48시간 다이어트 맛있는 식사
내용량 : 분말 240g (40g×6포)
특 징 : 효과적인 체중조절과 우리 몸의 영양 균형을 유지하는데 도움을 주는 체중조절용 조제식품으로 맛이 좋아 남녀노소 누구나 부담 없이 드실 수 있습니다.

해외에서 주목받는

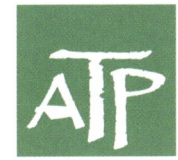

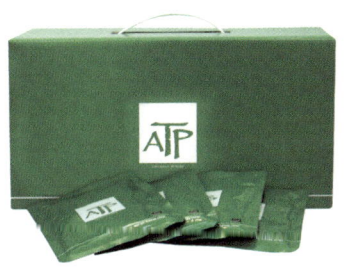

ATP

내용량 : 21.16oz[600g(40gX15포)], 42.33oz[1,200g(40gX30포)]

원재료 : 현미, 통밀, 보리, 알파현미, 알파콘, 동결건조두유, 결정과당, 미강, 해조칼슘, 케일, 수수, 차조, 흑미, 검은약콩청국장, 명일엽, 볶은소금, 들깨, 검은콩, 비타민C, 보리순, 흰참깨, 클로렐라, 감자, 고구마, 솔잎, 당근, 표고버섯, 미역, 다시마, 양배추, 복분자, 유자, 스피루리나, 칡, 시금치, 돌나물, 돌미나리, 모로헤이야, 구기자, 백년초, 질경이, 동충하초, 김치추출물, 호박, 연근, 매실, 쇠비름, 호박씨, 모과, 양파, 무, 어성초, 파래, 브로콜리, 비타민A 젖산철

특 징 : 곡류, 채소류, 과실류, 버섯류, 해조류 등 56가지의 엄선된 원료를 정성스레 담아 동결건조공법으로 제조하였기에 각 원료의 영양소, 색, 향, 맛의 변화를 최소화 하였습니다. 효소, 비타민, 미네랄, 식이섬유, 엽록소 등 각종 영양소가 풍부하여 세포가 꼭 필요로 하는 ATP를 원활하게 생성하고 인슐린분비를 정상화하여 혈당유지에 도움을 주며 피를 깨끗하게 하게 함으로써 당뇨, 고혈압, 동맥경화와 같은 민성질환의 예방 및 개선에 매우 효과적인 제품입니다.

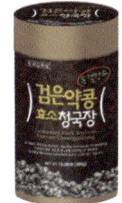

검은약콩효소청국장

내용량 : 10.58oz(300g)

원재료 : 검은약콩(서목태)청국장

특 징 : 일반 콩보다 영양이 더욱 풍부한 검은약콩(서목태)에 특허종균(종균번호: bacillus subtilis KCTC18052P)을 접종하여 발효 시킨 후 동결건조공법으로 제조하였기에 유익 성분인 잔실이 많이 나오고 청국장 고유의 냄새도 줄어들어 부담 없이 섭취하실 수 있습니다. 바실러스균, 식이섬유, 이소플라본, 사포닌, 레시틴이 풍부하여 당뇨, 고혈압, 동맥경화, 뇌졸중, 골다공증 등의 질환에 매우 효과적으로 작용합니다.

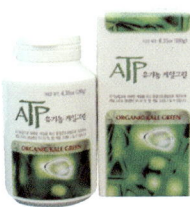

유기농 케일그린

내용량 : 6.35oz(180g)

원재료 : 유기농케일, d-토코페롤(혼합형), 옥수수전분, 스피루리나

특 징 : 세계보건기구(WTO)에서도 인정한 최고의 야채인 케일을 동결건조하여 케일 고유의 영양이 살아 있으며 녹즙처럼 식이섬유를 버리지 않고 그대로 보존하였기에 더욱 유익합니다. 엽록소가 매우 풍부하여 깨끗한 피를 생성하고, 비타민 A, C, 칼슘, 철분이 다른 녹황색채소에 비해 더욱 풍부하므로 각종 암, 간질환, 당뇨, 골다공증, 빈혈 등의 질환의 예방 및 개선에 탁월한 제품입니다.

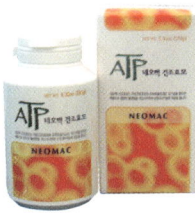

네오맥 건조효모

내용량 : 6.35oz(180g)

원재료 : 건조효모, 프락토올리고당, 유산균

특 징 : 효모는 양질의 단백질과 비타민B군, 효소, 핵산, GTF크롬(혈당조절인자), 베타글루칸 등이 풍부한 식품으로 현대인의 영양불균형을 해소 시켜줍니다. 또한 소화 작용 및 신진대사를 촉진시켜주며 정장작용을 원활하게 해주므로 평소에 소화가 안되거나 변비 및 설사로 힘들어하시는 분에게 권해드립니다. 인슐린 합성과 분비를 효과적으로 조절하기에 당뇨에도 도움을 주는 제품입니다.

▶ATP(Adenosine Tri-Phosphate)란?
ATP란 포도당이 산화된 후 나오는 에너지를 저장하는 물질로 ATP가 분해되면 저장되어 있던 에너지가 방출되어 신체의 모든 활동에 매우 중요하게 사용됩니다.

김수경박사의
쉽고 재미있는 당뇨이야기

2008년 8월 11일 초판 발행
2011년 7월 5일 2판 인쇄
2011년 7월 11일 2판 발행

글　　 : 김 수 경
그　림 : 김 충 경
편　집 : 손 난 주

펴낸이 : 백 성 대
펴낸곳 : 도서출판 노문사

주　 소 : 서울시 중구 인현동2가 192-30
전　 화 : (02)2264-3311~2
팩　 스 : (02)2264-3313
출판등록 : 2001. 3. 19 제2-3286호

ISBN 978-89-86785-82-1

* 값은 표지에 있습니다.

이 책의 저작권은 저자에게 출판권은 노문사에 있습니다. 따라서 이 책의 어떠한 부분이라도 어떠한 형태로도 무단으로 이용할 수 없습니다. 또한 본 책을 무단으로 복사, 복제, 전제하는 것은 저작권법에 저촉됩니다.